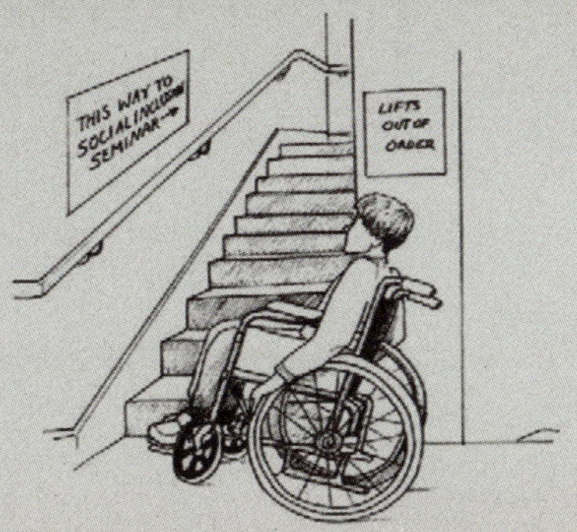

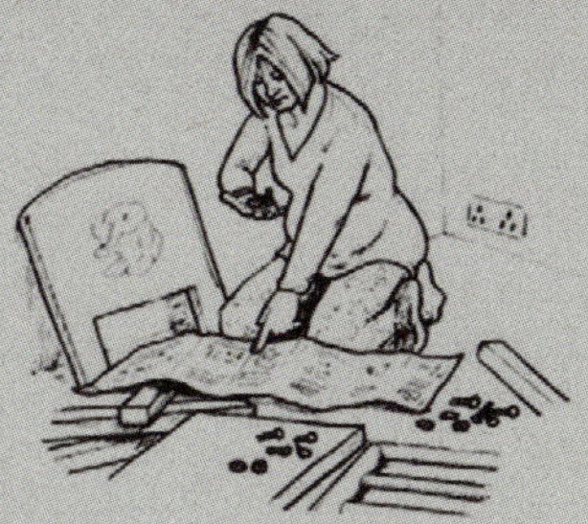

작업치료사를 위한

신경심리학

작업수행에서의 인지

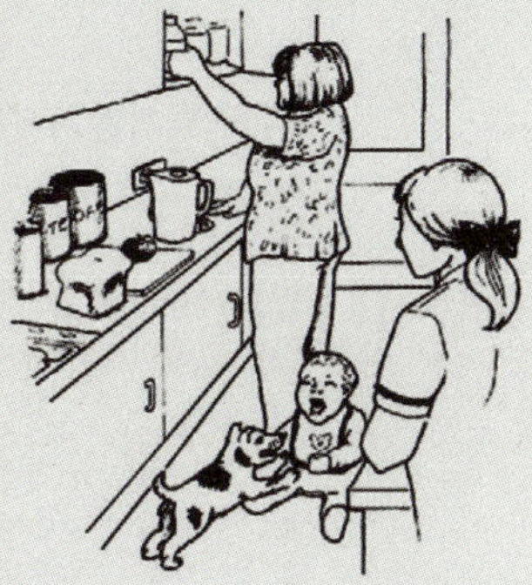

Neuropsychology for Occupational Therapists

Cognition in Occupational Performance 3e.

June Grieve • Linda Gnanasekaran 지음
윤영선 옮김 • 정민예 감수

군자출판사

작업치료사를 위한 신경 심리학 - 작업수행에서의 인지

Neuropsychology for Occupational Therapists
Cognition in Occupational Performance 3e

첫째판 1쇄 인쇄 | 2009년 10월 10일
첫째판 1쇄 발행 | 2009년 10월 15일

지 은 이	June Grieve, Linda Gnanasekaran
옮 긴 이	윤 영 선
감 수	정 민 예
발 행 인	장 주 연
편집디자인	이 혜 미
표지디자인	이 지 선
발 행 처	군자출판사
등 록	제 4-139호(1991. 6. 24)

본 사	(110-717)서울특별시 종로구 인의동 112-1 동원회원 B/D 3층 Tel. (02) 762-9194/5 Fax. (02) 764-0209
대 구 지 점	Tel. (053) 428-2748 Fax. (053) 428-2749
광 주 지 점	Tel. (062) 228-0252 Fax. (062) 228-0251
부 산 지 점	Tel. (051) 893-8989 Fax. (051) 893-8986

ISBN 978-89-6278-191-5

정가 30,000원

약 력

▣ 번역자 **윤영선**

부산외국어대학교 불어과 졸업

연세대학교 작업치료학과 졸업

(前) Breomley Primary Care Trust Occupational Therapist (UK)

(前) Wirral University Teaching Hospital NHS Foundation Trust Occupational Therapist (UK)

(前) 국립 재활원 작업치료사 (서울)

▣ 감수자 **정민예**

가톨릭대학교 보건학 박사

(現) 대한작업치료사협회장

(現) 연세대학교 보건과학대학 작업치료학과 교수

(前) 연세의료원 재활병원 작업치료사

머리말

이 책은 작업치료를 공부하는 대학생들을 주 대상으로 쓰여졌다. 하지만 경험 있는 임상치료사들에게도 업데이트 된 신경심리학적 지식과 더불어 평가와 치료를 구조화시키는데 사용되는 프레임워크들을 리뷰하는데 유용할 것이다. 다른 여러 전문분야의 전문가들도 인지재활에 있어 작업치료사의 독특한 역할에 대한 이해를 얻을 것이다. 작업치료사를 위한 신경심리학 제1판은 인지치료가 작업치료 임상에 있어 중요한 영역으로 떠오르는 시기에 집필되었고, 일상생활에서의 인지의 역할과 그 손상의 영향에 대한 이해를 증진시키는 것이 목적이었다.

표준화 된 평가가 많아져서 제2판에서는 지각과 인지에 관련 있는 평가들이 소개되었었다. 이제 제3판에서는 Linda Gnanasekaran이 인지기능과 그 손상에 대한 연구를 현재 행해지는 작업치료임상에 접목시켰다. Part 1에서는 작업수행의 배경에서 그 중요한 기능을 강조하면서 인지를 소개하고 있다. 인지재활을 위한 작업적 초점이 소개되는데, 이것은 두 개의 이론적 프레임워크에 기반을 두고 있다: 하나는 국제적으로 인정받는 건강 모델이고; 다른 하나는 작업치료에 특정한 것이다. 이러한 프레임워크들의 가치가 작업치료 과정과 관련하여 소개되어 있고, 근거 있는 재활접근을 위해 이론적 개념들과 핵심기술, 지식이 어떻게 결합하는지 예를 들어 보여 준다. 학생이나 초보임상치료사 뿐 아니라 경험 있는 임상치료사에게도 작업치료 과정에 대한 간단명료한 리뷰가 될 것이다. Part 1은 Part 2에 소개되는 지식에 대한 치료적 백그라운드를 제공한다.

Part 2에서는 인지 시스템 각각의 구성요소들의 이론적 배경을 간략하게 살펴보고, 이러한 구성요소들의 손상과 관련된 장애가 기술되어 있다. 각각의 장(chapter)에 소개되는 인지기능은 신경심리학에서 관련 있는 연구에 대한 토의를 촉진한다. 여하간 작업치료사는 주로 여러 가지 손상을 가진 사람들을 다룬다는 사실을 명심해야 할 것이다.

독자들로 하여금 자기 자신들의 인지적 능력에 초점을 맞추도록 하였던 이전 판에 소개되었던 활동들(activities)이 그대로 실렸으며, 더 확장되었다. 실례연구의 도입과 장애로 인한 기능적 문제에 대한 개요는 손상이 기능에 미치는 영향을 강조한다. Part 2는 Part1에서 제시된 포괄적인 가이드라인을 그대로 이어가면서 인지의 특정영역과 관련된 평가와 치료를 제시한다. 기본지식을 작업치료에 접목시키는 일이 매우 힘들기는 했지만 또한 즐거운 일이기도 했다. 만약 이 책이 신경심리학에 대한 자료로서 그리고 임상에서의 지침으로서 유용하게 사용된다면, 우리는 목적을 달성한 것이다.

June Grieve and LInda Gnanasekaran

고마운 분들

그녀의 임상경험과 교육경험에 근거하여 우리에게 여러모로 도움과 조언을 준 Stephanie Tempest에게 감사드리고 싶다. Stephanie가 '목적 있는 움직임과 실행증(Purposeful Movement and Apraxia)'에 관한 제9장을 집필해 주신 것과 평가와 치료에 대한 제안들을 해 준 것에 대해 특별히 감사드린다.
Jo Creighton에게도 고마움을 표시하고 싶은데, 그녀는 전번 두 판에서부터 자신의 예술적 수고를 계속해 왔다. Jo는 Part 1에 있는 원본그림들을 모두 고안해서 그렸고, Part 2에 있는 여러 그림들을 수정해주었다.

Rivermead Perceptual Assessment Battery는 The Chiswick Centre, 414 Chiswick High Road, London W4 5TF에 위치한 NFER-NELSON 출판사의 허락하에 발췌하였다. Chessington Occupational Therapy Assessment Battery는 Victoria Business Park, Pintail Close, Netherfield, Nottingham NG4 2PE에 있는 Nottingham Rehab Supplies의 허락을 받고 발췌하였다. Behavioral Inattention Test는 Halley Cout, Jordan Hill, Oxford OX2 8EJ의 Hartcourt Assessment의 허락을 받고 발췌하였다.

Contents

part 1 인지와 작업치료과정

Chapter 1. 작업치료와 인지재활 Occupation and Cognitive Rehabilitation

Chapter 2. 인지손상의 확인과 평가 Identifying and Assessing Cognitive Impairments

Contents

PART 1

인지와 작업치료과정

Cognition and the Occupational Therapy Process

PART 1 인지와 작업치료과정

Part 1은 인지 손상이 있는 사람들의 필요와 관련하여 작업치료를 기술하며, 세 개의 장(chapters)으로 구성되어있다.

Chapter 1에서는 인지가 모든 목적 있는 활동의 기본 요소임을 밝히고, 인지적 문제를 제기하기 위한 작업의 이론적 해석을 제시한다. 독자는 두 가지 이론적 프레임워크(frameworks)에 소개된다. 하나는 작업치료 도메인과 그 구성요소, 과정을 기술하고, 다른 하나는 건강과 안녕의 구성요소들을 정의하고 명시하는 국제적 프레임워크이다. 이 두 가지가 함께 인지 재활에 있어서 작업치료의 역할과 기능을 개념화하고 조직화해 왔다.

Chapter 2에서는 인지 재활에 있어서 평가의 목적과 실제를 논의할 것이다. 프레임워크들은 평가를 위해 어떤 가치가 있는가 하는 점에서 재평가 되었으며, 모범적 평가의 실제와 과정들이 기술되어 있다. 또한 적합한 평가를 시행하기 위한 적절한 임상적 추론과 선택에 중요한 핵심 요소들이 제시된다.

Chapter 3에서는 치료적 중재에 대한 전반적 개관이 소개되고, 치료 결과를 평가함에 있어서의 이슈들을 제시한다. 재활치료는 배경적인 면과 치료적 접근의 적절성이라는 점에서 고려되었다. 일련의 일반적인 방법들과 테크닉들이 치료적 중재를 등급화 할 때 고려할 점들과 함께 간단하게 기술되어 있다.

Part 1 전체에 걸쳐 임상에서의 치료를 위한 개괄적인 가이드라인들과 고려할 점들, 충고들을 제시한다. 그러나 특정 인지 결함에 대한 평가와 치료의 처방적 세트도, 임상을 위한 기성품적 '처방전'도 제시되지 않을 것이다. 모든 치료사들은 그들의 각각의 클라이언트들에게 최상의 작업치료를 제공하기 위하여 자기 자신들의 지식과 임상적 추론 능력, 전문적 기술을 활용해야 한다. Part 1은 그러한 과정을 돕는 것이 목적이다.

Chapter 2와 Chapter 3에 나와 있는 개괄적인 가이드라인들은 Chapter 5~10의 각 장 끝에 제시되는 더 세부적인 제안들과 더불어 고려되어야 한다.

Chapter 1. 작업치료와 인지재활 Occupation and Cognitive Rehabilitation

1. 인지재활의 범위 The scope of cognitive rehabilitation

작업은 '인간이 자신들의 일상생활의 부분으로 개인의 건강과 성취에 기여하는 삶의 모든 면에 관여하는, 목적 있는 혹은 의미 있는 활동'으로 표현된다(McColl et al., 2003, p. 1). 이것은 '자신을 돌보는 것과 자기의 지역사회의 사회적 경제적 조직에 기여하는 것을 포함하여 사람들이 전념하는 모든 것(Law et al., 1997, p. 32)'으로 더 광범위하게 정의되었다.

건강문제가 개인의 신체적, 정신적 상태뿐만 아니라 삶의 모든 면에 영향을 미친다는 관점이 점점 더 받아들여지고 있다. 이것은 '질병이 없고 허약하지 않을 뿐만 아니라 육체적으로 정신적으로 사회적으로 완전히 안녕한 상태(World Health Organisation, 1946)'로 건강을 정의하는 세계보건기구의 정의 내에서 지지되고, 구체화되었다. 위에 제시된 작업의 정의를 받아들임으로써, 개인의 삶의 작업수행요소들이 건강과 안녕의 중심이 된다는 것이 이해될 수 있다.

신경학적 손상이 있는 사람들에게 있어서 인지적 손상이 기능상 문제의 원인인 경우가 종종 있지만, 이런 것들은 눈에 띄지도 않고 다루기도 어렵다. 운동기능에 손상이 없음에도 불구하고 과제를 잘 수행하지 못하는 것은 물체를 잘 인식하지 못해서일 수도 있고 과제수행에 필요한 순서를 잘 따르지 못해서일 수도 있다(그림 1-1을 보시오). 가족을 알아보지 못하는 사람은 기억상실로 잘못 분류될 수 있다. 질문에 대답을 잘하지 않는 사람은 주의집중에 문제가 있을 수 있는데, 이들은 종종 귀가 먹은 것으로 오해된다. 또한 혼자 살면서 자신의 일과를 잘 계획하지 못하는 데는 여러 가지 원인이 있을 수 있다.

유전이든 혹은 후천적으로 생겼든, 뇌의 구조적 혹은 기능적 장애들은 사람들이 생각하고, 느끼고 행동하는 것을 어렵게 할 수 있다. 이러한 어려움(difficulties)은 능력과 기술을 획득하고 유지하는 것을 불가능하게 하거나 어렵게 할 수 있다. 그리고 이것은 개인과 그 가족의 사회적, 경제적, 가정적 상황을 변화시킨다. 작업이라는 관점에서 볼 때, 인지손상이 삶의 모든 영역은 아니더라도 어느 정도는 영향을 줄 가능성이 있으므로 작업치료는 재활에 있어 중요한 부분은 담당한다.

작업치료사는 병원, 학교, 직장, 집 같은 다양한 환경에서 환자, 클라이언트, 학생, 직원, 가족 구성원 같은 다양한 사람들을 만난다. 따라서 인지손상이 개인의 삶에 미치는, 또한 그 개인이 관계하고 서로 영향을 주는 사람들에 미치는 전체적인 영향을 조사함에 있어서 작업적 평가가 가장 중요하게 되었다.

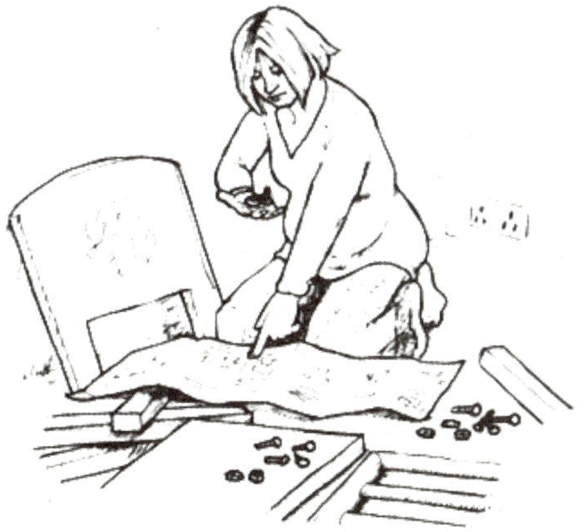

그림 1.1 인지손상이 과제수행에 문제를 일으킨다.
Cognitive deficits result in problems with task performance.

인지재활의 영역은 논쟁의 여지가 있기는 하지만 실질적으로 삶의 모든 면을 포함한다. 평가는 개인을 자신의 일상 환경 속에서 최상의 기능을 하도록 그리고 건강과 안녕을 유지하도록, 가치 있는 작업들에 종사하도록 하는 것을 가능하게 하려고 노력하는 치료과정의 단지 한 부분일 뿐이다(Crepeau와 동료들, 2003). 원인(예를 들어 외상성 뇌손상(traumatic brain injury), 뇌혈관장애(cerebrovascular disease), 전염(infection))과 인지손상의 성격상 일생 사는 동안 언제라도 재활과 지지서비스가 간헐적으로 혹은 장기적으로 필요할 것이다.

2. 인지, 작업, 국제 기능 · 장애 · 건강분류
Cognition, Occupation and the International Classification of Functioning, Disability and Health

효과적인 치료에는 정보를 수집하고 체계화하는 프레임워크(framework)가 필요하다. 이것은 신경학적 기능만이 아니라, 개인의 역량과 능력이 자신에게 필요하고 가치 있는 작업들을 할 수 있는지도 다룰 필요가 있다. 그리고 이것은 그 개인을 작업이 수행되는 환경과 배경, 작업간의 상호관계와 함께 다룰 방법들을 필요로 한다.

작업치료사들은 임상에 대한 이론적 모델들(theoretical models of practice)과 인간작업이론들(theories of human occupation)에서 나온 프레임워크 내에서 일하는데 익숙해져왔다. 병행하여 지난 수 십 년 간 세계보건기구(World Health Organisation: WHO)는 건강과 관련된 요인들의 모든 양상들을 정의하고 분류하기 위한 프레임워크를 위해 작업해왔다.

Part One: 기능과 장애(Functioning and disability)	
구성요소	·신체기능(Body Functions): 신체시스템들의 모든 생리적 기능들을 포함 (심리적 기능들을 포함) ·신체구조(Body structures): 기관들과 팔 다리, 그것들의 구성요소 같은 신체의 모든 해부학적 부분들을 포함 ·손상(Impairment): 신체기능과 구조에 있어서 현저한 치우침이나 손실 같은 문제들 ·활동(Activity): 개인이 하는 과제(task)나 행동(action)의 집행(execution) ·참여(Participation): 실생활 속의 상황에 관여
Part Two: 배경적 요인들(Contextual factors)	
구성요소	·환경적 요인들(Environmental factors): 기능과 장애에 미치는 외부적 영향들(물리적, 대인적 사회적 등) ·개인적 요인들(Personal factors): 건강과는 관련이 없으면서 기능과 장애에 미치는 외부적 영향들(성별, 나이, 삶의 경험들 등). 이런 것들은 분류되지는 않았지만 기능과 장애에 원인을 제공하거나 영향을 줄 수도 있다

그림 1.2 국제기능·장애·건강분류(The International Classification of Functioning, Disability and Health: ICF) (WHO, 2001): 구성요소와 정의(components and definitions)

국제기능 · 장애 · 건강분류(The International Classification of Functioning, Disability and Health: ICF)는 (WHO, 2001) 국제적 공동연구를 통하여 발전하였으며, 건강과 그와 관련된 인간의 삶의 양상들을 조직화하는 다목적 분류시스템이다. 주목적은 건강과 개인의 기능정도를 판단하기 위한 개념과 정의, 용어에 있어 언어를 통일시키는 것이다. 이것은 아래에 나오는 것들을 제공하기 위해 그렇게 디자인되었다.

◈ 전문인들과 기관들, 대중들, 서비스 사용자들 간의 명료한 의사소통
◈ 별개의 출처들(다른 국가들, 다른 건강관련 분야들)로부터의 자료비교
◈ 건강정보시스템을 위한 코드의 체계화

그렇게 함으로써, ICF는 건강상 장애와 작업능력 그리고 환경과 개인의 상호작용간의 관계에 대한 체계적인 연구를 위한 프레임워크도 제공한다. ICF는 평가와 재활, 인지손상이 있는 사람들에 대한 지지를 조성하고 강화하는 한 방법으로서 여기에 소개되고 있다. 이것이 건강을 활동(activities)과 참여(participation), 환경적(environmental) 요소와 다른 요소들과 관련하여 생각하는 생체심리사회적 프레임워크(biopsychosocial framework)이다. 따라서 이것은 어떤 개인을 위해서든 건강과 관련한 어려움들을 식별, 평가, 치료로의 전인격적이고 포괄적인 접근을 가능하게 한다.

ICF는 두 파트로 구성되어 있다. Part 1은 신체구조(body structures)와 기능(functions) 인간 활동(activities), (실생활 속의 상황에서의) 참여(participation)를 분류하고 정의한다. Part 2는 인간이 기능하는 배경(contexts) – 환경적(environmental)(외부적 영향) 그리고 개인적(personal)(내부적 영향) –을 분류하고 정의한다. 그림 1.2는 ICF의 주요 구성요소에 대한 개요를 제공한다.

ICF는 특성상 포괄적이면서도 명확해서 개인의 장애와 그 개인의 삶의 모든 일면들의 상호영향에 대한 평가를 가능하도록 하는 정확한 평가도구의 발달을 위한 기초로 사용될 수 있다. ICF는 각 영역에서 모든 용어들이 명료하게 정의되어있고, 한층 더 세분화되어있으며, 모든 구성요소들이 코드화되어있다. 예를 들어 '신체기능(Body functions)' 영역에서 '정신기능: 포괄적 정신기능(Mental functions: Global mental functions)'을 찾을 수 있다. 이 속에서 b110은 '의식기능(Consciousness functions)'을 위한 코드이며, 이는 명료함과 지속적으로 깨어있는 상태를 포함하는 자각과 각성상태의 포괄적인 정신기능들로 정의된다(WHO, 2001, p. 48).

재활의 견지에서 볼 때, ICF는 건강상태에 의해 영향을 받을 수 있는, 혹은 반대로 건강에 영향을 줄 수 있는 개인의 삶의 모든 요소들을 분류하고 코드화한다. 인지적 기능들의 손상이 있는 개인의 경우, 결과적으로 생기는 활동의 제한(activity limitations)과 참여제약(participation restrictions)의 평가와 치료계획을 용이하게 한다.

표 1.1은 후천적 뇌손상(acquired brain injury) 환자들에게 활동(activities)과 참여(participation), 관련 있는 배경적 요소들(relevant contextual factors)을 통하여 신체구조의 손상과 기능간의 관계를 추적하는데 프레임워크가 어떻게 사용될 수 있는지 예를 보여준다.

신경심리학 분야에서 특정 기능레벨로 귀결되는 생물학적, 환경적, 개인적 요소들 간의 상호작용에 대한 측정이 부족하다고 여겨져 왔다(Bilbao와 동료들, 2003). 신경심리학에서 인지기능에 대한 많은 연구들이 실험실위주이고, 개인의 성별이나 직업, 라이프스타일을 고려하지 않았을 수도 있다. 그렇지만 최근 몇 년간 심리학연구에 있어서 생태학적 타당성을 높이는 움직임이 있어왔다. 특별히 기억과 지형적 지남력, 집행기능에 관한 연구들은 일상생활 중의 정상인들과 뇌손상 환자들 둘 다의 반응을 측정해왔다(Shallice와 Burgess, 1991). 또한 인지신경심리학의 단일임상연구들에서 개인의 전 사례내력(full case history)이 제공된다. 인지기능에 대한 더 깊은 이해와 ICF같은 체계적인 프레임워크의 사용이 기능에 미치는 인지손상의 영향에 대한 평가와 이해를 강화할 것이라 기대된다.

표 1.1 후천적 뇌손상 환자들에게 가능한 결과, 어려움, 배경적 이슈를 체계화하고 추적하는데 사용된 ICF 카테고리의 예

신체기능(Body function) *예

포괄적 정신기능(Global mental functions):
지남력(정위, Orientation)
지능(Intellect)
특정정신기능(Specific mental functions):
주의(Attention)
기억(Memory)
사고(Thought)
상위레벨인지기능(Higher-level cognitive functions)

신체구조(Body structures) *예

신경계구조(Structures of the nervous system):
뇌구조(Structure of brain)
- 이마엽(전두엽 Fronral lobe)
- 마루엽(두정엽 Parietal lobe)
- 관자엽(측두엽 Temporal lobe)
- 뒤통수엽(후두엽 Occipital lobe)

뇌구조와 기능의 손상(Impairment)은 예를 들어 뇌 겉질의 상실(loss of cortical tissue), 무시(inattention), 지남력 장애(정위감각상실, disorientation) 등 같은 손상(deficits)과 변화를 야기할 것이다. 다른 한 편으로 손상(impairment)은 활동의 제한(activity limitation)과 참여제약(participation limitation)을 유발시키면서 (잠재적 능력(capacity)과 수행의(performance)) 활동과 참여에 영향을 줄 수 있다.

활동과 참여(Activities and participation) *예

학습과 지식의 적용(Learning and applying knowledge):
- 복잡한 기술획득하기(Acquiring complex skills)
- 사고하기(Thinking)
- 읽기와 쓰기(Reading and writing)
- 문제해결하기(Solving problems)
- 결정내리기(Making decisions)

지역사회, 사회적, 시민적 삶 (Community, social and civic life):
- 취미생활하기(Engaging hobbies)
- 사회활동에 참여하기(Socialising)

일반적 과제와 요건(General tasks and demands):
- 복잡한 과제 하나 수행하기(Undertaking a complex task)
- 다중과제 수행하기(Undertaking multiple tasks)

직업과 고용(Work and employment):
- 직업유지하기(Maintaining a job)

이러한 제한들과 제약들, 그것들의 영향과 중요성은 다른 요인들에 의해 영향을 받는다. 비슷하게 다른 요인들을 조정함으로써 손상이 활동과 참여에 미치는 영향을 경감시킬 수 있다.

환경적 요인(Environmental factors) *예

생산품들과 기술(Products and technology):
의사소통을 위해(For communication)
고용을 위해(For employment)

지원과 관계들(Support and relationships)
직계가족(immediate family)
친구들(Friends)
권한이 있는 위치에 있는 사람들(People in positions of authority)

* ICF의 모든 구성요소와 하위구성요소는 세부적인 정의와 코드 번호를 갖는다. 이것들이 정보의 정확하고 명확한 이해와 기록, 의사소통을 가능하게 한다. 이 표는 단지 이 경우와 관련이 있을 법한 ICF의 몇몇 카테고리의 선별된 예만을 제시한다.

3. 작업치료와 관련한 ICF The ICF in relation to occupational therapy

ICF 프레임워크는 인간의 모든 활동과 과제, 역할을 포함하며, 이것은 작업치료사들의 관심사인 작업치료의 전문영역 내에 포괄적으로 해당된다. 영국 작업치료사 협회(The College of Occupational Therapists (UK))는 ICF가 유용하게도 '의학적 진단명보다는 개인들의 상황 속에서 그 개인들에게 이슈가 되고, 문제가 되는 것들을 고려함으로써, 원인으로부터 영향으로 건강과 장애의 개념을 이동 시킨다'고 본다(COT, 2005, p. 3) (그림 1.3을 보시오). 이러한 주장을 뒷받침함에 있어서, ICF에 의해 사용된 분류는 유용하게도 현재의 작업치료 개념, 작업적 존재로서의 인간에 대한 정의와 병행하는 것으로 보여 질 수 있다. 작업치료사들에 의해 사용되는 프레임워크는 ICF와 많은 부분에 있어서 현저한 유사점을 가지는데, 특정 전문분야의 발견과 정보를 이 여러 전문 기관협력(multi-agency)으로 이루어지고 여러 전문분야(multidisciplinary)로 이루어진, 국제적으로 인정받는 체제(format)로 해석하는 것과, 그러한 정보를 이 속에서 이끌어내는 것을 가능하게 한다. ICF와 세계에서 가장 많이 사용되는 작업치료 프레임워크 중 하나인 미국 작업치료사 협회(the American Occupational Therapy Association)에 의해 만들어진 작업치료 임상프레임워크(the Occupational Therapy Practice Framework: OTPF)와의 (AOT, 2002) 비교사항이 표 1.2에 나와 있다. ICF와 OTPF가 인지재활에서 작업치료사의 역할과 기능에 관한 토론을 지도하는 프레임워크로 사용될 것이다.

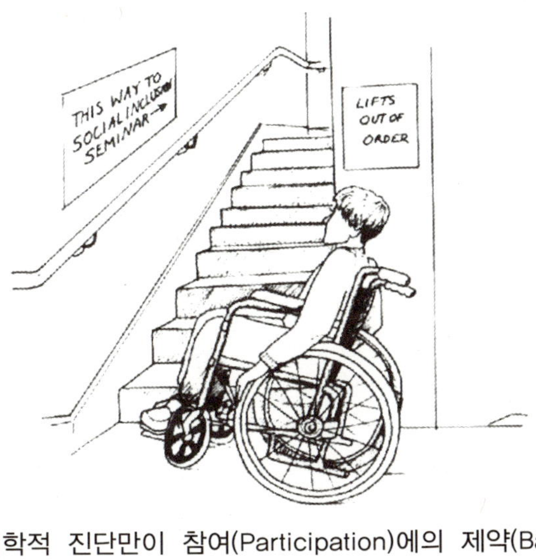

그림 1.3 의학적 진단만이 참여(Participation)에의 제약(Barrier)이 되는 것이 아니다.

다목적이고(multi-purpose), 여러 전문분야로 이루어진(multi-professional) 성격상 ICF가 인간의 상태에 대한 분류의 모든 있을법한 변이를 결합시킬 수는 없다. 왜냐하면 각각의 보건 의료전문분야는 다른 측면들에 초점을 맞추고, 특성화할 필요가 있을 것이며, 이를 위한 그들만의 언어와 개념이 필요할 것이기 때문이다. 표 1.2는 OTPF가 활동을 수행하는 개인의 능력은 물론, 활동의 속성(properties)과 요건(demands)에 따라 활동을 분석하는 작업치료사들에게 필요한 것이 무엇인가를 명확히 기술한다. 즉, 수행기술(performance skills)과 수행패턴(performance patterns), 활동요건(activity demands)은 ICF 프레임워크에 딱 맞아 떨어지지 않는 인간기능의 구성요소와 요건이다. 그렇지만 개인의 기능적 필요와 수행에의 어려움을 분석하는데 있어서 작업치료사에게 필요한 한층 더 세분화된 디테일과 수행관련 정보를 반영한다.

4. 이론적 프레임워크의 적용 Applying theoretical frameworks

대부분의 작업치료 학생들과 임상치료사들은 그들이 다루는 개인들과 집단들의 작업적 필요와 문제들을 서술하고, 체계화시키고, 이해하기위해 여러 가지 이론적 모델과 프레임워크를 사용한다. 이장의 앞부분에서 ICF가 소개되었고, OTPF와 비교도 되었다. 이러한 두 시스템은 우리가, 때로는 많은 상당히 다른 정보를 체계적인 방법으로 정리하도록, 그리고 그것들 사이의 관계들을 확인하도록 도와준다. 이 프레임워크들은 특정한 현상과 관계가 왜 존재하는가 하는 것에 대한 이론이나 설명을 제공하지도 않고, 치료사들이 개인의 작업적 필요와 문제들을 제기하는데 쓸 수 있는 도구나 방법, 기술로 치료사들을 가이드하지도 않는다. 오히려 가이드 하는 기능은 인지와 재활, 작업치료의 원칙들이 제공한다. 이러한 것들은 제3장에서 더 다루어질 것이다. ICF와 OTPF의 이용과 가치는 임상실례를 통해 보여 질 수 있다. 첫째로, ICF의 적용이 고려될 것이다.

임상 실례(Zihl et al., 1983)

B씨는 35세 남자로, 차에 치어 자전거에서 떨어져 지속적 외상성 뇌손상(sustained a traumatic brain injury)이 발생한 환자이다. 그는 약간의 조직적 외상(타박상과 찰과상)이 있었지만, 이것들은 조속히 해결되었다. 그는 패스트푸드식당에서 서빙 하는 일을 했고, 부모와 함께 살았다. B씨는 두 주후 병원에서 퇴원해 지역사회작업치료 팀(community occupational therapy team)에 의뢰되었다. 첫 면담에서 B씨는 기억에 어려움이 좀 있다고 했다. B씨는 깨닫지 못했지만, 그의 부모는 그가 아침에 세수하고 옷을 갈아입는 것과 집안일에 소홀하고, 쉽게 잊어버리거나, 하고 있는 과제로부터 쉽게 주의가 산만해지는 등, 그의 행동에 변화가 있음을 감지했다. 더 세부적인 평가를 통해 회상(recall)과 재인(recognition), 문제해결능력(problem solving), 추상적 사고능력(abstract thinking), 계산능력(calculation)에 어려움이 있는 것으로 확인되었다. 인지의 다른 양상들, 예를 들어 단기기억(short-term memory), 순서정하기(sequencing), 단순산수기술(simple maths skills)은 정상범주에 있었다.

표 1.2 ICF와 현재 작업치료에서 사용되는 임상 프레임워크(Occupational Therapy Practice Framework, AOTA, 2002)간 관계 도표

ICF	신체 기능과 신체 구조 (Body functions and body structures)	활동과 참여 (Activities and participation)	환경적 요인 (Environmental factors)	개인적 요인 (Personal factors)
해당 카테고리 (Categories correspond to)				
작업치료 임상 프레임워크 (Occupational Therapy Practice Framework)	클라이언트 요소 (Client factors) 신체기능과 신체구조 (Body functions and body structures)	작업영역 (Areas of occupation) 일상생활활동 (Activities of daily living) 수단적 일상생활활동 (Instrumental ADL) 교육(Education) 일, 놀이, 여가(Work, play, leisure) 사회참여(Social participation)	수행배경 (Performance contexts) 물리적 (Physical) 사회적 (Social) 시간적 (Temporal) 가상적 (Virtual)	정신적 (Spiritual) 개인적 (Personal)
AOTA 임상 프레임워크에는 있으나 ICF에는 없는 추가 구성요소 (Additional components identified in the AOTA Practice Framework, not found in the ICF)	{.......... 수행기술(Performance skills) ....} 운동기술 (Motor skills) 처리기술 (Process skills)	의사소통 및 상호작용기술 (Communication/ interaction skills)		
		{.......... 수행패턴(Performance patterns) ....} 습관(Habits) 일과(Routines) 역할(Roles)		
	{.......... 활동요건(Activity Demands) ....} 필요한 행동(Required actions) 순서 및 타이밍 (Sequence and timing) 필요한 신체구조와 기능 (Required body structures and function)	사물 및 사물의 특성 (Objects and their properties)	공간적 요건 (Space demands) 사회적 요건 (Social demands)	

ICF 프레임워크를 사용함으로써, 이러한 인지손상과 그것이 작업수행에 미치는 영향이 손상 간 그리고 B씨의 삶의 배경적 요인 간 관계 속에서 체계화되어지고 확인될 수 있다(그림 1.4를 보시오).

신체구조와 신체기능의 손상(Impairments to body structures and body functions)

<u>머리부상으로 인한 뇌손상(A head injury resulting in brain damage)</u>

특정하게:

특별히 동기유발(motivation) 같은 활동력(energy), 추진력기능(drive function)의 손상

특별히 인출(retrieval)같은 기억기능의 손상

특별히 추상적 개념(abstraction), 문제해결능력(problem solving), 복잡한 계산능력(complex calculation) 같은 상위인지기능(higher level cognitive functions)의 손상

⇩

활동의 제한과 참여제약(activity limitations and participation restrictions)

위의 신체구조와 신체기능의 손상은 일상생활의 다음과 같은 구성요소들에 영향을 미칠 것이다.

<u>일반적인 과제와 요건(General tasks and demands)</u>

특별이 문제해결 같은 지식의 적용

일상의 일과 꾸려나가기와 끝내기

책임이 있는 일(responsibilities) 다루기

<u>보행, 자기관리, 가사생활(Mobility, self care and domestic life)</u>

자기관리와 가사노동 과제를 시작하고 끝마치기

차운전하기

<u>주된 생활영역들(Major life areas)</u>

일(work)과 고용(employment): 현재의 직업유지하기

경제생활: 복잡한 경제적 처리

⇧

환경적 및 개인적 요인(Environmental and personal factors)

어떤 손상, 제한, 제약이 얼마만큼 영향을 주는가가 작업수행에 영향을 줄 것이다.

<u>환경적(Environmental)</u>	<u>개인적(Personal)</u>
직계가족의 지지	자신의 상황에 대한 감정적 반응
가정적 상황 - 다른 사람들과 함께 삶	개인의 가치들과 삶의 목표(Personal values and life goals)
교통수단 이용 가능성	자신의 능력과 수행에 대한 자각 (Awareness of own capacity and performance)
지역사회 시설들	
고용기회	대인적 기술(Interpersonal skills)

그림 1.4 머리 부상으로 인한 활동의 제한(activity limitations)과 참여제약(participation restrictions)을 서술하기 위한 ICF 사용도표.

1) 왜 프레임워크가 유용한가? Why are frameworks useful?

이 임상실례는 건강상태가 B씨의 작업수행에 주는 영향이 어떻게 바뀌는지를 체계적인 방법으로 확인하기 위한 ICF 프레임워크와 디스크립터의 사용을 보여준다. 이 시점부터 작업치료의 독특한 기술과 지식이 개인이 갖는 어려움에 대한 개인적 문제뿐만 아니라 이러한 요소들의 상호작용을 조사하고, 이해하고, 진단하는데 필수적이다. 구성요소와 정의의 기본적인 프레임워크에 덧붙여, 역량(capacity)과 수행(performance)이라 불리는, 개인의 능력을 함께 결정하는 개인의 활동과 참여의 두 구성요소를 확인 한다.

'역량(Capacity)'은 개인의 능력(capability)을 말하는 것으로, 이것은 표준화된 환경(예를 들어 실험실이나 재활치료주방(rehabilitation kitchen))에서의 최고의 혹은 최상의 수행이다. '수행(Performance)'은 그들 자신의 일상적인 배경(예를 들어 그들의 동네가게 혹은 자신들의 부엌)에서의 개인의 실제적인(actual) 수행을 일컫는다. B씨의 경우, 익숙한 자신의 주방에서는 그 곳에 존재하는 시각적 및 상황적 단서들에 자극되어 식사를 장만할 수 있을지 모르지만, 익숙하지 않은 재활치료 주방에서는 요리를 할 수 없을지도 모른다. 특정 활동에 대한 제한된 역량이 반드시 제한된 수행을 의미하는 것은 아니기 때문에, 이것은 개인능력의 구성요소를 둘 다 평가하는 것의 중요성을 강조한다. 반대로, 어떤 활동의 성공적인 수행이 정상적인 역량을 가리킨다고 추측할 수도 없다.

이러한 이슈를 임상치료에 적용함에 있어서, 대상인식(object recognition)의 신경심리학적 검사에서 이러한 인지과정에서의 한계가 더 명확해질 수도 있다. 손상의 정도와 영향을 측정하기 위해, 이것은 개인의 일상적 환경과 배경 속에서 더 상세히 조사되어져야 한다.

2) 왜 작업치료 프레임워크가 효과적인 재활을 위해 중요한가. Why an occupational therapy framework is important for effective rehabilitation

ICF는 역량과 수행을 활동과 참여를 실행에 옮기는 차원으로 본다. 이것은 또한 배경이 야기할 수 있는 개인의 상황(예를 들어 환경이나 경제적 상태)에 대한 영향을 인정하고, 이런 것들이 기능에 대한 개인의 능력에 촉진자(facilitators)로써 또는 장애물(barriers)로써 작용한다고 여긴다(WHO, 2001). 그러나 ICF는 역량과 수행의 정의 외에, 인간의 능력에 대한 분석을 위한 그 이상의 프레임워크를 제공하지는 않는다. 이것이 손상과 활동의 제한과 참여제약의 레벨을 정하기 위한 척도를 제안하기는 하지만, 이런 것들은 일반적인 것이지 어떤 특정한 주어진 영역에서의 문제에 대한 성격을 서술하는 것은 아니다. 이것은 어려움을 기술하기는 하지만, 진단명의 명확한 성격이나 원인을 기술하는 것은 아니다.

따라서 작업치료사는 효과적인 치료나 다른 치료적 중재를 계획하기 위해 개인의 작업적 어려움(difficulties) 및 강점(strengths)의 정확한 성격을 더 확실히 식별하고, 진단하기 위한 작업적(occupational) 프레임워크가 필요하다. OTPF(표 1.2를 보시오)는 다음과 같은 구조를 제공 한다.

◈ 개인에게 요구되는 활동요건들이 더 분명히 특징지어질 수 있다.
◈ 환경적인 면이 완전히 분석될 수 있다.
◈ 개인이 실행에 옮겨야하는 수행기술과 수행패턴이 분석될 수 있다.

(신체구조나 기능의) 이러한 지식 없이는, 어떤 손상이 개인의 작업적 수행에 미치는 영향을 다 분석하기가 어려울 것이다. 이것을 보여주기 위해 차를 운전하는 것을 예를 들어보자. 성인들은 그들이 운전을 하든지 않든지 간에 차를 운전한다는 것이 무엇을 필요로 하는지, 그리고 어떤 기술이 필요한지 대체적으로 이해한다. 대부분 만약 누가 물어보면, 우리들 대부분은 운전이 다음과 같은 능력을 필요로 한다고 말할 것이다.

◈ 상지와 하지의 조화
◈ 선명한 시력
◈ 도로교통법과 규칙을 알고 적용하기
◈ 차의 조종 장치 작동시키기

그렇지만 수행기술(performance skills)과 배경(contexts)이 개인의 활동요건에 어떻게 영향을 주는지는 덜 분명하다. 이러한 수행기술은 다음과 같은 것을 할 수 있는 능력을 포함할 수 있다.

◈ 수행에 필요한 에너지와 효율적 페이스 유지
◈ 지속적으로 주의를 집중시키고, 별도로 중요한 시각적(visual), 청각적(auditory), 촉각적(tactile) 정보에 주의를 집중하기
◈ 바라는 목적(안전히 목적지에 도착)을 이루기 위해 (단기(short-term), 절차(procedural), 지형적(topographical) 기억을 사용하여) 지식을 이용
◈ 차의 효과적인 작동을 위하여 자신과 주위를 정리
◈ 운전에 관련된 과제들을 적절하게 시작하고, 순서대로 하고, 끝내기
◈ 조종 장치들을 작동시키기 위해 양쪽 혹은 한쪽으로 작동하면서 자세를 유지하고, 근육운동의 공동조정 작용이 가능한 순서로 움직이기
◈ 상황변화와 돌발 사태를 알아차려, 반응하고 조절

이러한 수행기술들이 필요하고 사용되는 정도는 운전하는 동안의 도로 상태와 지역적 지형, 다른 도로 사용자들의 행동에 따라 언제든지 변한다(그림 1.5를 보시오).

OTPF는 수행기술(performance skills), 수행패턴(performance patterns), 수행요건(activity demands)을 능력을 결정하는 개인적인 특성(신체구조와 기능)만이 아니라, 그것들의 집행에 중요한 환경과 활동이나 역할의 특징임을 강조하면서, 이러한 것들을 차원에 관한 것으로 취급한다. 이는 다음의 세 가지를 강조한다.

① 작업치료는 역량보다는 수행을 강조한다. 이것은 그 사람의 삶의 정상적 환경(normal environments)과 배경(contexts) 속에서 그 사람의 '할(do)' 수 있는 능력이나 기능이다.

② 작업치료사는 활동의 성격(nature)과 내용(content), 배경 또한 활동이 어떻게 수행되는지에 영향을 줄 것이라는 것, 따라서 활동이 개인에게 요구하는 요건(demands)에 영향을 준다는 것을 인식한다.

③ 그 사람의 수행의 배경적 측면(contextual aspects)이 수행에 촉진자 혹은 장애물로서 작용하기 때문에 개인의 작업적 어려움을 해결하려 할 때, 개인 자신의 건강과 능력뿐 아니라 수행의 배경적 측면도 다루어져야 한다.

따라서 두 프레임워크를 결합하는 것이 작업치료사가 다음과 같은 것을 할 수 있게 하는 체계적인 메커니즘을 제공한다.

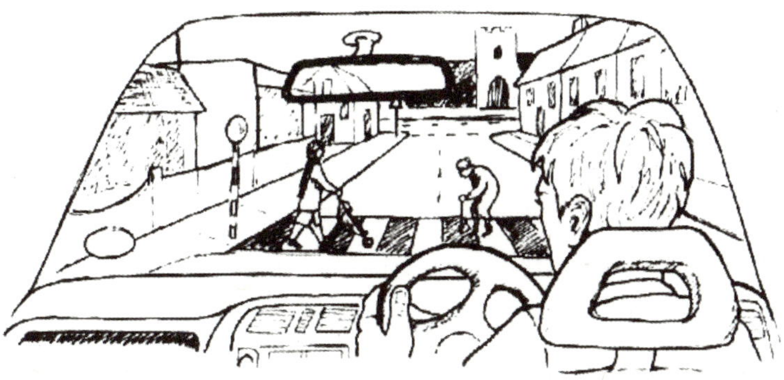

그림 1.5 차운전은 개인에게 다중요건(multiple demands)을 요구한다.

◈ 주어진 과제(task), 활동(activity), 작업(occupation)의 특성(characteristics)과 요건(demands)의 분석

◈ 개인의 더 깊이 있는 조사와 평가가 필요한 손상(impairments), 활동의 제한, 참여제약을 결정

3) 왜 작업, 과제, 활동을 분석하는데 인지에 대한 지식이 중요한가.

Why knowledge of cognition is needed for analysing occupations, tasks and activities

인지를 구성하는 각각의 정신적 과정들(The individual mental processes)은 그것들(예를 들어 지각(perception)이나 기억(memory)) 내에서의 복합신경메커니즘(complex neural mechanisms)이다. 하지만 항상 통합되고 상호관련 있는 기능의 더 큰 복합체(complex)로 작동한다. 기억 없이는 대상(objects)이 무엇인지 배울 수 없고, 따라서 그것들을 알아볼 수 없기 때문에, 지각(perception)은 기억을 필요로 한다. 반대로 지각적 처리 없이는 의미(meaning)를 경험(experience)에 결부시킬 수 없기 때문에, 기억을 공고히 하기 위해서는 지각이 필요하다.

차를 운전하는 예로 돌아가, 복잡한 거리에서 운전해 내려가는 활동(activity)에 대해 생각해보자. 운전자는 자기가 가는 노정을 머릿속에 그리고(mental map) 있어야 한다. 이것은 기억을 필요로 하고, 얼마나 더 가야 하는지 알아보기 위해 끊임없이 자신이 있는 장소를 확인하고 자신의 '머릿속 지도'와 비교하는 능력을 필요로 한다. 다른 말로 하자면 그는 시각적으로 들어오는 정보를 지각할 수 있어야 하고, 그것을 이미 저장되어 있는 지식과 통합시키고, 이것을 그의 다음 행동을 계획하는데 사용할 수 있어야 한다.

덧붙이자면, 조종 장치들을 작동시키고, 속도와 도로에서의 위치를 체크하면서, 차를 운전하는 활동에 주의를 항상 집중하고 있어야한다. 또한 그는 주위에서 일어나는 일들(보행자들, 다른 차들, 도로교통 신호등과 표지)을 모니터 해야 한다. 그는 또한 동시에 동승자와 대화를 할 수도 있고, 라디오를 들을 수도 있다.

이 모든 것을 하기 위해 운전자는 다음과 같은 것들을 할 수 있어야 한다.

◈ 주의(attention) – 지속적(sustained), 선택적(selective), 이동(shifting)

◈ 지각(perception) – 시공간적(visuo-spatial), 청각적(auditory), 촉각적(tactile)

◈ 단기(short-term), 절차(procedural), 지형적(topographical) 기억사용

◈ 운동계획(motor planning)과 숙련된 움직임의 집행(execution of skilled movements)

◈ 집행기능(executive functions): 문제해결능력(problem solving)과 빠른 결정 내리기(rapid decision making)

운전에 대한 이러한 분석은 인지과정(cognitive processes) 그리고 그것들의 통합과 상호작용의 중요성을 근본적으로 보여준다. 앞의 B씨의 예는 계산능력 같은 단 한 가지 기능의 상실이 직업을 유지할 수 없게 할 때, 일상생활 속에서 각각의 인지기능이 얼마나 중요한지를 보여준다.

5. 왜 손상에 대해 아는 것이 중요한가
Why knowledge of impairment is important

지금까지는 작업수행의 해석(analysis)과 작업적 어려움(occupational difficulties)(즉 활동의 제한과 참여제약)의 진단(diagnosis)에 있어서 인지과정에 대해 아는 것이 중요하다는 사실을 알아보았다. 그러나 작업치료사에게는 더 나아가 어떤 작업적 기능장애에 있어서든(any given occupational dysfunction) 다른 종류의 인지적손상이 어떻게 관련되어 영향을 미치는지를 차별화할 수 있는 것 또한 중요하다.

B씨의 사례에서, 그가 복잡한 과제를 완성하는데 문제를 가지는 데는 한가지나 여러 가지 원인이 있을 수 있다.

① 회상(recall)하는데 어려움이 있어 지시사항들을 기억하지 못할 수 있다.
② 문제해결능력(problem-solving)이 손상되어 결과적으로 규칙들(rules)을 새로운 문제(novel problems)에 적용하는 능력이 없을 수 있다.
③ 동기의 결여가 어려워 보이는 것들을 시도하는데 정말로 용기를 잃는 것을 의미할 수도 있다.

어려움을 유발하는 가능한 원인에 대한 지식이 치료사로 하여금 인지의 어떤 측면이 평가가 필요한지를 식별할 수 있게 하고, 이 기능장애(dysfunction)를 어떻게 최선을 다해 치료할 지 결정할 수 있게 한다. 만약 B씨의 어려움이 주로 회상을 잘못하는데(poor recall) 있다면, 문자로 된 지시(written instructions)로 B씨가 성공하게 할 수 있다. 하지만 만약 주된 어려움이 문제해결능력 손상이라면, 그에게 규칙을 가르치고, 그것들을 점점 더 복잡해지도록 등급화된 프로그램 속의 과제들에 적용시키는 훈련을 하는 치료가 필요할 것이다.

그러므로 한 가지 활동의 제한에는 여러 가지 가능한 원인들이 있을 수 있고, 이러한 원인에 따라 다른 치료적 접근을 필요로 한다. 인지에 대한 지식과 신중한 작업적 분석과 평가가 없는 치료의 선택은 성공적이지 못한 결과를 초래할 수 있다.

6. 지식과 프레임워크를 함께 놓기
Putting knowledge and frameworks together

ICF와 OTPF 같은 프레임워크들은 우리에게 인간기능과 활동, 작업수행에 영향을 주는 환경과 다른 배경을 분석하는 도구를 제공한다. 활동과 작업분석기술은 인간이 참여하는 활동의 인간수행(human performance)과 활동요건의 구성요소들을 식별하는 방법을 제공한다. 신경심리학적 이론과 임상실례들, 연구방법론은 인지시스템과 그 하위과정들에 대한 이해를 제공한다. 신경심리학적 검사는 건강관련 전문가들에게 손상측정도구를 제공하고, 기능적 평가가 발달하는 토대를 제공한다.
외상이나 질병으로 인한 인지손상이 발생할 때, 다음과 같은 것을 하는데 방법을 제공하기 위해, 신경심리학에 대한 지식과 기술, 도구들이 프레임워크(우리로 하여금 정보를 체계화하고 조직화하도록 돕는)와 협력하여 작용할 것이다.

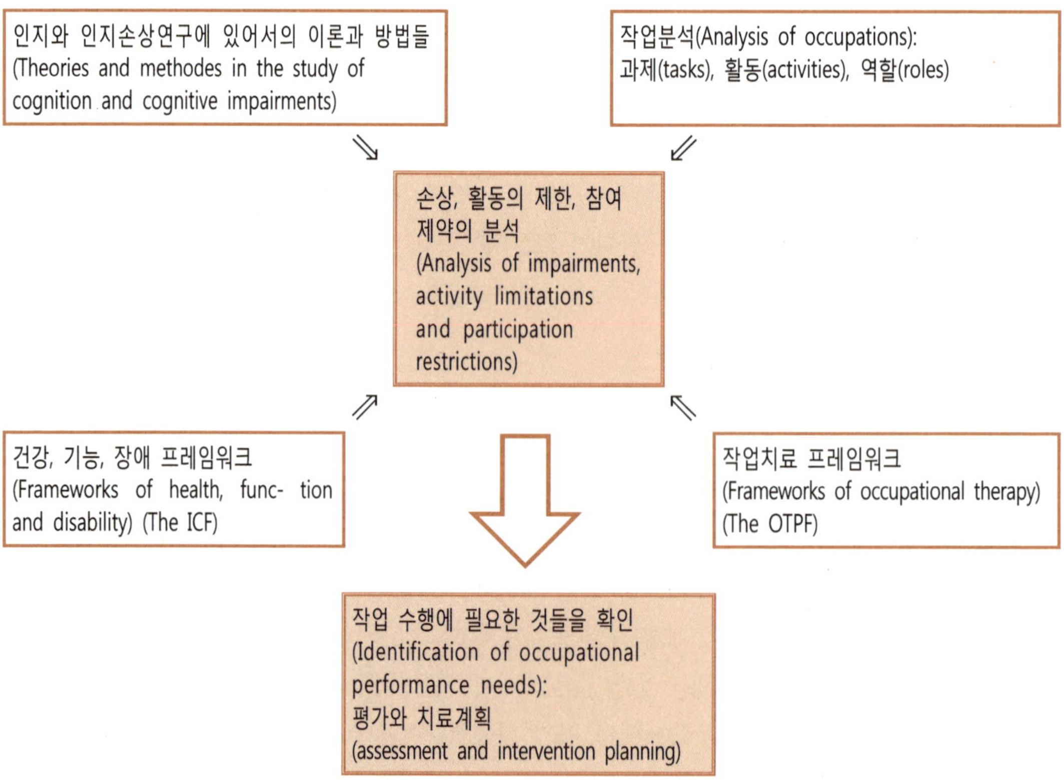

그림 1.6 머리 부상으로 인한 활동의 제한(activity limitations)과 참여제약(participation restrictions)을 서술하기 위한 ICF 사용도표.

◈ 뇌손상 부위와 범위로부터 가능한 인지손상의 성격을 고려
◈ 인지손상을 스크린하거나 특별히 검사
◈ 활동과 작업의 인지적 구성요소를 확인하고 분석
◈ 활동의 제한과 참여제약을 분석하고 평가
◈ 효과적인 치료방법과 전략을 고려해서 선택
◈ 치료의 결과를 결정
◈ 개인의 장기적 필요를 고려

그림 1.6은 어떻게 지식과 프레임워크가 작업치료가 참여하는 재활과정에 기여하는지 도표로 보여준다.

요약 (Summary)

1. 인지손상은 삶의 모든 면에 영향을 주고, 작업의 모든 영역에 어려움을 야기할 수 있다. 인간 기능(human functioning)에서 인지가 차지하는 중심역할 때문에, 작업치료사는 인지와 인지능력이 어떻게 작업수행에 기여하는지 이해해야 한다.
2. 세계보건기구는 건강과 건강관련 상태에 대한 프레임워크를 만들었다(WHO, 2001). 이것은 인간 기능의 모든 영역과 레벨간의 관계를 조직화하고, 정의하며, 검사하는데 사용되어질 수 있다. 이것은 인지기능과 그와 관련된 신체 구조, 그리고 그것들의 인간 활동과 참여의 관계를 포함한다.
3. ICF 내에 혼합된 개념들은 OTPF와 서로 보완하고 조화한다(AOTA, 2001). 이것은 작업치료사들을 인간 작업과 작업수행에서의 어려움을 해석하고 이해하도록 가이드 하는 전문적 프레임워크이다.
4. 인지와 인지손상에 대한 지식과 더불어, 이러한 프레임워크들은 임상적 추론과정에 적용될 수 있다. 임상적 추론은 작업수행에 필요한 것과 어려움에 대한 포괄적인 해석으로 가이드 한다. 따라서 이것은 적절하고 효과적인 인지손상평가와 치료계획을 촉진한다.

Chapter 2. 인지손상의 확인과 평가
Identifying and Assessing Cognitive Impairments

1. 평가 프레임워크 개론 Introduction to assessment frameworks

평가(assessment)는 건강관련 전문인과 클라이언트 간 치료적 상호작용의 기본적요소이고, 작업치료의 치료적 중재(intervention)의 시작점이다. 이것은 정보수집, 문제 확인, 그 문제들이 삶의 특정 상황에서 개인에게 어느 정도 영향의 미치는지를 측정하는 것을 필요로 한다(그림 2.1을 보시오). 작업치료가 평가로 시작하기는 하지만, 평가는 초기만이 아니라 작업치료과정 전반에 걸쳐 행해진다. 평가는 클라이언트에게 어려움이 있는 영역(areas of difficulty)뿐만 아니라 강점(strengths)을 확인하는데도 쓰인다.

이 장에서는 평가과정의 단계들과 구성요소들이 제시될 것이다. 또한 클라이언트에게 유익하고 효과적인 재활을 촉진하기 위해 철저하면서도 시기적절한, 적합한 평가를 위해 작업치료사가 고려할 요소들을 살펴볼 것이다.

OTPF는 정보의 카테고리를 체계화하고, 작업치료에서의 우선순위와 중요성을 조정하며, 수행기술 간의 관계를 작업(occupations)과 활동(activities)에 반영한다. 이것은 어떤 정보(작업적 내력(occupational history), 필요한 것들 등등)가 구두대화를 통해 얻어질 수 있는지, 어떤 것(작업 수행과 작업 기술)이 관찰을 통해 더 적절히 평가될 수 있는지 치료사들을 가이드한다. 이에 반해 ICF는 일련의 포괄적인 활동도메인(a comprehensive set of activity domains)을 제공하기는 하지만, 작업적 의미라는 점에서 활동도메인간의 차이를 구별하지 않고, 그리고 그것들을 어떻게 가장 효과적으로 평가할 수 있는지도 나타내지 않는다.

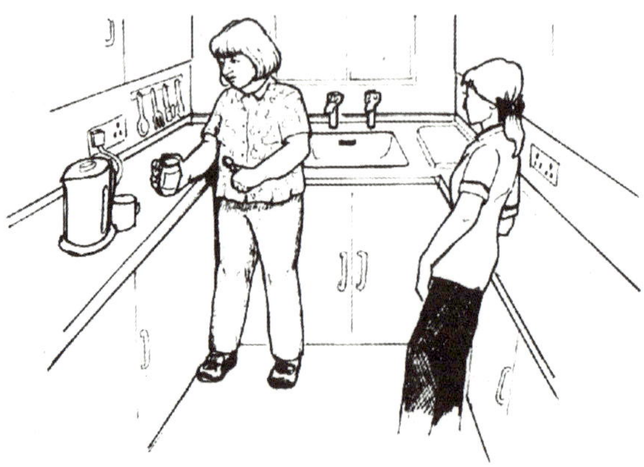

그림 2.1 어려움이 있는 영역과 할 수 있는 영역을 식별하는 평가

임상의 작업치료사에게 가장 유용한 것은 ICF 프레임워크와 혼합되고 관련 있는 작업적 프레임워크로 일하는 것이다. 이것이 작업치료에서의 우선순위와 작업적 초점에도 충실하게 하면서, 용어와 개념의 일관성을 보장한다. 그림 2.2는 각 프레임워크의 구성요소 간 관계를 보여주는데, 이 프레임워크 내에서 기능은 그 레벨들이 연속하며, 하위레벨이 효과적으로 작동해야, 그 바로 위의 레벨이 성취된다. 이 두 프레임 워크들은 일상적 임상(everyday practice)에 있어서 포괄적인 체크리스트를 제공해서 유용하며, 평가과정에 관련 있는 것들 중 어느 것도 빠지지 않게 한다. 또한 이 프레임워크들은 평가의 초점을 명확하게 하고, 적절한 방법과 도구를 선택하게 한다.

2. 초기평가 Initial assessment

클라이언트에 대한 초기정보를 수집하는데 있어 가장 흔한 방법이 인터뷰와 관찰이다. 초기평가는 치료사와 클라이언트 둘 다에게 탐색적이다. 종종 기본적인 정보체크리스트와 수행의 예비적 관찰을 가능하게 하는 간단한 과제프로토콜은 더 자세한 검사와 평가가 필요한지 명확하게 한다.

확실한 이론적 프레임워크에 바탕을 둔 표준화된 체크리스트와 프로토콜이 임시변통(ad hoc)이나 '사내(in-house)'에서 만들어진 것보다 더 낫다. 전문가들 사이에서 잘 알려지고, 출판된, 일반적으로 인정되는 프레임워크를 이용하는 것이 바람직한 치료(good practice)를 촉진한다. 만약 프레임워크가 기능의 모든 측면과 레벨을 구체화하고, 개념이 모두에게 이해되면, 전문가들 간(interprofessional) 이해는 높아진다. 따라서 만약 초기평가에서 염려가 되는 영역이 확인되면, 팀의 모든 멤버들이 환자의 더 광범위한 건강관련 배경 속에서 이것을 알아낼 수 있고, 그 관련성을 이해할 수 있다.

여러 전문분야로 이루어진 팀에서 ICF같은 일반적 건강 프레임워크에 근거를 둔 혹은 그와 관련된 평가도구는 전문가들 간 의사소통을 촉진하고 용어와 정의를 명확하게 할 것이다. 또한 통일된 개념과 용어 사용은 전문가들이 종종 같은 질문이나 다른 동료들이 이미 시행한 기본과정들을 반복하는 빈도와 필요를 줄인다.

어떤 평가과정이든, 클라이언트와 치료사 자신, 환경을 준비하는 것이 중요하고, 처음에 치료시간(session)에 대한 적절한 소개(introductions)와 목적을 설명하는 것이 중요하다. 특히 다음 사항들이 중요하다.

① 사전정보입수 – 예를 들어 모국어와 문화배경, 가족관계, 교육적 배경과 관심사, 우세 손, 외상 혹은 질병력과 최근까지의 관리. 클라이언트가 자신의 건강상태에 대해 현재 얼마나 이해하는지 확인

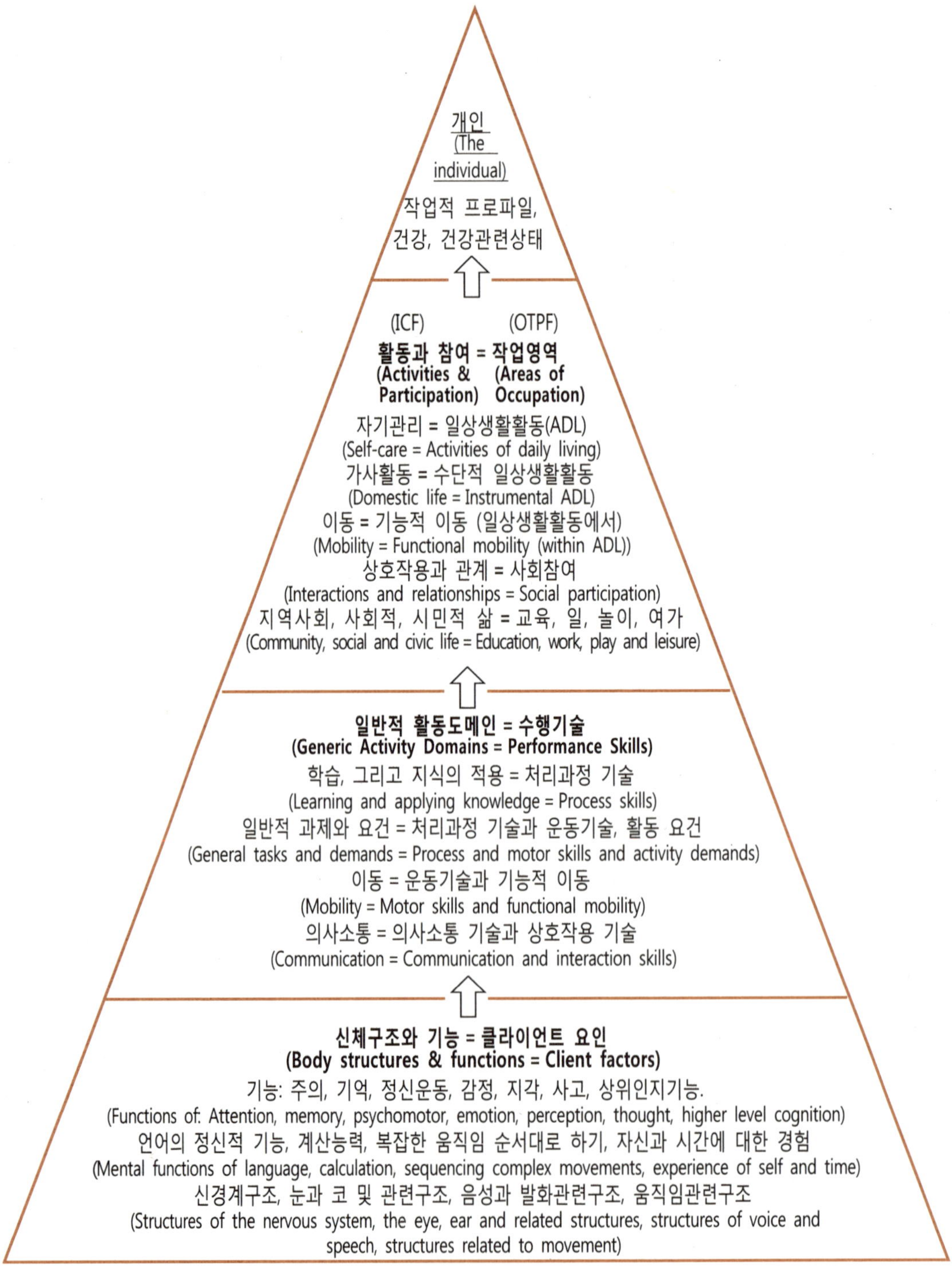

개인
(The individual)
작업적 프로파일,
건강, 건강관련상태
(ICF) (OTPF)
활동과 참여 = 작업영역
(Activities & Participation) (Areas of Occupation)
자기관리 = 일상생활활동(ADL)
(Self-care = Activities of daily living)
가사활동 = 수단적 일상생활활동
(Domestic life = Instrumental ADL)
이동 = 기능적 이동 (일상생활활동에서)
(Mobility = Functional mobility (within ADL))
상호작용과 관계 = 사회참여
(Interactions and relationships = Social participation)
지역사회, 사회적, 시민적 삶 = 교육, 일, 놀이, 여가
(Community, social and civic life = Education, work, play and leisure)
일반적 활동도메인 = 수행기술
(Generic Activity Domains = Performance Skills)
학습, 그리고 지식의 적용 = 처리과정 기술
(Learning and applying knowledge = Process skills)
일반적 과제와 요건 = 처리과정 기술과 운동기술, 활동 요건
(General tasks and demands = Process and motor skills and activity demands)
이동 = 운동기술과 기능적 이동
(Mobility = Motor skills and functional mobility)
의사소통 = 의사소통 기술과 상호작용 기술
(Communication = Communication and interaction skills)
신체구조와 기능 = 클라이언트 요인
(Body structures & functions = Client factors)
기능: 주의, 기억, 정신운동, 감정, 지각, 사고, 상위인지기능.
(Functions of: Attention, memory, psychomotor, emotion, perception, thought, higher level cognition)
언어의 정신적 기능, 계산능력, 복잡한 움직임 순서대로 하기, 자신과 시간에 대한 경험
(Mental functions of language, calculation, sequencing complex movements, experience of self and time)
신경계구조, 눈과 코 및 관련구조, 음성과 발화관련구조, 움직임관련구조
(Structures of the nervous system, the eye, ear and related structures, structures of voice and speech, structures related to movement)

그림 2.2 수행의 단계적 분류: ICF와 OTPF에서 동등한 것을 가리키는 인지기능과 활동, 작업의 구성요소 간 관계

② 환경조성 – 산만하게 할 수 있는 것들을 최소화하기 클라이언트가 편안한지, 프라이버시가 지켜질 수 있는지, 시야가 확보되는지, 자세가 안전한지를 확인

③ 혼동시키는 요인들 제외 – 약기운에 졸임, 감염, 통증, 시력확인(안경?), 청력확인(보청기?), 의사소통 보조기구가 필요한가?

④ 클라이언트가 얼마나 해낼 수 있는지 고려 – 클라이언트가 지속적으로 주의를 집중시킬 수 있는가? 혹은 평가과정에서 필요한 활동요건들은 해낼 수 있는가? 치료시간을 짧게 나누는 것이 필요한가? 중간에 휴식이 필요한가?

⑤ 감각운동손상이나 시각손상, 의사소통장애가 있는지 확인. 다른 건강관련 전문인들의 평가결과도 중요한 정보출처이다. 종종 여러 전문분야로 이루어진 팀의 모든 멤버들이 협력하여 손상의 현재 상태와 그 정도를 확정하는데 관여 한다 따라서 친밀한 협력과 의사소통이 필수적이다.

⑥ 주의사항이나 금기사항에 주의 – '구강섭취금지(nil by mouth)' 같은 지시나 환자다루기에 관한 지시사항(manual handling directives)은 작업치료평가에 직접 영향을 준다. 비슷하게, 만약 클라이언트가 소변 줄을 하고 있거나, 다른 내과적 혹은 외과적 기구들을 착용하고 있다면, 평가과정은 이러한 것들을 고려해 변형되어져야 할 것이다.

1) 시작하기: 초기인터뷰 Making a start: initial interviews

인터뷰는 여러 가지 목적으로 사용 된다. 치료사 – 클라이언트 관계의 근간을 확립하는데 도움 배경이 되는 정보를 얻음 클라이언트와 가장 효과적인 의사소통 방법을 찾음 클라이언트의 문제, 목표, 기대, 그리고 이런 것들을 염두에 둔 치료사의 역할을 정하기 시작.

작업치료모델과 프레임워크는 표준화된 인터뷰 도구를 구성하는데 기여한다. Occupational Circumstances Assessment–Interview Rating Scale(OCAIRS, Hagland et al., 2001, 역자 주: 작업적 상황 평가 – 인터뷰 점수 스케일)과 Canadian Occupational Performance Measure(COPM, Law et al., 1998, 역자 주: 캐나다 작업 수행 측정)같은 도구들은 개인의 작업적 내력, 가치, 염려를 자세히 조사하게 한다. 클라이언트가 이러한 도구들로 평가를 받으려면, 최소한 대화를 알아듣고 표현하는 기술만이 아니라, 주의력, 집중력, 기억력이 있어야하고, 피로도 어느 정도 견딜 수 있어야하며, 지신의 역량과 수행에 대한 현실적 접근(병식(insight)) 등 어느 정도의 기능을 요구한다.

클라이언트의 능력이 이러한 도구들을 이용할 수 있을 정도가 되었음이 확실해지기 전에는 이런 도구들을 소개하지 않는 것이 더 낫다. 어쨌든 COPM(Law et al., 1998)같은 도구는 클라이언트와 함께하는 목표설정(goal setting), 경과 평가(measuring progress)에 유용할 것

이다. 이것은 치료 전과 도중 그리고 종결 시의 평가와 결과측정 두 가지 모두로 쓰인다. 이것은 클라이언트로 하여금 치료사와 더불어 목표를 설정하게 하고, 치료를 통한 자신의 경과를 평가하게 한다. 표준화된 도구의 사용은 이장의 뒷부분에 제시될 것이다.

2) 시작하기: 초기관찰 Making a start: initial observations

관찰은 평가과정 형성에 도움이 되는 정보를 모으는 다른 주된 방법이다. 관찰이 비공식적으로 행해질 때는 무엇이 관찰되었는지에 대한 주관적 해석과 잘못된 추론의 가능성이 많다. 그렇지만, 초기관찰은 종종 초기인터뷰동안 혹은 따로 하는 비공식적 평가과정이다.

과제집행(Task execution)이 어려운 데는 여러 가지 이유가 있을 수 있다. 위에서 설명되었듯이 클라이언트와 환경을 적절하게 준비하는 것은 혼란을 야기할 수 있는 요인들 최소화할 수 있고, 그런 것들을 고려하지 않도록 돕는다. 예를 들어 평소 보청기를 착용하는 클라이언트가 보청기를 착용하지 않고 왔을 때, 클라이언트에게 컵에 있는 물을 마시라고 하면 그는 어려움에 직면할 것이다. 만약 치료사가 이러한 감각손상에 대해 몰랐다면, 치료사는 과제시작이 늦어지는 것(a delay in task initiation)을 보고는 수용성 실어증(receptive aphasia)이나, 시각적 지각손상(visual-perceptual impairment), 실행증(apraxia)을 의심할 것이다. 지시 따르기에 어려움을 보이는 것은 인지손상과는 아무 관계없이 일상적 도구가 없어서일 수 있다.

초기관찰은 간단하고 짧은, 친숙한 과제로 이루어져야 한다. 일반적으로 복잡하고 새로운 과제들은 더 많은 인지능력을 필요로 하고, 또한 클라이언트의 능력 밖일 수도 있다. 따라서 이러한 것들을 시도하는 것은 클라이언트나 치료사에게 전혀 도움이 되지 않는다. 평가 상황에 자연스럽게 통합될 수 있는 것들이 유용한 과제들이다. 이러한 과제요건(demands)이 상황(context)에 더 적절 하다. 또한 이것은 클라이언트에게 아무런 의미나 작업적 의미가 없거나, 클라이언트의 기능이 이해되지 않을 수도 있는 인위적 과정을 피하도록 돕는다.

초기평가동안 수행될 적절한 과제의 선택은 클라이언트의 기능적 수준, 환경, 과제가 요구하는 인지적 요건(cognitive demands)의 범위에 의해 가이드 될 것이다. 이 과정에서 작업치료사는 작업이론(occupational theory), 활동분석(activity analysis), 인지에 관한 지식(knowledge of cognition)을 활용한다. 환경과 배경(context)(평가가 병동이나, 치료실, 클라이언트의 집에서 행해지는지)에 따라 인지의 모든 요소들을 총체적으로 요하는 다양한 과제들이 사용되어져야한다. 시각적 지각(visual perception), 공간능력(spatial abilities), 주의(attention), 기억(memory), 목적 있는 움직임(purposeful movement), 집행기능(executive functions)이 어느 정도는 모두 다 평가되어야 한다.

각각의 인지요소를 별개로 평가할 수 있도록 하는 과제를 선택하는 것은 불가능하다. 아무리 간단한 과제라도 여러 가지 인지요소들을 갖는다. 치료사는 아주 간단해서 다른 인지요소보다 어느 한 요소를 더 많이 요구하는 과제들을 이용해야 한다. 한 과제를 구성요소단계들(component stages)로 나눔으로써 같은 효과를 볼 수 있다.

클라이언트 앞에 있는 테이블에 몇몇 일상적으로 쓰이는 아이템들을 놓음으로써 치료사는 과제선택을 통해 다양한 인지요건을 만들 수 있다. 예를 들어. 아이템들을 다음의 것들을 포함할 수 있다. 잡지, 볼펜, 종이, 물병과 유리잔, 빗 이러한 것들은 클라이언트에게 다음과 같은 것을 하도록 요구하는데 쓰일 수 있다.

◈ 물건가리키기 : 시각적 지각(전경배경구분(figure ground))과 대상인식(object recognition)이 필요
◈ 물건을 집어서 다른 자리로 옮기기 : 공간적 능력을 필요
◈ 물건을 사용하거나 물건용도 흉내 내기 : 대상인식과 실제행동(praxis)이 필요
◈ 두 가지 연관된 물건사용(예를 들어 물을 유리잔에 따르기) : 위의 모든 것에 덧붙여서 운동계획(motor planning), 순서대로 하기(sequencing), 판단(judgement)과 예측(prediction)을 필요

요건들의 순서가 어떠한지에 주목하도록 한다. 가장 쉬운 것이 처음에 오고, 쉬운 레벨을 성공적으로 마친 후에 더 어려운 과제가 온다. 과제집행 시 어떤 어려움이든지 관찰된 대로 기록되어야한다. 치료사가 관찰에 영향을 주고 싶은 유혹에 종종 빠지지만(...하기 때문에, X씨는 유리잔을 잡을 수 없었다), 이런 유혹은 피해야 한다. 이유는 다음과 같다.

① 이 단계에서는 클라이언트가 가진 손상의 정도와 성격에 대한 정보가 이와 같은 영향을 주기에 충분하지 않다.
② 비공식적인 과정은 치료사와 환경에 따라 다양하며, 그래서 클라이언트의 수행이 자신의 손상 때문에 아닌 다른 요소에 의해 영향을 받을 수 있다.

활동분석기술은 관찰의 정확한 기록에 토대를 둔다. 작업 형태(form)는 이것이 어떻게 행해졌는가와 관계가 있다(Hocking, 2001). 클라이언트가 수행하는 작업형태를 관찰하고, 어려움을 야기하는 측면을 정확히 기록하기 위해, 작업치료사는 그 활동의 수행요건과 수행요소에 대한 지식이 있어야 한다. 이것은 클라이언트의 수행기술뿐 아니라, 수행을 도울 수 있거나 방해할 수 있는 환경적인 면도 포함한다.

초기관찰은 인지손상 때문에 생길 수 있는 활동의 제한을 비공식적으로 검사하는데 아주 유용하다. 위에서 강조된 바와 같이 이러한 관찰로는 수행의 어려움만을 서술할 수 있을 뿐, 그 원인을 말할 수는 없다. 따라서 다음의 두 가지 목적으로 사용될 수 있다.

① 활동수행관찰로 신체기능과 구조의 상태나 손상을 나타냄
② 간단한 활동의 수행을 관찰함으로써 다른 작업영역에의 제약을 예측하고, 더 자세한 평가를 할 것인지 결정하는데 도움

3) 초기평가결과 The outcome of initial assessment

초기평가는 기본적 작업정보를 수집하고 작업수행에서의 강점과 어려움의 윤곽을 잡는 것으로 결론 지어져야 한다. 평가에서는 과제수행 시 관찰되어진 어떤 어려움이든 그 성격과 정도를 기록해야 한다. 또한 평가는 과제에서 효과적으로 수행된 요소도 기록해야 한다.

클라이언트의 작업수행을 속속들이 조사하고, 인지손상의 영향을 더 정확히 하기 위해 더 상세하고 공식적인 검사와 평가가 필요할 수도 있다. 초기평가에서는 과제수행에 별다른 어려움을 보이지 않다가, 클라이언트가 회복되고 더 복잡한 작업적 역할을 수행해야할 때 손상이 보이기 시작할 때도 있고, 마땅히 수행할 수 있으리라 여겨지는 레벨의 작업수행이 이뤄지지 않는 경우도 있다. 가끔은 손상이 아주 특정해서 특정 상황에서만 보일 수도 있다.

3. 종합적 평가 Comprehensive assessment

1) 평가로의 접근: 작업에 초점을 맞출 것인가 아니면 손상에 초점을 맞출 것인가? Approaches to assessment: occupation or impairment focused?

클라이언트의 평가에 관한 결정은 작업수행, 환경적 요인(배경, 잠재적(underlying) 수행구성요소(수행기술, 신체구조, 신체기능) 사이의 관계에 중점을 둔다. 평가를 '하향식(top-down)'으로 할지 '상향식(bottom-up)'으로 할 지 결정하는데 고려할 관련 이슈들이 Hocking(2001)에 의해 연구되었다.

하향식(top-down) 평가는 작업수행을 자신의 환경에서 성공적으로 기능할 수 있는 개인의 능력을 측정하는데 기본적인 척도로 본다. 외부적(external), 개인적(individual)(역할, 관계, 건강, 작업적 정체성(occupational identity), 개인적 필요와 우선순위, 환경) 등 두 가지 요소 모두 다 작업 수행에 기여한다. 평가는 이러한 모든 것을 고려함과 동시에 작업에 초점이 맞추어져 있다.

상향식(bottom-up) 평가는 기초적인 수행요소가 성공적인 작업수행에 가장 중요하다고 전제

한다. 손상(impairments)의 평가와 치료는 작업수행 손상(occupational performance deficits)을 교정(correction)하는 쪽이며, 손상과 기능(function) 간에 직접적인 관계가 있다. 평가는 손상에 초점을 맞춘다.

전문가들 사이에서 작업치료의 원칙과 목적에 하향식 혹은 작업 중심 평가(occupationally based assessments)가 가장 적합하다는 합의가 이루어지고 있다. 점점 더 많은 증거들이 신체구조와 기능의 손상(impairments of body structure or function)이 작업수행 손상과 반드시 같은 수준이 아니라는 점을 보여준다. 그리고 기능상의 문제를 예견하는데 손상레벨평가(impairment-level assessments)만 의존할 수는 없다(Hocking, 2001).

작업적 혹은 하향식 접근의 장점은 다음과 같다.

◈ 평가에 대한 클라이언트의 경험이 의미 있고, 자신의 작업적 필요에 직업적으로 관련이 있는 것으로 보인다(그림 2.3을 보시오).
◈ 평가와 치료와의 관계가 분명하다.
◈ 작업에 초점을 둠으로써 클라이언트에게 동기를 부여하고 적극적 참여를 촉진한다.
◈ 평가 도구는 그 기능적 콘텐츠 때문에 결과측정으로의 사용이 더 가치가 있어 보인다.

작업에 초점을 둔 평가는 클라이언트의 입장에서 클라이언트가 갖는 어려움의 성격과 정도를 이해하려고 노력한다. 또한 동시에 클라이언트의 작업적 내역, 가족과 그 보다 더 큰 사회에서

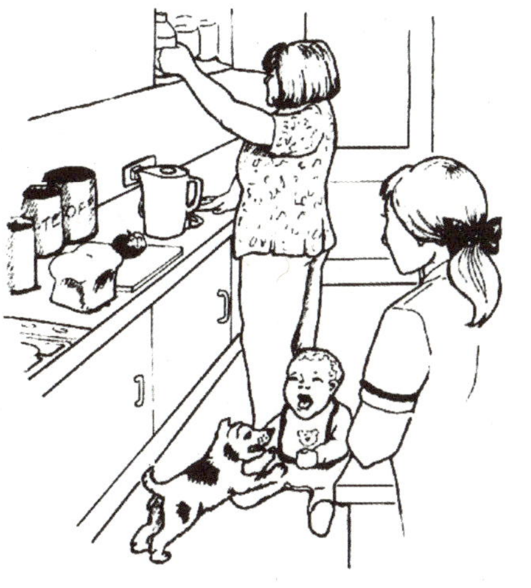

그림 2.3 작업적 필요에 직접 관련 있는 작업평가

그 개인이 가진 역할과 책임을 고려한다. 이러한 활동은 일상생활에서 필요하고 적절하며, 클라이언트에게 의미가 있는 것이고, 클라이언트가 최고로 잘 수행하기 원하는 작업이고, 또한 최상의 작업수행이 필요한 것이기도 하다. 작업평가는 질적, 양적 요소들 – 클라이언트의 이야기, 가치, 염려, 활동 시 기능하는 능력의 관찰과 측정 – 두 가지 모두를 혼합한다.

작업치료사는 평가과정을 작업적 측면에서부터 시작할 필요가 있다. 클라이언트가 필요로 하고 수행하기 원하는 활동과 작업에 대한 완벽한 지식이나, 클라이언트가 살았던 배경에 대한 이해, 활동수행에 요구되는 기본적 인지능력에 대한 지식 없이는 적절한 치료 계획이 세워질 수 없다. 작업에 초점을 둔 평가는 전체적인 목표를 정할 수 있게 하고, 그것이 독립적인 자기관리(자조활동, independence in self-care)든, 가정을 관리하는 능력이든, 직업기술습득이나 여러 활동영역에 걸친 전반적인 과제수행기술의 발전이든지간에, 우선순위가 되는 기능 영역에 대한 윤곽을 잡게 한다.

손상레벨평가는 인지재활에서 계속해서 중요한 역할을 갖는다. 이것은 다음과 같은 때에 작업적 평가를 보충하고 보완해야 한다.

◈ 인지적 수행요소(cognitive performance components)에 손상(deficits)이 의심되어 확인해야 할 필요가 있을 때.
◈ 인지손상(cognitive deficits)이 확인되어 그 영향이 완전히 규명되어야 할 필요가 있을 때.
◈ 클라이언트의 각성상태가 나빠서(a low arousal state) 작업적 수행에 심각한 제한이 있을 때

손상레벨평가(Impairment-level assessments)는 회복의 결과로 손상(deficits)에 감소가 있는지, 아니면 회복이 되지 않는지를 조사하는데도 쓰인다. 이러한 평가에서 얻어지는 근거(evidence)는 치료적 접근법(treatment approaches)을 교정적(restorative) 접근법에서 적응적(adaptive) 접근법 혹은 보상적(compensatory) 접근법으로 바꾸는 결정을 뒷받침한다. 예를 들어 시각적 무시(visual neglect)는 테이블 탑 평가(table – top assessment : 역자 주: 탁상 위에서 하는 평가)를 반복해도 손상의 회복을 보이지 않을 수 있고, 그러면 이러한 지속적 문제를 보완하기 위해, 클라이언트에게 활동 중에 시각적으로 훑어보도록 가르치겠다는 결정을 내릴 수도 있다. 그 결과로 일상생활활동(ADL) 평가에서 작업적 향상을 보일 수도 있다.

그림 2.2의 수행분류단계(The hierarchy of performance)는 인간기능의 잠재적 요소와 개인의 작업적 성격 간의 관계를 보여준다. 이것은 건강에 관한 세계보건기구의 프레임워크(ICF)에 버금가는(equivalence) 작업적 프레임워크(OTPF)를 확인시킨다. 이 분류단계 속에서 평가적 접근의 위치를 정하는 것 또한 가능하다.

◈ 손상레벨평가는 피라미드에서 기초레벨(base levels)인 클라이언트 요인과 수행기술레벨에서의 기능을 다룬다.

◈ 작업적 평가는 피라미드에서 상위레벨(higher levels)인 작업영역 내에서의 활동수행을 다룬다.

어떤 평가도구든 그 내용과 성격이 이 분류 단계 속에 놓여 질 수 있다. 평가도구의 이러한 내용과 성격은 평가과정 속에서 이 평가 도구의 가치와 적합성, 그리고 다른 평가와의 관계를 확실히 한다. 예를 들어 Rivermead Perceptual Assessment Battery(RPAB, 역자 주: 리버미드 지각 평가 배터리) (Whiting과 동료들, 1985)는 일련의 테이블 탑 과제를 사용하여 지각손상을 스크린 하는 검사이다. 이것은 익숙한 일상 활동을 사용하지도 않을 뿐 아니라, 모든 클라이언트에게 똑같이 적용할 목적으로 표준화된 방식(standardised way)으로 시행된다. 이것은 일상생활활동의 수행을 측정하지도 않고, 환경과 상호작용하는 클라이언트의 능력을 측정하지도 않는다. RPAB는 손상(impairment)을 평가한다. 작업치료 평가과정에서 RPAB는 현존하는 지각적 손상에 대한 가치 있는 진단적 정보를 제공하며, 동시에 왜 일상적 활동(daily activity)이 클라이언트에게 문제를 일으킬 수 있는지를 가리킨다. 평가결과는 이러한 문제를 극복하는데 도움이 될 수 있는 보상적 전략의 선택을 가이드 할 수 있다. 이 평가는 작업능력의 측정을 제공하지도 않고, 클라이언트가 익숙한 세팅(setting)에서 익숙한 활동을 어떻게 수행할지 예측하지도 않는다. 따라서 클라이언트 요인(신체구조와 기능)과 선정된 수행기술 레벨에서 더 상세한 조사가 꼭 필요한 손상(deficits)을 스크린 할 때나, 있을 법한 향상(possible improvement)을 조사할 때 효과적이다. 이것은 작업수행을 확실하게 예측할 수 없다.

모든 평가가 분류단계의 특정 레벨에 꼭 들어맞지는 않는다. 몇몇 표준화된 스크린도구들은 개별적인 손상을 평가하기 위해 활동을 이용한다. 따라서 작업수행측면을 측정할 뿐 아니라 잠재적인 손상을 알아내는 두 가지 목적을 가진다. Structured Observational Test of Function (역자 주: 기능에 대한 체계적 관찰 검사) (Laver와 Powell, 1995)과 Assessment of Motor and Process Skills(역자 주: 운동기술과 진행기술 평가) (Fisher, 1997)은 활동수행과 잠재적인 수행기술 둘 다를 평가한다. 그렇게 함으로써 작업 수행을 측정할 뿐 아니라 잠재적 손상을 확인하고 측정한다. 이러한 타입의 평가는 클라이언트가 받아야하는 평가의 총수를 줄이는데 도움이 될 것이다.

철저한 인지평가과정은 일련의 과정과 도구를 혼합할 것이다. 그리고 이 과정과 도구는 작업수행, 활동과 과제수행, 인지수행기술, 관련 있는 클라이언트 요인 같이 개개인 클라이언트의 작업적 필요에 관련 있는 모든 레벨의 기능을 나타낸다. 평가과정 전반에 걸쳐 클라이언트와 상황에 가장 적합한 도구를 선택하기위해 치료사가 임상적 추론을 잘 하는 것이 가장 중요하다.

2) 적합한 평가임을 확실히 함 Ensuring that assessment is robust

작업치료과정 전반에 걸쳐 비공식적 관찰과 인터뷰는 정보수집에 중요할 역할을 하는 두 가지 방법이다. 클라이언트가 평상적인 환경(usual setting)에 평소의 일상적인 일과를 하는 동안의 관찰은 기능상의 어려움에 대한 귀중한 통찰력(insights)을 갖게 할 것이다. 클라이언트와 가족, 주변의 관련 인물들과의 토의는 재활과 정착(resettlement) 과정으로서 특정 상황에서만 나타나는 행동(context-specific behaviour)과 지속적이거나 새로이 나타나는 장애영역(areas of difficulty)에 대한 정보를 제공한다.

이제까지는 작업에 초점을 둔 평가(occupationally-focused assessments)와 손상에 초점을 둔 평가(impairment-focused assessments) 사이에서의 선택에 대해 논의해 왔다. 이차적인 이슈는 가장 적합한 방법과 도구를 어떻게 결정하느냐 하는 것이다. 다음과 같은 몇몇 요인들이 고려되어야 한다.

- ◈ 표준화된 평가의 적합성(appropriateness)
- ◈ 적절한 평가의 이용가능성(availability)
  - 클라이언트에 대하여
  - 환경(setting) 상
  - 치료사의 경험과 지식과 관련하여
- ◈ 평가의 민감도(sensitivity), 반응도(reposiveness), 측량속성(metric properties)
- ◈ 수집된 정보의 타당성(validity)과 사용된 방법의 신뢰도(reliability)

위의 모든 요인은 재활에 관한 문헌에서 상당히 많이 다루어져왔다. Clive-Lowe(1996)는 작업치료사에게 표준화된 평가 시행(standardised assessment practices)의 중요성을 강조했다. 이것은 클라이언트 개개인의 정확한 평가를 확실히 하기 위해서만이 아니라, 또한 근거중심치료(evidence base for practice)에도 기여하며, 비용 면에서 효과적인(cost-effectiveness) 서비스를 강화하고, 정확한 임상감사(clinical audit)를 가능하게 하기 위해서이다. Hobart와 동료들(1996)과 Wade(2004)는 모범임상치료(good clinical practice) 표준화의 중요성을 강조했고, 신뢰도(reliability), 타당도(validity), 민감도(sensitivity), 반응도(responsiveness) 같은 속성의 의미를 검토했다. Salter와 동료들은 뇌졸중 결과측정에 관련된 선택 이슈를 검토했다. 그리고 그들은 이 이슈들을 신체기능(손상평가)(2005a), 활동의 제한(activity limitations)(2005b), 참여제약(participation restrictions)(2005c)에 관한 ICF 구성요소에 관련시켰다. 이러한 문헌들은 인지재활뿐 아니라 전반적으로 신경계재활에도 적용되는 측정도구 선택에 중요한 요인을 전체적으로 개관한다.

평가의 초점과 우선순위는 여러 가지 요인에 의해 결정된다. 이러한 요인에는 클라이언트의 작업적 필요와 손상에 덧붙여, 예를 들어 서비스제공자(응급재활(acute rehabilitation), 지역사회지지(community support), 임시보호소(respite care), 직업재활(vocational rehabilitation))의 역할과 그 속에서의 작업치료사의 업무 등이다. 정부의 제안과 정책, 가이드라인이 서비스의 우선순위를 정하는데 중요한 역할(key directives)을 할 수도 있다. 직원들(staff)과 다른 자원의 이용 가능성은 평가의 어느 측면이 여기에서 실시될 지, 어느 측면이 다른 기관으로 의뢰가 될 지를 결정한다.

환경이 어떻든 치료사는 적합한 평가도구를 적시(timely)에 적절한(appropriate) 방법으로 선택하고 사용해야 한다. 그리고 이러한 평가도구는 클라이언트와 치료사, 팀의 다른 전문분야의 멤버들에게 유용한 정보를 제공하여야 한다. 그림 2.4는 평가과정을 요약하고, 여러 타입의 평가들이 어느 시기에 고려되어야 하는지 보여준다.

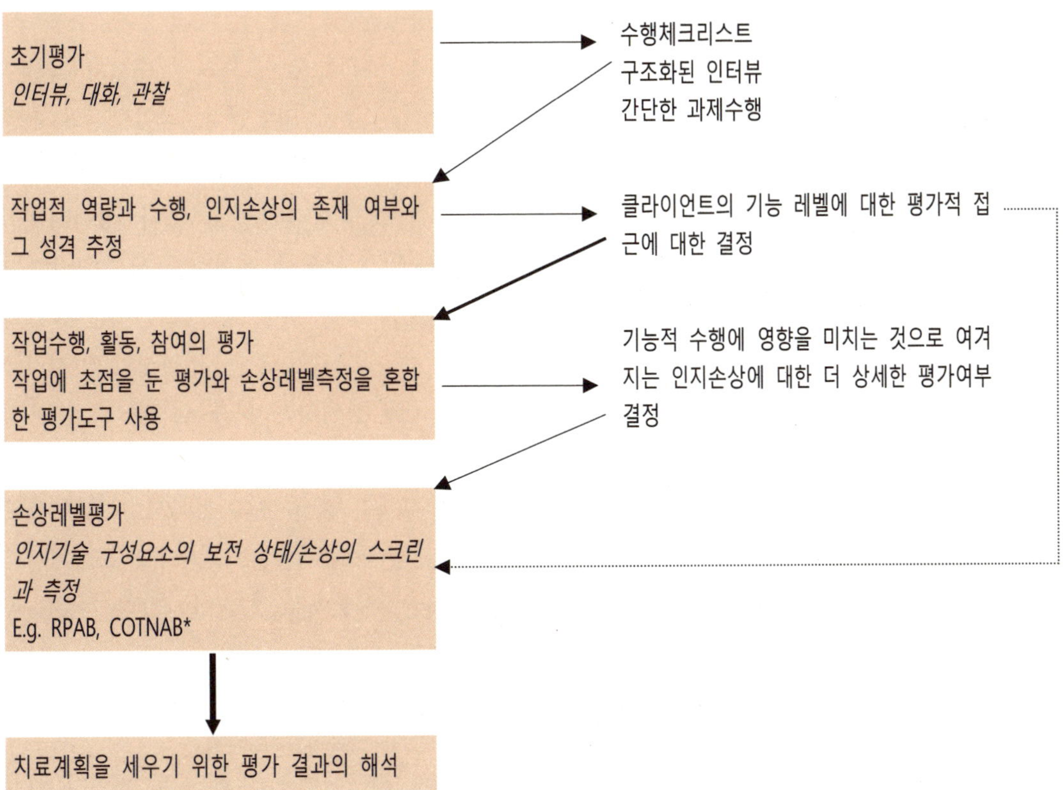

(*는 Part 2에 나와 있는 주요 약어들을 참조하시오.)

그림 2.4 평가도구 선택과정.

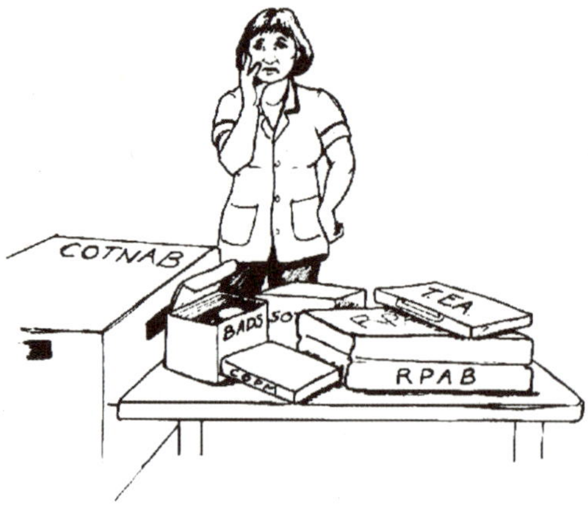

그림 2.5 어떤 평가를 언제 할 것인가?

3) 어떤 평가를 언제 할 것인가? Which assessment when?

그림 2.4의 도표에는 의사결정과정과 어떤 타입의 평가를 사용할 것인가 하는 순서가 직선으로 나와 있다. 점선은 이 순서를 항상 일어나지는 않는다는 것을 의미한다. 작업평가와 손상레벨평가가 동시에 시행될 수도 있다. 혹은 클라이언트의 손상이 작업적 프로파일과 목표설정(goal setting)같은 도구들이 기능평가 전에는 사용될 수 없는 상태일 수도 있다. 상위레벨집행기능에서의 손상은 COPM같은 클라이언트 중심인 도구의 타당도를 제한할 수도 있다. 왜냐하면 이러한 기능은 타당하고, 신뢰할 수 있는 도구를 찾는 것이 가장 중요하기 때문이다 즉 클라이언트가 자신의 상황을 판단할 수 있어야 한다. 주의나 기억 같은 포괄적인 인지기능(global cognitive functions) 손상은 클라이언트가 활동에 참여하는 것을 대부분 제한할 것이다. 따라서 어떤 평가는 여러 번에 걸쳐 나눠서 시행되어야 할 수도 있다. 어떤 종류의 표준화된 평가는 클라이언트가 그것을 시행하는데 요구되는 행동을 할 수조차 없어서 시행되지 못할 수도 있다. 완벽한 평가도구도 완벽한 평가프로토콜도 존재하지 않는다. 각각의 클라이언트에게 가장 적합한 평가 방법과 도구를 선택하기 위하여, 치료사는 일단의 중요문제들(key questions)에 따라 임상적으로 추론해야 한다(그림 2.5를 보시오).

4) 가장 적합한 평가 선택 Selecting the most suitable assessment

첫 번째 질문은 평가를 작업에 초점을 둘 것인가 아니면 손상레벨에 초점을 둘 것인가 하는 것이다. 인터뷰나 기능 수행관찰(참여, 활동, 과제수행의)은 작업에 초점을 둔 평가를 요한다. 반면에 진단과 개별적 인지손상 측정은 손상레벨평가를 필요로 한다. 어떤 평가도구들은 이 두 가지를 다 필요로 한다는 것을 기억하도록 한다. 표준화된 평가도구를 사용할 것인가, 아니면 표준화되지 않은 평가를 사용할 것인가? 다음과 같은 경우에는 표준화된 측정이 가장 좋다.

◈ 역량(capacity)을 측정하고자하거나(가능한 최상의 능력수준을 표준화된 환경에서 알고자 할 때), 혹은 수행(performance)을 측정하고자할 때(클라이언트가 자기 자신의 환경에서 얼마나 잘 수행하는지 알고자 할 때)
◈ 경과를 알아보고자 같은 평가를 반복하고자 할 때나, 혹은 결과측정으로 사용하고자 할 때
◈ 평가의 결과를 서비스에 대한 평가/임상적 연구에 도움이 되도록 쓰고자 할 때
◈ 다른 영역에서의 활동 시 기능을 예측하고자 할 때(그 결과가 이 용도로 타당한지 평가에 대한 연구가 계속되어야 한다)

표준화되지 않은 평가는 다음의 경우에 적절하다.

◈ 클라이언트의 상황(context)에서 특정 문제를 해결하고자 할 때
◈ 역량이 아닌 수행을 측정할 때
◈ 클라이언트를 표준화된 평가의 기준에 맞출 수 없을 때
◈ 특정 목적에 맞는 표준화된 평가를 찾을 수 없을 때

4. 선택된 평가 참여에 클라이언트의 적합성 고려

Considerations of the client's fitness to participate in the selected assessment

특정한 평가도구를 사용하기에 클라이언트가 그 기준에 적합한지 결정하는 것이 중요하다. 임상적 모집단/연령 그룹/문화에 대한 타당도가 검증되었는가? 예를 들어 어떤 평가는 인지손상을 평가하기는 하지만, 뇌졸중 클라이언트에 한하거나, 어떤 연령그룹들은 제외할 수도 있다. 달리 고려할 점들은 발병 전의 혹은 질병과 동반한 요인들을 예를 들어 간질이나 폭력성 때문에 클라이언트를 평가에서 제외시킬 것인가 하는 것이다. 이러한 요인들에 금기사항이 있는가? 클라이언트가 평가 진행시의 절차들과 수행요건을 견디어 낼 수 있나? 의사소통 문제나 물리적 제한 혹은 감각손상이 있는가?

5. 평가 선택 시 치료사가 고려할 것들

Considerations for the therapist when selecting an assessment

적합한 도구의 선택을 위해, 작업에 초점을 둔 표준화된 평가와 손상레벨평가 몇몇의 구조와 속성을 익혀두는 게 중요하다.

◈ 이 평가에 대한 신뢰도와 타당도가 있는 기록을 위해 교육을 받을 필요가 있는가?

◈ 만약 이 평가의 부분만 사용한다면, 이것이 신뢰도와 타당도에 영향을 줄 것인가?

◈ 만약 클라이언트가 시간이 지남에 따라 한 평가에서 향상을 보인다면, 이것이 그들의 인지수행기술이 실제로 향상되어서가 아니라, 그들이 평가를 받는 법을 학습해서일 가능성이 있는가?

요약 (Summary)

1. Occupational Therapy Practice Framework(AOTA, 2002)는 ICF(WHO, 2001)의 모든 요소를 접목시키고, 작업치료사로 하여금 인지손상과 그것이 작업수행에 미치는 영향 평가에서 가이드 하는 프레임워크로 사용하게 한다.
2. 비공식적인 인터뷰와 과제관찰은 더 포괄적이고 공식적인 평가가 이루어지기 전 클라이언트의 초기평가 보조에 유용하다. 이 단계에서는 클라이언트를 준비시키고, 적합한 과제의 선택, 발견된 것에 대한 해석에 주의를 기울여야 한다.
3. 클라이언트에 대한 포괄적 평가는 작업에 초점을 둔 접근과 손상레벨에 초점을 둔 접근 둘 다를 혼합해야 한다. 작업적 평가 혹은 하향식 평가가 일차적 도구로 고려되어야 한다. 손상레벨평가 혹은 상향식 평가는 잠재적 인지손상에 대한 자세한 조사와, 치료적 접근과 방법에 관한 결정에 필수적이다.
4. 평가가 적절한 것임을 확실히 해야 한다. 이것은 명료한 평가과정에서 논리적으로 옳은 임상적 추론의 적용에 달려있다. 평가도구 선택 시 많은 요인들이 고려되어야 한다. 이러한 것들은 클라이언트, 서비스 환경, 평가도구의 이용 가능성과 유용성, 그리고 그 속성들과 관련된 것들이다. 조사결과와 그 결과가 적용되는 용도의 신뢰도와 타당도도 포함된다.

Chapter 3. 인지손상의 치료적 중재
Intervention for Cognitive Impairments

작업치료사는 클라이언트를 위한 최선의 결과를 얻기 위해 이론(theory), 근거(evidence), 전문가적 의견(expert opinion), 작업치료 원리를 이용한다. 뇌손상은 완전하게 회복되지 않는 인지손상을 가져온다. 그리고 작업치료사는 이러한 손상이 개인이나, 그들의 작업적 수행, 역할, 일반적으로 삶에 미치는 영향을 최소화하도록 노력해야한다.
특정한 치료적 중재의 효과에 대한 근거는 논란의 여지가 있다. 작업치료사는 치료적 중재의 선택과 적용에 있어서 그것이 바탕을 두고 있는 이론과 근거를 고려하여, 논리적으로 옳은 임상적 추론(sound clinical reasoning)을 한다. 치료를 계획함에 있어서 평가(assessment)가 필수적이듯, 치료적 중재의 영향과 효과를 평가하고(evaluate), 임상작업치료를 발전시키고 발달시키는데 있어서 결과측정이 또한 결정적이다.

이 장의 목적은 다음과 같다.

◈ 재활과정에 영향을 주는 요인 확인
◈ 작업치료 중재의 수행목표(performance objectives) 소개
◈ 치료적 중재에서 접근법(approaches)의 선택과 사용에 대한 토의
◈ 인지재활에서 사용되는 방법과 기술 설명
◈ 치료적 중재의 결과평가를 위한 요소 고려

1. 재활과정에 영향을 주는 요인들 Factors influencing the rehabilitation process

1) 팀워크 Teamworking

전체적인 재활목표(goal)는 여러 전문분야로 이루어진 팀의 다른 멤버들과 공동으로 정한다. 팀은 다른 건강과 복지관련 전문인을 포함한다. 그리고 가장 중요하게 클라이언트 그리고 관련 있는 다른 사람들을 포함 한다(그림 3.1을 보시오). 이는 상황과 클라이언트의 필요에 따라 보조직원과 요양원, 자원봉사자나 고용인으로 늘어날 수도 있다. 효과적인 재활과 관리는 확실한 행동계획을 세우고 그것에 따라 실행해 낼 수 있는 능력을 필요로 한다. 치료적 중재 과정 전반에 걸쳐 팀과의 협의 하에 계획은 재검토 되어야 하고 클라이언트의 경과는 모니터 되어야 한다. 치료적 중재의 초점과 가장 효과적인 방법의 사용, 치료의 강도와 빈도 그리고 치료적 중재의 변형에 대한 결정은 모두 어느 정도는 팀의 의견, 클라이언트와 관련된 다른

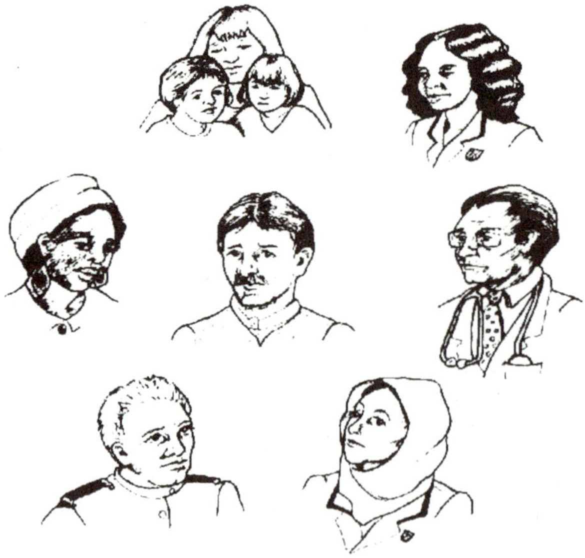

그림 3.1 클라이언트가 재활 팀의 중앙(centre)에 있다.

사람들의 필요에 의해 영향을 받을 것이다. 인지재활은 시간이 오래 걸리는 과정일 수 있어서, 시간이 지남에 따라 클라이언트의 필요가 바뀌면서 팀 멤버들이 바뀔 가능성이 높다.

2) 건강과 안전 Health and safety

치료적 중재를 고려할 때 건강과 안전이 가장 중요한 고려사항이다. 이것은 그 어떤 치료적 혜택의 가능성이나 작업적 우선순위에도 불구하고 어떤 치료적 중재가 실행될 수 있는지 없는지를 결정할 것이다. 모든 건강과 복지관련 전문인은 그들의 직업윤리규약(COT 역자 주 영국작업치료사 협회, 2005를 보시오)에 안전의 중요성을 밝히고 있다. Chapter 2에 나와 있는 초기평가 준비지침은 치료적 중재와 치료 시간에도 똑같이 적용된다. 그리고 이 지침은 클라이언트와 치료사의 안전을 강조한다. 인지손상이 있는 사람들에게 환경은 계속되는 위험(challenges)일 수 있다. 기억손상으로 야기되는 지남력 장애(disorientation)나 잠재적인 주의력 문제(attentional problems)는 외관상으로는 위험요소가 적은 상황(low-risk situations)에서 위험수위를 높일 수도 있다. 자신의 건강과 능력에 대한 병식(insight) 부족도 클라이언트가 자신의 역량을 넘어서는 활동을 하도록 하게 할 수 있다(예를 들어, 클라이언트가 한쪽 다리만 쓸 수 있음에도 불구하고 아무 보조도 없이 침대 밖으로 나오려 한다).

3) 초인지: 병식과 자의식 Metacognition: insight and self-awareness

신체구조나 기능이 손상되고 약해졌을 때, 치료와 회복, 재활은 클라이언트의 능동적인 참여와 협력이 필요하다. 이것이 가장 중요한 작업치료 원리중의 하나이며, 나머지는 그 사람이 치료를 이해하고 참여할 수 있는 능력에 있다. 이 능력은 수많은 개인내의(intra-personal) 요인에서 나오며, 이중 두 가지가 한 사람이 자신의 상태에 대해 가지는 병식의 정도(degree of insight)와 자의식의 정도(degree of self-awareness)이다. 다른 신체시스템의 손상과는 달리, 뇌가 손상되었을 때는 이러한 기능들이 직접적으로 손상을 입을 수 있다.

초인지(Metacognition)는 자의식과 병식의 기능과 과정을 말하는 용어이다. 둘 다 효과적인 집행기능에서 나온다(Chapter 10을 보시오). 초인지의 손상은 다음의 결과를 가져올 수 있다.

- ◈ 손상에 관한 지식의 부족
- ◈ 손상이 능력과 수행에 미치는 영향을 이해하는데 어려움
- ◈ 문제 해결을 위해서나 상황을 현실적으로 평가하기 위해 효과적으로 사고하거나 행동하지 못하며 사고와 행동을 전환하지도 못함

이러한 손상은 재활의 효과에 막대한 영향을 주고, 사용될 치료접근법과 방법의 선택에도 영향을 줄 것이다. 클라이언트가 자신의 손상에 대해 완전한 인식과 병식이 있을 때 이것 또한 그가 치료에 임하는 능력에 영향을 줄 수 있다. 예를 들어 한 장소에서 다른 장소로 가는 길을 기억할 수 없거나(지형적 지남력 상실(topographical disorientation)), 친숙한 얼굴을 알

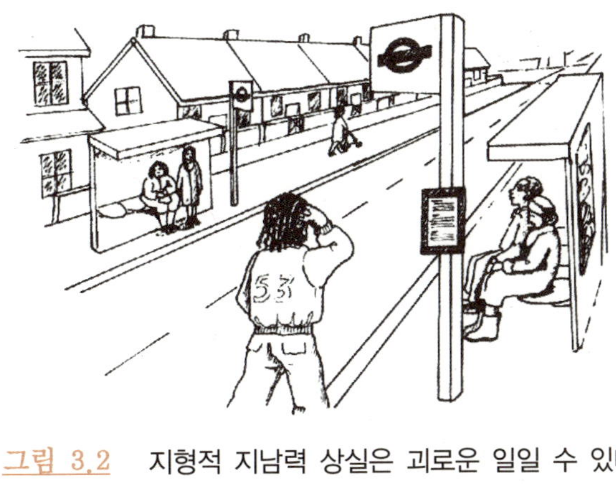

그림 3.2 지형적 지남력 상실은 괴로운 일일 수 있다.

아보지 못하는 것(안면 실인증(얼굴 인식 못함증, prosopagnosia))은 괴롭고, 좌절되고, 당황케 할 수 있다(그림 3.2를 보시오). 이러한 경험으로부터 생겨나는 불안은 수행을 더 안 좋게 하고 의욕을 낮추면서 클라이언트의 어려움을 악화시킬 수도 있다. 이는 판단을 더 악화시킬 수도 있고 결정하기(decision making)를 잘 못하게 할 수도 있다. 신중한 준비와 클라이언트의 지도(orientation of the client), 클라이언트의 안전과 편안함에 주의를 기울이는 것이 클라이언트의 정서적 안정과 자신감에 이바지할 것이고, 클라이언트가 치료에 임하는 능력에 도움을 줄 것이다.

4) 회복의 시간적 경과와 패턴 Time course and pattern of recovery

뇌손상 후 회복단계와 경과에 일반적으로 인정되는 타임프레임(timeframes)이 있다. 서비스제공과 치료적 중재는 가능한 클라이언트의 필요와 경과에 맞추어야 한다. 그림 3.3은 재활의 전형적인 시간적 경과와 단계들을 보여준다. 재활의 최종결과와 마찬가지로 개인에 따라 그 회복 경과와 받는 서비스는 다양하다. 치료적 적용의 본질은 개인의 회복단계와 경과에 적절해야 한다.

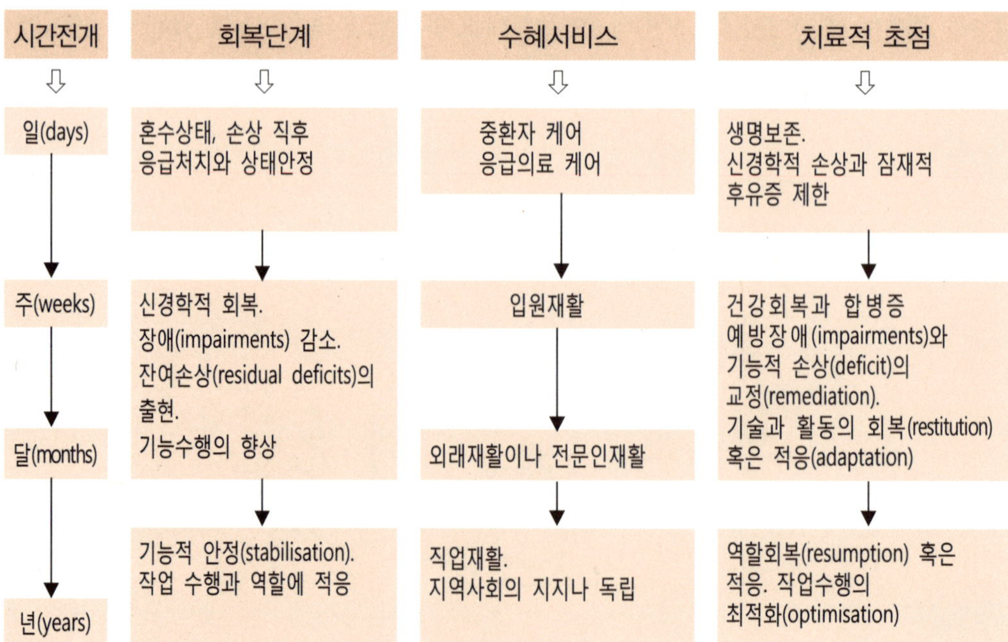

그림 3.3 회복과 재활의 시간적 경과

2. 작업치료의 수행목표 Performance objectives of occupational therapy

작업수행은 작업영역(areas of occupation) 내에 수행패턴(performance patterns)으로 편성된 수행기술(performance skills)의 효과적인 사용을 필요로 한다(OTPF, AOTA, 2002). 이러한 패턴은 습관(habits), 일과(routines), 역할(roles)로 구성된다. 치료적 중재의 효과적인 프로그램은 효과적인 패턴의 성취를 가능하게 하는 인지적 목표를 구체화한다. 그리고 이 패턴은 궁극적인 목적(goal)인 성공적인 작업수행을 지지한다. 목적(objectives)는 각각 수행패턴의 관찰가능하고(observable), 측정 가능한(measurable) 특성을 가져야 한다. 그럼으로써 목적(objectives)를 향한 과정이 모니터 될 수 있고, 평가될(evaluated) 수 있다. 어떤 목적(goal)을 위해서든 목적(objectives)이 클라이언트의 회복경과를 나타낼 것이고, 치료적 중재 프로그램을 위한 프레임워크를 구성할 것이다. 표 3.1은 성공적인 성취를 나타내는 수행특성과 더불어 인지 치료의 주요 목표(key objectives)를 보여준다.

표 3.1은 수행(습관, 일과, 역할; AOTA, 2002)의 각 레벨이 그 전 레벨 위에 세워지는 것과, 각각 연속하는 레벨에서 인지적 수행요건의 복잡성이 증가한다는 것을 보여준다. 습관적 수행(habitual performance)은 자동적 행위(automatic behaviours)에 의해 특성지어진다. 일과(routines)는 자동성(automaticity)과 전환가능성(transferability)의 콤비네이션을 필요로 한다. 역할수행(role performance)은 일련의 요건들(demands)을 여러 상황에서 일련의 방책을 적용할 수 있는 능력을 필요로 한다. 각각의 레벨은 문제해결능력(problem solving)이나 다른 집행기능(executive functions) 요건을 증가시킨다. 치료적 중재는 클라이언트가 어려움을

표 3.1 작업치료 중재의 수행목표(Performance objectives)

수행패턴 (Performance pattern)	인지적 수행목표 (Cognitive performance objective)	수행특성 (Characteristics of performance)
습관(Habits)	자동적인 과제집행	일관된 행동의 연속 일관된 환경 내에서 도구의 일관된 사용
일과(Routines)	정해진 순서대로 과제수행 다른 비슷한 환경으로 수행을 전환할 수 있음	논리적 순서 상황에 적절함 시간상 적절함 전환가능
역할(Roles)	다양한 상황에서 다양한 과제들을 혼합하는 활동의 수행	상황에 따라 과제와 활동을 순서에 맞게 일관되고 적절하게 수행 일련의 환경으로 전환가능, 일반화 가능 새로운 상황에 적응가능

보이기 시작하는 수행 레벨에 초점을 맞추어야 한다. 예를 들어 습관이 안정되지 않았는데 일과 수행을 교정하려(remediate)하는 것은 클라이언트의 능력을 초과하는 것을 강요하는 것이다. 이것은 최악의 치료적 결과와 클라이언트의 비협력, 약속 불이행을 초래할 것이다.

3. 치료적 접근법의 선택과 사용 Selecting and using therapeutic approaches

1) 접근법이란 무엇인가? What is an approach?

작업치료의 전문적 분류는 혼돈스러울 수 있다. 몇몇 용어는 출판물에서 서로 바꿔가며 사용될 수 있다. 예를 들어 세계보건기구(Dahl, 2001; WHO, 2001)의 ICF는 이 책에서 프레임워크라고 불린다. 영국 작업치료사 협회는 이것을 프레임워크와 모델(model) 둘 다로 부르고(COT, 2004), 몇몇 저자들은 모델이라고 부른다(예를 들어, Bilbao와 동료들, 2003). 인지재활 분야에서는 '접근법(approach)'과 '모델(mode)'이라는 용어 또한 서로 바꿔가며 사용될 수 있다(Lee와 그 외, 2001을 보시오).

간단히 말해서 모델과 프레임워크는 클라이언트에 관한 정보를 체계화하고 우선순위를 매기는 기초를 형성하고, Chapter 2에서 보았듯이 치료의 필요를 확인한다. '접근법'이라는 용어는 어떻게 모델이나 프레임워크가 치료적 중재의 시행에 적용되는지와 관계가 있다. 하나의 접근법은 주로 하나나 여러 가지 관련 있는 이론으로부터 만들어지며 문제들(장애(impairments), 수행손상(performance deficits))이 어떻게 다루어져야 하는지를 명확히 한다. 아주 종종 일련의 문제를 다루기 위해, 혹은 시간이 지남에 따라 바뀌는 필요에 응하기 위해 치료사는 클라이언트와 함께 여러 가지 접근법을 선택하고 사용할 것이다.

인지재활에서 치료적 중재의 접근법은 전통적으로는 교정적(remedial) 접근법과 적응적(adaptive) 접근법 두 카테고리들 중 하나에 돌아갔다. 작업치료사는 둘 다를 사용하지만, 클라이언트들이 자기 자신들의 삶과 환경적 배경 내에서 수행하는 능력을 고려한다. 이것이 세 번째 접근법인 기능적(functional) 접근법을 형성한다.

2) 교정적 접근법 The remedial approach

교정적 접근법은 뇌의 잠재적 회복역량과 가소성을 지지하고 촉진함으로써 손상된 기능의 회복과 향상을 목적으로 한다. 이 접근법은 뇌손상으로부터의 회복에 관한 이론에서 비롯되었다. 이것은 기능의 잠재적 회복역량을 축삭발아(axonal sprouting), 시냅스 가소성(synaptic plasticity), 뇌의 손상되지 않은 영역이 손상된 영역의 기능을 대신하는 기능의 재 조직화(reorganisation)같은 과정을 통하여 추정한다. 치료방법은 특정 장애(impairments)(예를 들어 기억력 트레이닝, 테이블 탑 지각훈련(perceptual exercises))를 개선하는데 목적이 있고, 결과적으로 얻어지는 구성요소의 향상이 이번에는 기능수행의 향상으로 이어진다고 가정한다.

3) 적응적 접근법 The adaptive approach

이 접근법은 중추신경계의 회복에 제한이 있다는 전제에 근거해, 종종 뇌손상 후 인지손상이 어느 정도는 지속된다는 것을 인정한다. 초점은 잔여 기능의 가장 효과적인 활용과 어려움을 극복하기 위한 새로운 전략과 기술학습을 위한 클라이언트의 능력이용이다. 이것은 또한 클라이언트의 필요에 응하기 위한 환경의 조작을 추가한다. 기능적 능력의 향상은 장애를 보상하기위한 전략과 기술의 사용을 통해 시도된다. 치료적 방법은 학습 이론을 사용하며, 지속되는 제약을 보상하기 위한 그리고 독립을 최적화하기 위한, 활동 혹은 환경의 개조를 포함할 수 있다. 전경배경구분능력(figure-ground discrimination)의 지속적 손상(Chapter 5를 보시오)의 경우, 식기를 구별 짓기 위해 밝은 색을 사용하는 것이 어지럽게 흩어져 있는 부엌에서 물건을 찾아 구별하는데 도움이 될 것이다.

4) 어떤 접근법을 언제 할 것인가? Which approach, when?

클라이언트에게 최선의 결과를 도출하도록 노력하는 것은 모든 건강관련서비스의 도덕적 의무이다. 모든 치료적 중재의 주목표(major objective)는 클라이언트가 가능한 최상의 건강상태로 삶의 모든 영역에서 최적의 독립적 기능레벨을 성취하는 것이다. 손상된 신체구조, 기능의 회복과 복구가 목적인 것과 일치하여 교정(remediation)이 항상 첫 번째 접근법이다.

적응(adaptation)은 전체적인 교정프로그램의 일부로 사용될 수도 있고, 만약 클라이언트가 본질적인 회복을 멈추고 더 이상 진전의 기미가 보이지 않으면 주된 접근법으로 사용될 수도 있다. 개인에게 요구되는 인지적 요건을 줄이기 위한 활동의 개조가 재활의 초기단계에서 중요할 수 있다. 클라이언트의 수행이 향상됨에 따라, 활동의 난이도를 높이기 위해 그리고 클라이언트의 수행을 정상 한계에 이르게 하기 위해 개조한 것을 없앨 수도 있다. 이런 식으로 교정적 접근법에서 치료적 중재를 등급화 하는 테크닉으로서 적응이 사용된다.

접근법으로서의 적응은 퇴원 준비를 위한 클라이언트의 환경 개조나, 영구적인 손상을 보상하기위한 기구의 사용법에 대한 교육을 포함할 수 있다. 예를 들어 기억손상의 경우, 클라이언트가 일상의 일과에 도움이 되도록 시간표(timetable)에 써놓거나, 생각나게 하는 것(reminder)을 사용할 수 있다.

5) 세 번째 방법 – 기능적 접근법 A third way – the functional approach

현실적으로 치료사가 다른 접근법은 완전히 배제한 채 한 접근법만 사용하는 경우는 매우 드물 것이다. 재활 프로그램에서 사용되는 접근법과 테크닉의 혼합(combination)은 클라이언트의 강점(strengths)과 어려움(difficulties) 그리고 그가 지속적으로 갖는 병리 혹은 손상의 성격의 평가와 분석으로부터 비롯된다. Lee와 동료들(2001)은 인지재활의 '기능적(functional)' 모델을 제안했는데, 이것은 작업치료의 치료적 중재가 교정적 접근과 적응적 접근 간의 조화라고 주장한다. 어떤 개인의 중추신경계에서 가소성(plasticity)의 정도와 잠재적 교정가능성(remedial potential)의 확인은 불가능하다. 기능적 모델은 재활과정 중 어떤 시점에서 클라이언트에게 잠재적 교정 가능성이 있는지 없는지를 구분하려 하기보다는, 수행이 외부 환경적 요인과 클라이언트관련 요인 간 상호작용의 결과라는 클라이언트 중심의 관점(client-centred view)을 지지한다. 그러한 것으로서 어떤 상황(context)에서 수행되는 활동은 교정적 속성과 적응적 속성 두 가지 모두를 가질 것이다. 교정과 적응간의 조화는 각 상황(situation)을 가능한 치료적으로 인지하고 이용하는 것으로부터, 그리고 실제적으로 클라이언트의 수행과 경과 측정으로부터 생긴다.

배경적 요인(contextual factors)은 수행을 촉진하거나 저해한다. 이것의 근거는 기억(memory)과 회상(recall)에 관한 연구로부터 나온다(Chapter 8을 보시오). 작업치료사는 이것을 치매

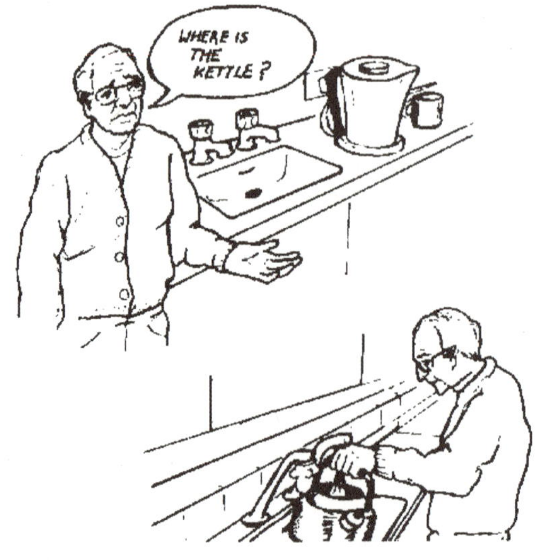

그림 3.4 익숙하지 않은 상황에서는 흔한 물건도 알아보지 못할 수 있다.

가 있는 사람의 평가에서 많이 본다. ADL 주방(ADL kitchen 역자 주: 치료실로 사용되는 주방)의 익숙하지 않은 환경(surrounding)에서는 물건을 제자리에 놓지도 못하고 과제를 순서대로 하지도 못하는 사람이 자신의 집안환경에서는 같은 과제를 아무 어려움 없이 해낼 수 있다(그림 3.4를 보시오). 우리는 적절하고 효과적으로 행동하기 위해 끊임없이 환경(environment)으로부터 단서를 얻는다. 단서가 바뀌거나 없을 때에는 문제를 해결하기 위해, 익숙하지 않은 물건의 사용법을 확인하거나 배우기 위해, 혹은 전에 알고 있던 지식을 새로운 상황에 적용하기(기술 전환(transfer skills))위해 추가적인 인지요건이 우리에게 요구된다.

수행에서 배경의 역할(role of context)에 대한 지식은 작업치료사로 하여금 교정이나 적응을 위해 활동과 환경을 조정할 수 있도록 한다. 기능적 접근법은 기본적인 인지과정이 일상의 활동과 상황에 영향을 미친다는 것을 인정한다. 따라서 교정을 하려 하든지 적응을 하려 하든지, 학습을 달성하기 위해 그리고 하나나 여러 상황에서 학습된 것을 수행하기 위해 수행요건인지에 요구된다. 접근법에 상관없이, 모든 치료적 중재는 그것이 이전 기술과 활동의 재학습이든, 소실된 능력을 보상하기 위한 새로운 방법의 학습이든, 혹은 새로운 기술을 처음으로 배우는 것이든, 클라이언트의 학습을 필요로 한다. 치료의 일반화에 관한 더 자세한 문헌은 Toglia (1991)를 참조하시오.

4. 인지재활의 방법과 기술
Methods and techniques in cognitive rehabilitation

광범위한 방법과 테크닉이 인지재활에서 사용된다. 이 섹션은 주된 타입에 대한 개관과 설명을 제공한다. Chapters 5부터 chapter 10까지 각 장의 끝부분에 특정 방법과 테크닉의 적용과 근거중심(evidence base)에 관한 읽을거리가 제시된다.

1) 학습 촉진자와 장애물 Facilitators and barriers to learning

기술과 컴피턴스(competence 역자 주: 과제를 혼자서 수행할 수 있는 능력)를 배우고 획득하는 능력은 외적(external), 내적(internal), 혹은 클라이언트 관련 요인에 의해 영향을 받을 수 있다. 평가를 통해 치료사가 이러한 것들을 확인하고 치료적 중재의 시작점을 정할 수 있게 한다. 주요 요인은 다음과 같다.

◈ 클라이언트관련(Client related)

- 주의 레벨과 주의산만성(Attentional level and distractibility)
- 행동적 어려움(Behavioural difficulties)

- 감각처리과정과 지각적 어려움(Sensory processing and perceptual difficulties)
- 피로와 통증(Fatigue and pain)
- 감각손상이나 운동손상(Sensory or motor impairments)
- 교육정도(Literacy level)
- 언어와 의사소통기술(Language and communication skills)
- 다른 사람, 환경과의 상호작용에서의 문화적 측면
  (Cultural aspects of interaction with others and the environment)
- 가치와 목표(Values and goals)

◈ 외부적(External)

- 물리적 환경(Physical environment)
  : 소음, 온도, 채광, 움직임, 어지러진 물건(noise, temperature, light, movement and clutter)
- 치료사의 행동(Behaviour of the therapist)
- 다른 중요한 사람들의 존재나 부재(Presence or absence of significant others)
- 필수품에 대한 접근성(Accessibility to comfort needs)
  : 화장실, 음료, 음식(toilet, fluids, food)

재활프로그램에서 클라이언트의 가족과 더 큰 사회적 네트워크에 의한 역할을 인지하는 것도 중요하다. 뇌손상이나 뇌질환의 영향은 가족에게 파괴적일 수 있으며, 모두에게 정서적, 사회적 영향을 준다. 종종 사람들은 사랑하는 사람의 회복을 돕기 위해 가능한 무엇이든 하려 동기부여가 많이 되어있다. 모든 것 중에서 가족 그리고 다른 사람들은 가장 가치 있는 자원이며, 치료사는 그들의 적극적 참여를 끌어들이려고 항상 노력해야 한다. 만약 클라이언트가 입원환자가 아니라면, 그는 대부분의 시간을 집에서나, 아마도 직장이나 교육 세팅에서 보낼 것이다. 클라이언트에게 중요한 사람들(significant others)은 치료적 중재에서 학습한 것을 지지하고(support), 격려하며, 보강하는 방법이나, 클라이언트 자기 자신의 상황에서(in his own context) 활동 프로그램을 계속하는 방법을 교육받을 수 있다. 지속되는 장애가 있고 의존해야 할 필요가 있으면서 집으로 퇴원하는 경우에는, 가족이 간병에 책임을 질 것이고 이것을 위한 준비와 지지가 필요할 것이다. 그러한 역할이 가족관계에 미칠 영향에 관한 것이나, 어느 누가 특정 과제나 행동을 다룰 수 있을 것 같은지 정도까지에 관하여는 신중히 고려해야 할 필요가 있지만, 그 치료적 잠재성은 매우 가치 있고 모두에게 이득을 가져온다.

2) 학습과 행동적 방법 Learning and behavioural methods

행동에 영향을 주기 위해, 그리고 학습을 최적화하기 위해 환경이 사용될 수 있다. 만약 클라이언트가 갑작스러운 소음이나 움직임 같은 자극에 의해 더 난폭해지는 것 같아 보이면, 이러한 것들을 최소화하기 위해 혹은 클라이언트가 이러한 것들에 노출되는 것을 방지하기 위해 환경을 바꾸어야한다. 비슷하게도 만약 클라이언트가 주위가 산만하고 지각적 어려움(perception difficulties)이 있으면, 조용하며 시각적 혼란을 최소화하는 정리정돈이 잘 된 방이 주의집중을 촉진시키고, 환경(environment)에 대한 시각적 처리과정요건(visual processing demands)을 줄일 것이다.

의미와 동기는 클라이언트가 목표설정(goal setting)에 참여하는데서 비롯된다. 제한된 병식(insight)과 초인지 능력(metacognitive abilities)을 가진 클라이언트는 장기목표(long- term goals)를 식별하거나 세우지 못할 수도 있고, 그것의 필요성을 보지 못할 수도 있으며, 그 목표를 향해 나아가는 경과를 확인하는데 어려움이 있을 수도 있다. 행동적 방법은 긍정적 강화(positive reinforcement) 혹은 의미 있는 보상의 획득(gaining of meaningful rewards)에 의한 바람직한 행동형성에 사용될 수 있다.

또한 행동적 방법은 혼란(disruption)이나 공격성(aggression), 탈 억제(disinhibition) 같은, 뇌손상과 관련된 행동적 후유증이 있는 클라이언트에게 필요할 수 있다. 보상보류(withholding rewards), 바람직하지 않은 행동 무시(ignoring undesirable behaviours), 적절한 행동의 칭찬과 보상(praising or rewarding appropriate behaviours)은 이러한 방법을 사용하는 몇몇 방법들이다. 이러한 방법이 효과적일 수 있도록 재활 팀의 모든 멤버들이 같은 방법을 사용하는 것이 필수적이다.

가. 조성(Shaping)

조성(shaping)은 행동적 테크닉의 하나이다. 최종목표(end goal)가 즉각적으로 성취될 수 없을 때, 최종목표를 향한 수행(performance)을 장려하기 위해 사용된다. 초기단계에서는 희망했던 수행(desired performance)과 비슷한 행동은 무엇이든 칭찬(praise)받거나 보상(reward)받게 된다. 그리고 그럼으로써 클라이언트는 그런 식으로 행동하도록 격려 받는다. 행동의 한 구성요소나 레벨이 달성되면, 더 이상 칭찬은 주어지지 않고, 다음 레벨의 행동이 달성되었을 때 주어진다. 희망했던 수행이 완전히 달성되면, 칭찬은 차츰 줄어들다가 멈춘다. 이 테크닉은 수행이나 행위 목표를 분석하는 것과 연속적인 단계들로 분류하는 것을 필요로 한다. 만약 이 치료적 중재에 팀의 여러 멤버들이 관련되어 있다면, 모두들 단계에는 어떤 것들이 있는지, 클라이언트가 어떤 단계를 달성했는지 알아야 하며,

그리고 주어지는 칭찬과 보상의 형식에 모두가 다 동의해야 한다. 정확한 기록(accurate record keeping)과 원활한 의사소통이 필수적이다. 집행기능장애 증후군(dysexecutive syndrome) (Chapter 10을 보시오)은 비교적 안면이 없는 사람에 대한 성적인 빈정거림이나 과도한 상냥함 같은, 충동성(impulsivity) 혹은 사회적 상황에서 부적절한 행동을 일으킬 수 있다. 주의주기(prompt)와 수용가능하고 적절한 행동에 대한 빈번한 칭찬은 개인으로 하여금 긍정적인 주의(positive attention)와 보상을 제공하며, 시간이 지남에 따라 그러한 행동을 강화할 것이다.

나. 단서주기(Cueing)

단서주기는 수행을 가이드하고 지도하는 방법이다. 만약 어떤 클라이언트가 전에는 할 수 있던 과제와 활동을 집행할 수 없거나, 새로운 기술을 배우고 있다면, 지도(guidance)가 단서로서 주어질 수 있다. 클라이언트의 기능 레벨에서 필요한 만큼 간단한 단서를 가장 쉽게 처리될 수 있는 방법으로 사용하는 것이 중요하다. 뇌손상은 종종 많거나 추상적인 정보 처리를 어렵게 한다. 그래서 언어적 단서는 적절하게 명확하고 간단해야 한다. 단서는 시각적(visual) (실연(demonstration)), 언어적(verbal) (말로 된 혹은 글로 된 지시(spoken or written instructions)), 촉각적(tactile) (가이드하기 혹은 신체 일부의 자리 잡아주기(guiding or placing a body part)) 혹은 환경적(environment) (예를 들어 물건이나 영역을 색깔로 코드화하기) 일 수 있다. 단서는 수행의 질을 향상시키기 위해서와 클라이언

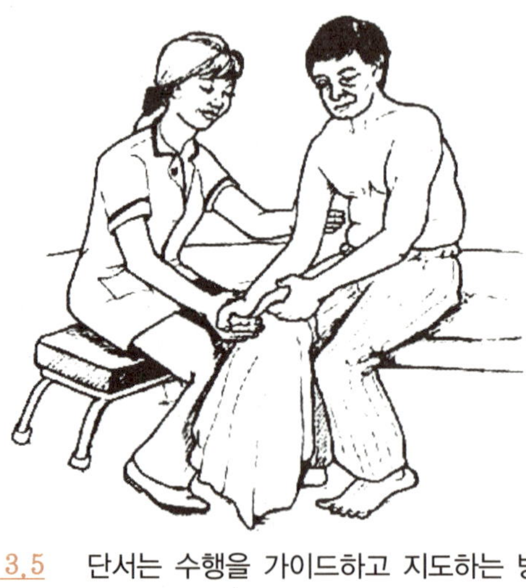

그림 3.5 단서는 수행을 가이드하고 지도하는 방법이다.

트에게 다음 순서로 무슨 행동을 해야 하는 지에 관한 정보를 제공한다. 단서는 과정 전반에 걸쳐 제공될 수도 있고, 혹은 클라이언트가 어려움을 갖는 부분에만 제공될 수도 있다(그림 3.5를 보시오). 이 테크닉은 개인의 수행이 나아짐에 따라 활동 요건을 등급화 하는데 유용하다. 간단하고 빈번한 단서는 훈련의 초기단계에서 최대한의 지도와 지지(support)를 제공하고, 실패하지 않도록 도울 수 있다. 활동 전체가 단서 없이 수행될 수 있을 때까지 복잡성을 증가시킬 수 있고, 빈도를 줄일 수 있다. 이러한 테크닉은 하나 이상의 문제를 동시에 치료할 수 있게 한다. 예를 들어 클라이언트가 어떤 과제를 배우고 있는 동안 주의, 감각처리, 기억에 요구되는 요건을 다양화하기 위해 단서의 형태와 내용이 조절될 수 있다. 단서는 클라이언트의 경과를 보여주는 유용한 지표이다. 여러 번에 걸쳐 같은 활동에 사용되는 단서의 형태와 빈도, 내용은 수행에 관한 기록(record)을 제공하기 위해, 그리고 결과측정으로 사용되기 위해 기록될 수 있다.

다. 연쇄화(Chaining)

연쇄화(chaining)는 전진성 연쇄화(forward chaining)이거나 후방 연쇄화(backward chaining)이거나 둘 중 하나가 적용되는 학습 테크닉이다. 선택되어진 과제는 단계들로 나뉜다. 전진성 연쇄화에서는 클라이언트가 첫 단계를 완수하고 그 다음에 치료사가 나머지를 완성한다. 클라이언트가 이 단계를 마스터하고 나면, 클라이언트는 첫 번째와 두 번째 단계를 완수하고, 치료사가 나머지 단계들을 완성한다. 클라이언트가 혼자서 과제를 완수할 수 있을 때까지, 클라이언트는 이어지는 단계들을 점진적으로 성취한다. 후방 연쇄화에서는 반대로 적용된다. 클라이언트가 완성하는 마지막 한 단계를 제외하고 모든 단계들을 치료사가 수행한다. 그 다음에는 치료사가 거의 다하고 마지막 두 단계를 남겨놓고 클라이언트가 완성하게 한다. 그리고는 클라이언트가 전체 과제를 다 할 수 있을 때까지 계속해서 그렇게 한다. 후방 연쇄화 방법은 전진성 연쇄화 방법보다 클라이언트에게 과제를 완성했다는 성취감을 더 많이 주기 때문에 유용하다. 이 테크닉은 클라이언트에게 요구하는 요건을 점진적으로 늘여가면서, 지속시간(duration), 필요한 에너지(energy demands), 복잡성(complexity), 정보처리기술(information processing skills)이라는 점에서 과제를 본질적으로 등급화 한다. 과제와 활동의 전체 순서가 연쇄화 될 수 있으며, 연쇄화는 클라이언트의 기능 수행을 점진적으로 증가시키기 위해 단서 주기와 함께 쓰일 수 있다. 선택적 주의 손상(deficits of selective attention)과 주의산만(distractibility)은 클라이언트가 과제를 성공적으로 완성하지 못하게 할 수 있다(Chapter 7을 보시오). 뜨거운 차를 만든다거나 옷 입기 같이 일상적으로 수행되는 활동의 후방 연쇄화는 활동요건 등급화의 유용한 형태이다. 초기단계에서 목표(goal)는 산만하게 할 수 있는 요인이 최소화된 환경에서 달성된다. 그리고 시간이 지남에 따라 수행향상을 촉진하기 위해 주의 집중에 요구되는 요건이 증가될 수 있다.

라. 실수 없는 학습(Errorless learning)

실수 없는(errorless or error-free) 학습은 학습자가 과제수행에서 바른 방법만 경험할 것을 요구한다. 실수가 만들어지지 않도록 치료사는 지시(instructions)나 단서(cues), 주의(prompts)를 준다. 이 방법은 심각한 기억손상을 가진 사람이나, 매일 아침 욕실에서 면도하기같이 한 환경 내에서만 사용될(전환가능성이나 일반화를 요구하지 않는) 과제나 활동을 배우는 사람에게 유용하다. 지난번 수행에 대해 회상하는 것이 다음 시도를 방해할 수도 있는 잘못된 정보를 포함하지 않을 것이다. 과제가 수행되는 환경과 상황(context)이 그대로임으로 문제해결능력(problem solving)과 판단(judgement)에 요구되는 요건은 최소한이다. 이 방법의 효과는 전체 과제경험의 반복에 크게 좌우된다. 따라서 학습의 전환가능성은 없을 것으로 여겨진다.

마. 훈련패턴(Patterns of practice)

Chapter 9에서 논의되듯이, 뇌손상은 문제 해결 능력의 영구적인 손상, 기술의 다른 상황으로의 전환 혹은 이 기술들을 일반화된 도식으로 발전시키는 능력의 손상을 일으킬 수 있다. 비록 상위레벨 인지기능이 정상이라 하더라도, 운동기술과 과제 컴피턴스(competence 역자 주: 과제를 혼자서 수행할 수 있는 능력)는 훈련을 필요로 하며, 그래서 치료적 중재 프로그램은 훈련스케줄과 맞아야 한다. 가장 흔히 사용되는 훈련타입은 블록훈련(blocked practice)과 랜덤훈련(random practice)이다.

블록훈련(blocked practice)은 계속해서 행동의 같은 순서를 반복하는 것을 뜻한다. 훈련의 블록들은 연쇄화 될 수 있다. 그래서 순서상의 각 요소들은 그것만 반복적으로 연습한 다음 전체를 맞춘다. 이 상황에서 행동이나 과제에 요구되는 요건이 매 번 동일함으로서 환경적 간섭(contextual interference)은 최소한이다. 공 던지기와 받기를 학습하기 위해 블록 훈련을 사용할 때, 한 요소가 반복적으로 훈련되고, 그리고 그 다음 요소 훈련, 각 요소들이 다 획득되고 난 다음에야 던지고 받기의 전체적인 순서가 합해진다. 랜덤훈련(random practice) 또한 기술과 과제순서의 반복을 포함한다, 하지만 랜덤훈련은 공 던지고 받기를 하나의 순서로 학습하는 것 같은 다양한 환경적 요건을 갖는다. 같은 스케줄이 차(tea)를 타기 위해 물주전자를 올려놓는 것에 적용될 수 있다, 블록훈련에서는 각 단계

(주전자 집기, 물 채우기, 주전자 놓기, 불 켜기)가 따로따로 반복적으로 연습될 수 있다. 랜덤훈련에서는 순서 전체가 반복적으로 연습된다. 환경적 간섭 그리고 한 단계나 요소를 다음 단계에 연관시키기 위한 필요가 증가함에 따라, 랜덤훈련은 수행에 요구되는 요건의 다양성을 증가시킨다. 학습이라는 점에서 몇몇 근거는 랜덤훈련이 기술을 더 보존하고 전환가능성을 보이며, 블록훈련은 습득과정에서 수행을 향상시킨다고 주장한다(Flinn & Radomski, 2002). 기능적 결과라는 점에서 랜덤훈련이 작업치료의 목표(goals)와 목적(objectives)에 더 적합하다고 여겨진다. 블록훈련이 연습 중에 요구하는 인지요건을 줄이고, 즉각적인 성취경험을 제공함으로, 인지기능이 낮은 클라이언트는 블록훈련이 더 득이 될 수 있다. 클라이언트의 회복에 따른 다양한 훈련스케줄도 치료적 중재를 등급화 하는 또 다른 방법이다.

바. 피드백과 결과에 대한 이해(Feedback and knowledge of results)

피드백과 결과에 대한 이해는 학습에 필수적이다. 우리는 내재적(intrinsic) 피드백, 즉 모든 과제와 활동 집행에서 우리의 감각을 통해 비롯되는 정보를 사용한다. 우리는 우리 행동의 효과를 평가하기 위해 그 결과에 대한 이해, 그리고 우리의 수행을 조정하고 다듬기 위해 감각시스템으로부터 오는 피드백을 사용한다. 외부적(extrinsic) 피드백은 다른 사람들에 의해 주어지는 것이다. 이는 또한 결과에 대한 이해를 제공하는 혹은 수행과정을 모니터하는 방법이다. 피드백과 결과에 대한 이해에 중요한 요소는 감정적 요소이다. 우리가 다른 사람들로부터 그리고 결과에 대한 이해로부터 받는 피드백의 타입은 만족감(satisfaction), 보상(reward), 동기부여(motivation), 혹은 실망(disappointment)과 무관심(disinterest)을 줄 수 있다(그림 3.6을 보시오). 따라서 피드백은 중요한 치료적, 학습적 도구이고, 행동적 방법의 중요한 특징이다. 피드백은 긍정적일 수도 부정적일 수도 있으며, 즉각적으로 주어질 수도 있고 나중에 주어질 수도 있다. 피드백은 진행과정 중간 중간에 주어질 수도 있고, 다 끝나고 요약(summary)으로 주어질 수도 있다. 실수를 강조할 수도 있고, 수행의 여러 측면에 주의를 집중시킬 수도 있고, 바른 수행을 강화할 수도 있으며, 행동과 그에 따른 결과 간의 관계를 강조할 수도 있다. 과제의 특성에 관하여 그리고 클라이언트 자신의 성격과 경험하는 인지손상에 관하여 받는 피드백의 타입과 패턴에 의해 클라이언트가 얼마나 효과적으로 학습하는지가 결정될 수 있다. 빈번하게 말로 하는 긍정적 피드백은 주의집중과 동기부여를 유지시킬지는 모르나, 만약 시간이 지나서도 계속된다면 클라이언트를 자기 자신들의 내재적 시스템에 의존하기 보다는 피드백에 의존하게 할 수도 있다. 이것은 학습을 저해할 수도 있다. 훈련 중 주어지는 피드백은 주의집중에 손상이 있는 사람

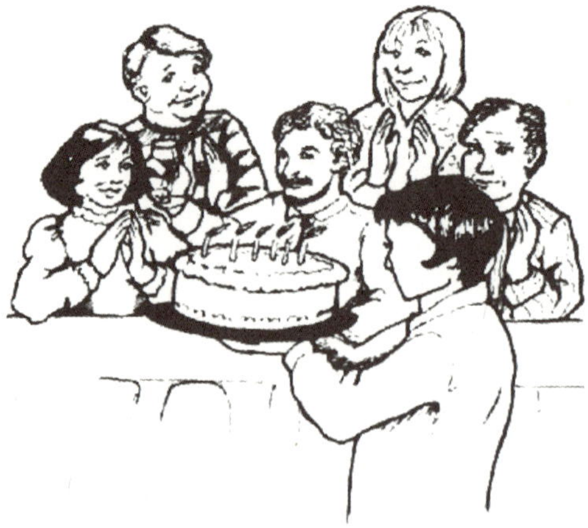

그림 3.6 다른 사람들로부터의 긍정적 피드백은 만족감과 동기부여의 원천이 될 수 있다.

에게는 수행을 방해할 수도, 저해할 수도 있다. 과제의 맨 마지막에 요약으로만 주어지는 피드백은 단기기억(short-term memory)에 문제가 있는 경우에는 그 가치가 떨어질 수도 있다. 이것이 또한 치료적 중재를 등급화 하는 또 다른 도구로서의 피드백을 가리킨다. 클라이언트가 회복함에 따라, 학습강화와 내재적 피드백 메커니즘에 의지하고 개인적 판단에 의지하도록 장려하기 위해 피드백을 서서히 없앨 수 있다. 달리는 임시적인 피드백이 주의집중과 과제에 관한 산만성을 자극할 수도 있다.

3) 치료적 중재 등급화하기 Grading interventions

등급화는 치료사의 레퍼토리에서 가장 중요한 도구이다. 앞의 섹션에서 보았듯이, 행동적, 학습과 교수법은 등급화를 할 수 있는 고유의 속성을 가졌다. '언제(when)', '무엇을(what)', '어떻게(how)' 할 것인가는 전적으로 각 클라이언트의 필요와 회복경과에 달려있다. 따라서 정해진 공식이나 처방은 없다. 위에서 논의된 치료적 중재의 특정 측면에 덧붙여, 프로그램 혹은 스케줄의 구성요소는 개인에게 요구되는 요건을 바꾸기 위한, 혹은 클라이언트의 필요와 역량에 맞게 과제와 활동을 조정하기 위한 방법으로 고려되어야 한다. 이러한 것들은 다음과 같다.

◈ 시간(Time) - 클라이언트의 에너지 레벨과 지구력, 피로에 대한 저항력에 맞추기 위해서나 이들을 자극하기 위해 치료시간과 활동의 빈도와 지속시간이 증가될 수도, 감소될 수도 있다.

◈ 복합성(Complexity) - 상황적 간섭, 환경적 요건, 과제와 활동의 성격 모두가 다양한 요건을 인지능력에 요구하며, 수행요건을 줄이거나 늘이기 위해 조작될 수 있다.

◈ 자기 자신의 치료적 사용(Therapeutic use of self) – 치료 프로그램이 진행됨에 따라 치료사의 의사소통 기술과 사회적 기술은 단서주기와 피드백 같은 특정 테크닉과 더불어, 언어적 그리고 비언어적 행동이 치료적 관계를 다양화하기 위해 이용될 수 있다는 것을 의미한다. 이것은 재활과정에서 부모 같은 역할로부터 동등한 협력자로의 전환을 의미할 수 있고, 혹은 판단력과 병식이 향상됨에 따라 치료사가 내리던 결정을 클라이언트가 하도록 옮기는 것을 의미할 수도 있다. 권한위임(empowerment)과 개인의 책임(personal responsibility), 존중(respect), 선택(choice)은 인간의 기본권이다. 뇌손상은 인간의 존재에 관한 이러한 기본적인 측면을 훼손시키는 손상(deficits)을 종종 일으킨다. 비록 거의 열거되지 않더라도 이러한 것들을 회복하는 것이 재활의 가장 중요한 목표(goals)이다.

5. 치료적 중재 결과평가 Evaluating the outcomes of interventions

1) 결과 혹은 효과? Outcomes or effectiveness?

치료적 중재를 계획하기 위해 클라이언트가 가진 어려움의 성격과 종류를 확인하는 것(평가)이 중요하듯이, 이러한 치료적 중재가 클라이언트에게 미친 영향과 결과를 아는 것(결과평가(evaluation of outcome))도 똑같이 중요하다. 아마도 결과라는 말은 맞지 않는 명칭(misnomer)일 것이다. 이것은 종지부 그리고 결론을 말한다. 하지만 뇌손상을 가진 사람들은 그 손상이 삶의 질에 미치는 영향과 그 영향이 그들을 둘러싼 사람들에게 미치는 영향을 갖고 산다. 결과측정은 치료적 중재의 효과를 알아보려는 치료과정의 한 부분이지, 클라이언트의 경과에 한계를 두려하는 것은 아니다. 이것은 클라이언트의 회복의 끝 혹은 변화가능성의 끝과 동등시되는 재활프로그램으로부터의 퇴원을 의미하는 것을 피하기 위한 중요한 차이이다. 이러한 논의는 클라이언트의 회복경과뿐 아니라, 치료적 중재의 효과라는 점에서 결과를 평가하는 것과 관계가 있다.

2) 무슨 목적으로 평가하나? Evaluation for what purpose?

평가는 우선 클라이언트의 경과를 측정하는 방법으로 보인다. 이것은 또한 서비스의 효과를 측정하는데 절대 필요한 요소이다. 모든 치료사는 개인적 효과에 대한 증거를 제공할 의무가 있으며, 근거중심서비스(evidence base for service provision)에 기여할 의무, 효과가 있는 치료적 접근법과 방법을 사용할 의무가 있다. 이는 클라이언트에게 최상의 서비스를 제공할 도덕적 의무 그리고 서비스의 이해관계자에게 최고의 가치를 제공할 도덕적 의무로부터 비롯된다. 결과 측정은 특별히 서비스 효과에 대한 감사(audit)와 근거중심치료법(evidence-based practice)의 발달에 기여한다.

클라이언트의 회복정도평가는 미리 결정된 기준에 대한 수행의 비교를 필요로 한다. 이러한 기준은 일련의 출처로부터 비롯된다. 이전 평가로부터 측정된 베이스라인; 표준 모집단 데이터; 클라이언트 자신이 선택한 목표(goals); 치료적 중재 계획의 부분으로서 고안된 측정 가능한 목적(objectives).

3) 평가방법 Methods of evaluation

가. 베이스라인 측정의 재평가(Reassessment and baseline measures)

시간경과에 따른 클라이언트의 능력의 변화를 확인하는데 가장 믿을만한 방법의 하나는 이전에 한 검사나 평가를 다시 시행하는 것이다. 치료적 중재의 초기단계에서 사용된 평가가 다시 사용될 수 있다. 만약 도구가 표준화된 것이라면 이것이 믿을만한 증거를 제공할 것이지만, 한 평가를 다시 하는 데는 그 목적이나 타당성에 주의를 기울여야 한다. 작업적 목표(goals)와 목적(objectives)은 기능적 수행과 관련이 있다. 그리고 손상(impairment)에 대한 평가가 손상에 있는 변화를 보일 수도 있으나, Chapter 2에서 논의되었듯이 이것이 기능적 수행의 향상과 동일한 것은 아니다. 이런 이유 때문에 클라이언트의 회복경과라는 점에서 치료적 중재의 종료 시에는 손상측정은 덜 중요하게 여겨지고, 기능적 결과 측정이 더 많이 사용된다. 기능측정은 활동수행을 가리키도록, 그리고 클라이언트가 현재와 미래의 작업 수행에 필요한 것들과 관련이 있는 정보를 제공하도록 선택되어져야 한다.

서비스 측면에서, 치료적 중재 프로그램 전반에 걸쳐 손상(impairment)을 평가하는 것은 잠재적인 인지 손상(deficits)의 회복패턴이나 경과에 대한 유용한 근거를 제공할 수도 있다. 많은 클라이언트로부터나 여러 서비스 기관들로부터 수집된 이러한 근거(evidence)는 회복 과정에서 언제 특정 접근법 혹은 테크닉을 적용할지 결정을 내리는데 기여할 수 있다. 기능적 결과측정은 재활과정에서 획득된 독립정도와 활동레벨에 관한 정보를 제공한다. 그리고 기능적 결과측정은 서비스 결과와 효과를 나타내는 주요 척도이다.

나. 표준 데이터에 비교(Comparison to normative data)

이것은 클라이언트의 레벨, 수행의 질과 모집단 표준과의 비교를 말한다. 예를 들어 표준화된 검사에서 문제 해결이나 옷 입기에 걸리는 시간 혹은 특정 과제 만들어지는 실수는 편차곡선에서 클라이언트가 위치하는 척도를 산출할 수 있다. 예를 들어 수행시간이나 정확도가 어떤 표준범위에 들어야만 하는 특정한 직업에 대한 적합성을 알아보는 것 같이, 그것을 알아야하는 특별한 이유가 없는 한 이러한 정보는 클라이언트에게는 거의 의미가 없다. 클라이언트의 수행을 표준 데이터에 비교하는 것은 특정 치료적 중재의 효력이나 특정 인지손상이 회복을 저해하는 정도를 연구하는 서비스나 개인에게 가치가 있다.

다. 목표달성(Goal attainment)

목표를 향한 회복의 정도는 객관적(objectively)으로 또 주관적(subjectively)으로 측정될 수 있다. 관찰 그리고 표준화된 기능 평가 같은 객관적 측정(objective measures)은 목표 성취를 증명하는 외부적 근거(external evidence)를 제공한다. 주관적 측정(subjective measures)은 자신의 경과에 대한 클라이언트 자신의 관점과 견해를 말한다. 이것들은 함께 목표달성(goal attainment) 정도를 확인할 뿐만 아니라, 목표설정 과정의 질(the quality of the goal-setting)도 나타낸다. 목표(goals)가 계속해서 성취되지 않거나 자신의 클라이언트들이 그들의 경과에 만족하지 않는 개개인 치료사나 서비스제공자는 이것을 목표설정 과정의 재검토 필요에 대한 증거로 사용할 수 있다.

라. 목적들(Objectives)

목적들(objectives)은 성취에 대한 진술이다. 이것은 측정가능(measurable)해야 하고, 관찰가능(observable)해야 하며, 특정적(specific)이어야 하고, 성공적인 수행에 필요한 요소들을 확인하는 것이어야 한다. 충분히 세밀하게 잘 작성됐을 때, 이것은 치료적 중재 프로그램의 각 목표(goal) 달성을 위한 프레임워크를 형성하고, 회복되는 경과를 표시하는데 유용하다. 이것은 목표성취나 목표를 향해 클라이언트가 만들어가는 경과의 정도에 대한 증거를 클라이언트와 치료사, 서비스에, 제공한다. 이것은 클라이언트의 회복경과에 관한 증거를 제공하는데 있어서 표준결과측정에 확실하고도 타당한 부가물이다.

요약 (Summary)

1. Chapters 1, chapter 2와 함께 이 장은 특별히 치료적 중재에 초점을 두며 작업치료과정을 살펴보았다.

2. 다른 관련 있는 사람들보다는 클라이언트에 행해지는 일에 초점을 맞추며 치료적 중재에 실질적인 접근이 이루어진다. 첫 번째 섹션은 클라이언트와 치료사의 필요와 목적을 넘어서 작업치료 과정에 영향을 미치고 치료적 중재를 구체화할 수 있는 요인들을 고려한다. 팀, 서비스 요소, 회복 가능성, 더 폭넓은 환경적 배경이 과정에 영향을 줄 것이다. 회복경과의 표시자로 그리고 목표 성취를 위한 기본구조형성 둘 다를 위해 목표들은 치료적 중재 과정에서 중요하다. 수행을 분석하고 등급화 하는 능력은 적절한 목표들을 세우는데 필수적이다. 그리고 OTPF는 유용한 프레임워크를 제공한다.

3. 치료적 중재에서 접근법은 중요하게 고려할 사항이다. 교정과 적응은 두 가지 기본적 요소를 형성한다. 하지만 둘 다를 혼합하는 기능적 접근법이 작업치료의 목적에 가장 적합하다.

4. 잠재적인 접근법이 교정에 강조를 두든 적응에 강조를 두든 간에, 인지재활에는 학습이 중심이 된다. 많은 내적, 외적 요소가 학습에 장애물로서, 촉진자로서 작용할 수 있다. 그리고 이런 요소들이 모든 치료적 중재에 고려되어야 한다.

5. 가족 그리고 다른 중요한 사람들이 재활과 간병의 필요에 응하기 위해 중추적인 역할을 할 수 있으며, 이들은 팀의 필수멤버이다.

6. 행동이론과 학습이론에서 비롯된 일련의 치료적 방법들과 테크닉이 치료적 중재의 일반적 구성요소를 형성한다. 모든 사람이 뇌손상을 다르게 경험한다. 그리고 특정 방법들과 테크닉의 혼합이 각 사람의 필요를 반영할 것이다. 특별히 행동적 방법의 사용에 있어서는 일관된 접근법과 팀 멤버 간의 의사소통이 중요하다. 등급화 하기는 많은 테크닉들의 고유한 부분이다. 그러나 치료적 중재의 전반적인 측면과 환경, 치료사의 행동 또한 유용한 도구이다.

7. 치료적 중재의 결과평가는 관계된 모든 사람들에게 필수적인 것이다. 다른 측정타입들의 선택과 사용을 위한 주요 척도는 클라이언트와 치료사, 서비스의 필요와 관련 있다. 기능적 측정의 사용은 클라이언트의 회복경과의 평가를 가능하게 하며, 서비스 결과에 관한 데이터를 제공한다. 특정 서비스나 치료적 중재로부터의 퇴원이 클라이언트의 재활의 끝을 나타내는 게 아니라, 변화가 계속 일어나는, 진행 중인 과정의 부분이라는 것을 강조하는 것이 중요하다.

PART 2

인지적 구성요소와 인지손상

Components and Disorders of Cognition

PART 2

인지적 구성요소와 인지손상

뇌손상이 있는 사람에게서 기능에 영향을 주는 신체적 변화는 쉽게 알아볼 수 있다. 그러나 인지에 손상이 있을 때는 그 영향이 감추어져 있다. 그리고 그 영향으로 인해 신체적 재활이 방해를 받는다. 이 섹션은 작업치료사가 뇌손상이 있는 사람들에게서 인지손상의 영향을 예측하고 이를 극복하기 위한 방법을 개발하게 하기 위해, 정상적인 인지에 대한 이해를 증진시킬 수 있도록 하기 위해 써졌다.

Part 2는 인지연구에 사용되어지는 방법들과 테크닉에 대한 요약으로 시작한다. 뇌의 구조와 기능에 대한 개관이 포함되어있다. 다음으로는, 인지시스템의 구성요소가 그와 관련된 손상과 함께 별도의 장(chapters)별로 소개된다. 이러한 방법을 사용하는 것이 독자로 하여금 인지의 각 영역이 일상의 삶에서 담당한 역할에 대해 이해하게 할 것이다. 역사적인 측면과 함께, 전통적인 실험연구에 관한 이야기가 종종 있을 것이다. 이것이 독자로 하여금 신경심리학에 관한 더 많은 문헌들을 살펴보도록 하기를 바란다.

심리학이론을 작업치료 임상에 접목시키려는 목적으로 임상실례를 포함시켰다. 각 장의 끝에는 인지의 각 구성요소에 대한 평가와 치료적 중재를 위한 제안이 소개된다.

인지평가에 적합한 표준화된 검사가 약어로 소개되어있다. 전체 타이틀은 아래와 같다.

◈ AMPS: Assessment of Motor and Process Skills
(역자 주: 운동기술과 진행기술 평가)

◈ BADS: Behavioural Assessment of Dysexecutive Syndrome
(역자 주: 집행 장애 증후군에 대한 행동 평가)

◈ BIT: Behavioural InAttention Test(역자 주: 행동적 부주의 검사)

◈ COTNAB: Chessington Occupational Therapy Neurological Assessment Battery
(역자 주: 체싱턴 작업치료 신경학적평가 배터리)

◈ LOTCA: Lowenstein Occupational Therapy Cognitive Assessment
(역자 주: 로벤스타인 작업치료 인지평가)

◈ RPAB: Rivermead Perceptual Assessment Battery
(역자 주: 리버미드 지각평가 배터리)

◈ RBMT: Rivermead Behavioural Memory Test
(역자 주: 리버미드 행동기억 검사)

◈ TEA: Test of Everyday Attention
(역자 주: 일상적 주의 검사)

Chapter 4. 인지: 방법과 진행과정
Cognition: Methods and Processes

1. 인지란 무엇인가? What is cognition?

환경으로부터 뇌로 들어오는 정보는 끊임없이 변화한다. 우리는 우리의 행동과 태도를 조정함으로써 이러한 변화에 적응하고 반응한다. 이 시스템에 들어오는 새로운 정보는 미래의 사용을 위해 조직화되고, 분류되며, 저장된다. 경험으로부터 얻어진 저장되어있는 지식은 현재의 입력(input)과 함께 인출되고 통합된다. 미래의 행동과 처신에 대한 계획은 가장 알맞은 시간과 장소에서 인출되고 활성화된다. 인지란 지식의 획득과 사용에 관련하여 뇌 속에서 일어나는 모든 정신적 과정(mental process)이다.

감각적 정보의 초기처리과정은 때때로 '감각을 느껴서 아는 것(making sense of the senses)'으로 정의되는 지각(perception)이다. 지각은 환경으로부터의 감각정보를 의미 있는 전체로 조직화한다. 시각(vision), 청각(sound), 촉각(touch), 통각(pain), 고유수용감각(proprioception), 이 모든 감각은 우리를 둘러싼 세계로부터 정보를 얻는다. 뇌는 이 모든 입력을 세계에 관한 우리의 즉각적 경험으로 전환한다. 우리는 평소에는 지각에 대해 알지 못한다. 그리고 이것은 아주 빠른 활동이다. 그렇지만 지각이 단순히 뇌가 감각을 거쳐 받는 입력에만 기초를 두는 것은 아니다. 우리의 기대와 경험이 지각에 실질적인 영향을 준다. 또한 우리가 지각하는 것은 우리가 그것을 보는 상황(context)에 따라 바뀔 수 있다.

예를 들어 전화걸기 같은 목표지향 활동(goal-oriented activity)을 생각해보자(그림 4.1). 몸통근육이 몸을 고정시키는 동안 전화기를 잡고 들기 위해 팔 근육이 활성화되고, 후두는 말소리를 만들어낸다. 이 정도 레벨에서의 설명에서는 활동의 인지적 요건을 잊어버리기 쉽다. 우리는 우리가 번호를 찾고, 그것을 다이얼을 돌릴 수 있을 만큼 오래 기억할 수 있을 때, 그리고 우리가 말을 하고 이해하는 두 가지를 다 할 수 있을 때에만 전화를 걸 수 있다. 이 활

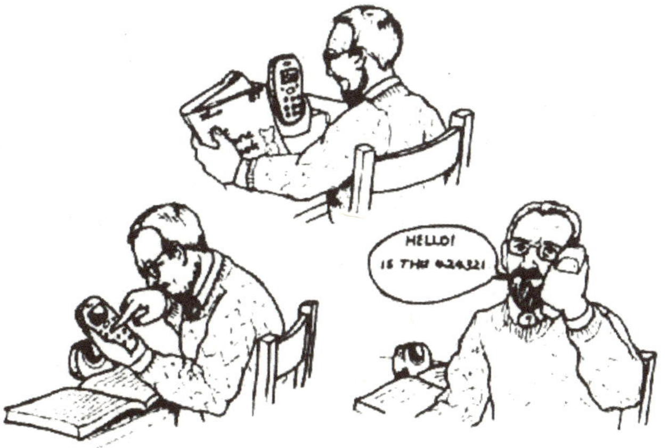

그림 4.1 전화사용에 있어서의 단계들

동에서의 인지기능은 지각, 기억(memory), 운동계획(motor planning), 지속적 주의(sustained attention)를 포함한다. 이 모든 기능들이 목적을 달성하기 위해 협력한다. 뇌 손상이 있는 사람들 중 많은 이들의 전화사용에 장애가 되는 것은 인지기능의 손상이다.

1) 지각에 관한 이론 Theories of perception

주의력(attention)과 더불어, 지각은 인지과정에서 기본적인 단계이다. 우리는 환경적 특색을 지각하고 이해하기위해 이것에 주의를 기울여야 한다. 인지심리학에는 지각 연구에 대한 두 가지 주 접근법들이 있다. '상향식(bottom-up)'과 '하향식(top-down)'이다.

상향식 이론은 감각입력의 상세한 분석으로 시작해서 이 모든 정보를 저장된 경험에 대한 지식과 통합시키는 것으로 진행된다. 이러한 것은 '데이터에 따라 처리를 하는(data-driven)' 혹은 '자극에 따라 처리를 하는(stimulus-driven)' 이론으로 알려져 있으며, 이는 지각이 환경으로부터의 이용 가능한 감각정보에 의해 처리된다고 여긴다.

예를 들어 커피 잔으로부터의 감각입력 초기과정은 우리가 그 잔을 잡을 때 더해지는 촉각적, 고유수용 감각과 더불어 대부분이 시각적이다. 상향식 이론에서, 감각처리는 연속적인 단계들을 통해 경험으로부터 얻어진 저장된 지식과 통합되는 상위 레벨로 진행된다. 만약 지각이 모든 감각으로부터 오는 입력의 상향식 진행과정에만 의존한다면, 뇌의 역량은 초과될 것이다. 또한, 망막 이미지(retinal image)로부터의 입력은 우리를 둘러싼 세계에 대한 시각적 지각의 기초를 형성하기에는 너무 불명확하다. 상향식 이론은 얼굴처럼 복잡한 환경적 특징에 대한 지각을 완전히 설명하지 못한다.

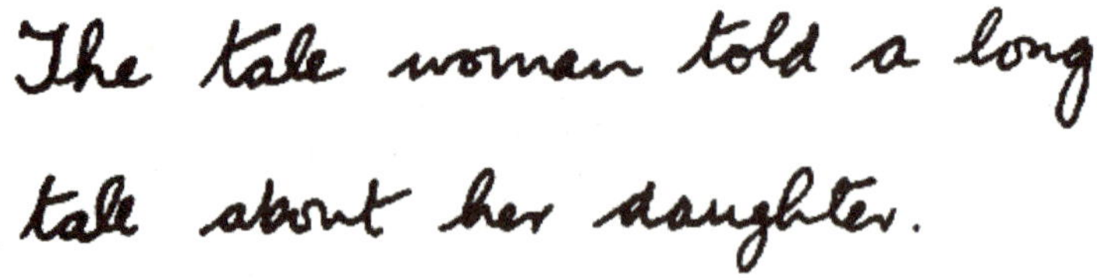

그림 4.2 하향식 처리과정

지각에 대한 하향식 이론은 과거 경험으로부터의 저장된 지식으로 시작하고, 이 지식은 뇌로 들어오는 자극과 비교된다. 모든 감각 입력에 대한 상세한 분석은 필요하지 않다. 그리고 이것은 뇌에 요구되는 진행 요건을 효율적으로 사용한다는 것을 의미한다. 이러한 것은 또한 '개념에 따라 처리를 하는(concept-driven)' 이론으로 알려져 있다.

20세기 초반 처음으로 게슈탈트(Gestalt) 그룹 심리학자들은 대상의 부분이 지각되기 전에 전체가 지각된다고 주장했다. 예를 들어 우리가 짧은 수직선 하나가 중앙에 있고 짧은 수평선 하나가 그 아래에 있는 원을 보았을 때, 우리는 이것을 얼굴이라고 한다. 동시대에 미국 심리학자들은 뇌가 역동적으로 서로 연결되어 있는 시스템이라는 아이디어와 각각의 뇌 영역이 임의의 행동을 통제 할 수 있다는 아이디어를 소개했다. 그 후 뇌손상의 영향이 손상영역의 위치보다는 손상영역의 범위에 좌우된다는 개념이 뒤따랐다.

지각에 관한 하향식 이론에 대한 지지가 나중에 1903년대에 Bartlett에게서 나왔다. 이 사람은 새로운 지각적 입력이 기억 속에 저장된 아이템이나 도식(schemas)과 비교된다고 주장했다. 그런 다음 들어오는 자극과 매치되도록 적절한 도식이 선택된다. 이것은 왜 다른 사람들이 동일한 입력을 자신들의 경험에 따라 다르게 지각하는지를 설명한다. 이것에 대한 증거가 우리가 불명확한 정보를 알아차리는 방식이다. 시각에 있어서 망막에 맺히는 동일한 입력이 다른 식으로 지각된다(그림 4.2를 보시오). 이 문장에서 두 단어가 같은 패턴으로 망막에 맺힌다. 하지만 하나는 '키가 큰(tall)'으로, 다른 하나는 '이야기(tale)'로 지각된다.

소리에 있어서는 동일한 언어적 발화가 다르게 지각될 수 있다. 다음 두 문장을 큰 소리로 읽으시오.

That noise makes me want to scream.
Here is some vanilla ice cream.

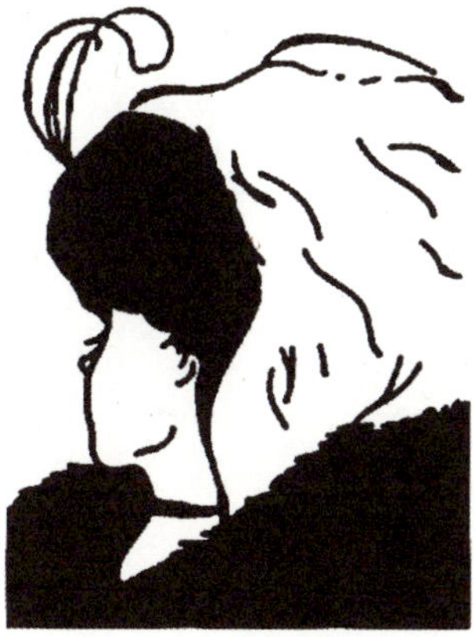

그림 4.3 불명확한 형태

동일한 감각입력은 만약 그것이 저장된 지식에 의해서나 그것이 제시되는 배경에 의해 영향을 받을 때에만 다르게 지각된다.

통상적으로 지각이 상향식 처리와 하향식 처리 둘 다에 좌우된다고 합의되어 있다. 우리는 감각이 포착하는 것을 경험과의 통합에 의해 해석한다. 지각과 학습된 경험 간의 연계는 우리가 감각 입력에서의 변화에 반응하여 적절하게 행동을 조정하게 한다.

감각손실이 없는(no sensory loss) 사람들 중에는 기능상의 문제가 지각장애에서 기인할 수도 있고 혹은 과제와 관련 있는 저장된 지식의 인출에서 기인할 수도 있다. 정상적인 지각은 너무나 자연스럽고 자동적이어서 뇌손상이 있는 사람이 경험하는 손상된 지각을 이해하기는 어렵다. 변형된 감각입력은 눈을 가리거나 귀를 막는 것으로 경험되어질 수 있다 하더라도, 지각장애를 이해하는 것은 더 어려운 일이다.

감각입력이 혼란스러운 때, 우리는 해결방법을 찾기 위해 노력해야 한다. 불명확한 형태를 보도록 한 그룹의 사람들의 반응이 이것을 보여준다(그림 4.3을 보시오). 어떤 사람들은 이것을 노파로 '본다(see)' 그리고 어떤 사람들은 이것을 젊은 여인으로 '본다(see)'. 시간이 좀 지나면 많은 사람들이 이 것이나 저것 줄 중 하나를 '보고(see)', 혹은 둘 중 어느 것도 보지 않고 '내가 그걸 볼 때 믿겠다(I will believe it when I see it)' 라고 말한다. 지각적 문제가 있는 사람은 어떨까 하고 우리가 깨닫게 하는 시작은 이러한 훈련들이다. 그들에게는 컵이나 냄비를 쳐다보는 데에도 우리가 불분명한 형태를 알아보는데 필요한 것과 같은 노력이 필요할 수 있다.

2) 일상 기능에서의 인지 Cognition in everyday function

인지는 우리로 하여금 일상생활에서 의미 있는 활동을 수행하도록 하는 모든 정신적 과정이다. 우리 하루의 많은 부분이 습관적이거나 일과적인 활동에 쓰인다. 이러한 것들 중 몇몇은 정해진 순서에 따라 일상생활의 리듬을 유지하고, 다른 것들, 예를 들어 옷 정리와 보관 같은 것들은 만족감을 얻는데 기여한다. 일상적이지 않은 습관은 그것들이 발전해서 자리 잡히기까지 연습이 필요하다. 새로운 상황은 희망하는 목표(goal)를 달성하기 위한 계획능력(planning)과 문제해결능력(problem solving)을 필요로 한다. 일상적인 활동과 일상적이지 않은 활동에 요구되는 인지 요건은 다르다.

일상적인 과제는 주의가 낮은 레벨로 지속되어도 자동적으로 계속된다. 우리 대부분은 아침식사를 위한 무언가를 먹기, 아침에 집을 나서기 위한 준비 등 우리가 따르는 일과가 있다. 이사를 하거나 새로운 직업을 시작할 때, 일상생활에서 새로운 상황에 반응해야 하고 기억 속에 새로운 일과를 정착시키기 위해 훈련이 필요하다.

일상적이지 않은 과제는 시간이 지남에 따라 새로운 진행에 초점을 두는 주의 통제 메커니즘(attention control mechanism)을 필요로 한다. 만약 우리가 새 DVD 플레이어를 사거나 커피 기계를 사면, 이들을 사용하기 위한 새로운 사용 순서가 자동적으로 될 때까지 추가로 더 많은 주의가 필요하다. 뇌 손상이 있는 사람들에 대한 연구는 어떤 사람들은 익숙한 환경에서는 일상적인 활동을 수행할 수 있지만 새로운 과제는 배울 수 없다는 것을 보여준다. 또 어떤 사람들은 일상적 과제가 환경에 의해 시작되지 않기 때문에 하루를 계획하지 못한다.

다중과제(multi-tasking)는 주의를 한 과제에서 다른 과제로 돌리는 것을 필요로 한다. 설거지를 하면서 라디오방송 듣기는 주의집중의 일반적인 범위 내에서 수행될 수 있는 이중과제(dual tasks)이다. 주의의 역량이 초과되었을 때, 실수를 하게 되고, 하나나 그 이상의 과제들이 완성되기 전에 실패할 것이다.

인지는 미래에 목표(goal)에 도달하기 위해 행동과 태도를 계획하는 것을 포함한다. 만약 우리가 친구의 생일날 친구를 방문하기로 계획한다면, 집을 나서기 전에 결정하기(decision making)(차나 버스를 타고 갈 건지, 아니면 걸어서 갈 건지), 미래의 행동을 위한 전향기억(prospective memory)(맞는 날에 가기)이 요구된다. 길을 찾는 것은 공간적 처리과정(spatial processing)과 우리가 가는 길의 표식자(landmark)에 대한 기억을 포함한다. 만약 차로 가기로 했는데, 그 날에 도로공사로 인해 도로가 막히면, 계획을 바꾸고, 거기에 도착할 때까지 우리가 가는 길을 모니터하는 인지과정이 추가적으로 사용된다.

세계에 대해 저장된 지식은 기억의 한 부분일 뿐이다. 그 수행을 위해 저장된 순서의 활성화에 좌우되는 숙련된 행동은 시간이 지남에 따라 발전하고 발달하며, 우리는 타이핑이나 음악

기구 연주 같은 활동에 능숙해진다. 인지시스템의 장애는 뇌 손상이 있는 사람들의 습관(habits), 일과(routines), 역할(roles)에 영향을 미친다. 인지장애는 손상이 국소적인 성격을 띠는지, 전체적인 성격을 띠는지에 따라, 그리고 클라이언트의 병전(pre-morbid) 생활방식에 따라 다양한 결과를 초래할 수 있다.

2. 신경심리학에서의 방법 Methods in neuropsychology

지난 50년간 다른 접근법들과 테크닉이 뇌를 연구하기 위해 사용되어져 왔다. 각각은 우리가 뇌를 이해하고 뇌 손상의 영향을 이해하도록 하는데 지대한 공헌을 했다. 이 섹션은 이제까지 발달해온 방법들에 관한 개관을 제공할 것이다. 각 테크닉의 사용에 관한 예가 이후의 장들(chapters)에 나올 것이다.

1) 인지신경심리학에서의 처리과정 모델 Models of processing in cognitive neuropsychology

인지에 관한 연구에서 획기적인 사건 중의 하나가 1960년대 인지심리학(cognitive psychology)의 발달이었다. 이 새로운 학문은 정상적인 피검자가 환경으로부터 어떻게 정보를 받아들이고, 그것을 알아차리고, 사용하는지를 연구하는 실험심리학적 방법을 사용했다(Groome, 1999). 이론을 검사하기 위한, 그리고 예를 들어 우리가 정보를 어떻게 저장하고 인출하는지 같은 뇌 속에서의 처리과정 모델을 발전시키기 위한 실험이 고안됐다. 이러한 연구들에서는, 특정 조건 하에서 환경으로부터 뇌로 들어오는 감각정보가 한정되어지고, 행동과 태도에서의 출력반응(output response)이 기록된다. 실험은 입력(input)과 출력(output)간 처리과정의 단계들을 분리하고, 각 레벨을 검사하기 위해 고안됐다. 이런 방법으로 인지의 한 구성요소에서 작동하는 단계들의 모델이 발전하였다. 각 단계는 신경(neurones) 그룹들이 함께 흥분하는 것으로 여겨지지만, 이 그룹들은 뇌의 한 특정 영역에 위치할 수도 위치하지 않을 수도 있다.

1980년대에, 인지사회심리학이 관련 학문으로서 발달하였으며, 이것은 뇌 손상이 있는 개개인들을 연구하는 인지심리학의 방법론을 사용한다. 인지신경심리학적(cognitive neuropsychology) 방법은 예를 들어 대상인식 같은 인지구성요소의 처리과정단계의 순서도(flow diagrams)를 만든다. 이러한 모델이나 순서도의 사용은 때때로 '도표학(boxology)'이라 불린다.

가. 단계와 모델(Stages and modules)

인지신경심리학에서 발달한 모델에서, 처리과정의 각 단계는 모듈(module)이라 하며,

한 모듈에서 다음 모듈로의 정보의 흐름이 정보처리과정도표(information processing diagram)에 나타난다. 만약 인지처리과정이 독립적이라면, 각각은 선택적으로 손상될 수 있다. 예를 들어 만약 클라이언트가 대상을 재인하는데 어려움이 있다면, 손상(deficit)이 처리과정의 여러 다른 레벨들 중 하나에 있을 것이다. 기초적 시각적 지각(basic visual perception); 시각적 구조묘사(visual structural description); 의미론적 표상(semantic (meaning) representation); 어휘적 표상(이름)(lexical(name) representation)(그림 4.4를 보시오). 인지신경심리학에서는 정신과정의 각각의 모듈에 관계된 검사가 고안되었고, 이 검사들은 특정 모듈에 있는 손상을 확인하는데 사용된다. 예를 들어 만약 클라이언트가 검사에서는 기초적 시각적 지각이 정상을 보이는데 섞여있는 포크들을 구분하지 못한다면, 이는 물건 전체에 대한 시각적 구조묘사 형성에 장애가 있다는 것을 제안한다.

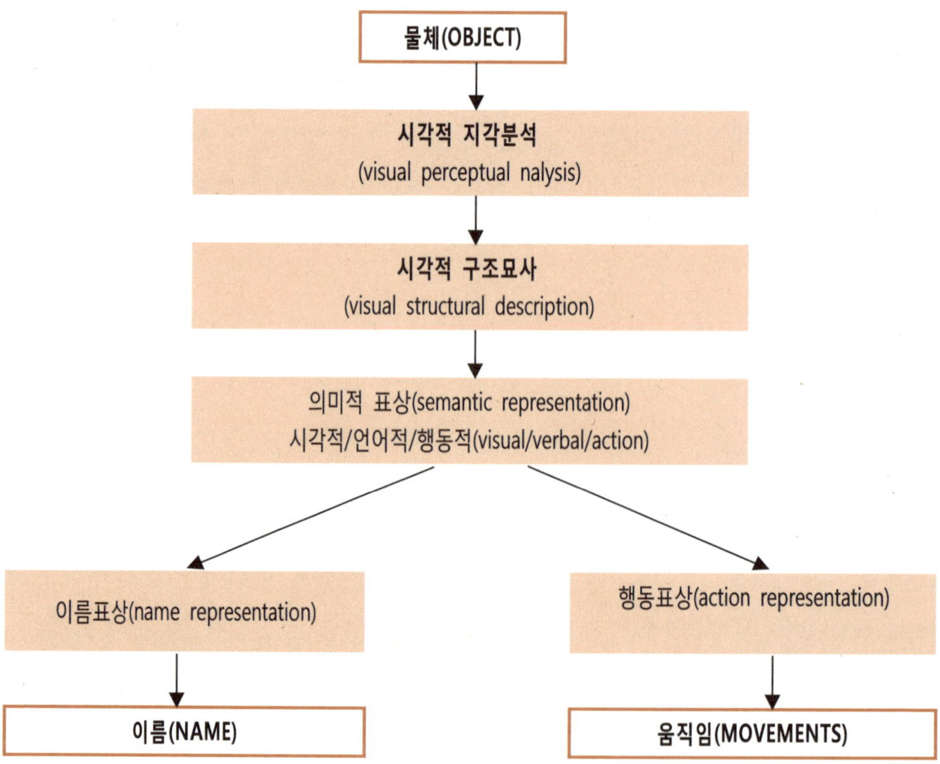

그림 4.4 처리과정, 물체 이름대기와 사용단계

만약 클라이언트가 물건을 적절하게 사용할 수는 있으나 이름을 댈 수 없다면, 이것은 익숙한 물건의 이름에 대한 지식에 관한 독립적 모듈과, 물건의 기능에 대한 의미적 표상에 관한 독립적 모듈이 있다는 것을 의미한다. 이것은 해리(dissociation)라고 알려져 있다. 덧붙여서, 만약 클라이언트가 물건 이름을 댈 수는 있어도 그것들을 사용할 수 없다면, 이것은 '이중해리(double dissociation)'로 알려진 분리된 모듈에 대한 증거이다.
다음의 리스트는 물건의 사용에 있어서 각 단계와 이에 상응하는 평가를 간단하게 보여준다.

단계(Stage)	단계(Assessment)
시각적 지각분석(visual perceptual analysis)	색깔, 형태, 크기매치(match colours, shapes, sizes)
구조적 묘사(structural description)	물건매치(match objects)
의미론적 표상(semantic representation)	기능에 따른 물건매치(match objects by function)
행동출력목록(action output lexicon)	물건사용을 위한 움직임을 실제로 해보이다 (demonstrate the movements for the use of an object)

인지신경과학은 대상인식과 언어를 이해하는데 지대한 공헌을 했다. 그러나 인지의 몇몇 영역은 이러한 모듈 접근법에 잘 맞지 않는다. 모듈 구성요소와 비-모듈 구성요소 두 가지가 다 처리과정 모델에 포함될 때, 이 모듈들은 하나의 통제단위(control unit)에 의해 조화되어 기능할 수 있다. 이것의 한 예가 시공간적(visuo-spatial) 정보와 언어중심 정보(speech-based)의 분리된 처리과정을 가지는 작업기억 모델이다(Chapter 8을 보시오). 이 모델에서 통제단위는 중앙집행기(central executive)이고, 이 중앙집행기는 정보들 간에 주의(attention)를 할당한다(allocate). 관련된 뇌 영역에는 특별히 초점을 두지 않으며, 단일임상사례의 심도 있는 연구가 강조된다.

나. 인지과학에서의 컴퓨터 모델링(Computer modelling in cognitive science)

인지과학은 인지시스템 연구에서 컴퓨터 프로그램을 사용해 왔다.
컴퓨터 프로그램은 일련의 지시사항과 규칙으로 이루어져 있으며, 이것이 컴퓨터 하드웨어가 어떻게 작동할지를 특징짓는다. 뇌에서의 정보처리과정 단계들은 직렬순서도(serial flow chart)로 나눠질 수도 있고, 컴퓨터 프로그램으로서 문서화 될 수도 있다. 그런 다음 프로그램의 출력이 검사되고, 같은 연산(operations)을 수행하는 피검자로부터의 반응과 비교된다. 이런 방법으로 뇌에서의 인지처리과정을 자극하는 모델들이 발전하였다. 이런 접근법의 한 예가 Marr(1982)에 의해 대상인식에 대한 이론의 발달에 사용되었다. 컴퓨터 모델링이 뇌가 컴퓨터처럼 작동한다는 것을 의미하지는 않지만, 이것은 이론적 과정이 그럴듯한지 그렇지 않은지는 입증할 수 있다.

병렬분산처리(Parallel Distributed Processing: PDP), 그리고 커넥션니스트(connectionist 역자 주: 인공 신경 네트워크 시스템 전문가) 모델은 컴퓨터모델링이 한 층 더 발전한 것들이다. 이러한 모델들은 뇌의 여러 영역의 공동작용을 시뮬레이션하고, 그것들 간의 상호접속을 강조한다. 네트워크 내에서 활동의 패턴이 설정되고, 그런 다음 네트워크의 노드(nodes 역자 주: 네트워크의 분기점이나 단말 장치의 접속점) 간 상호접속을 변화시키는 규칙을 사용하여 '학습(learns)'한다. 신경네트워크는 같은 표상(presentation)의 반복된 입력으로 다른 처리과정 패턴을 배우고 저장한다. 커넥션니스트 모델은 네트워크의 부분을 줄임으로써 그리고 시스템의 출력에서의 변화를 관찰함으로써 뇌 손상의 영향을 예측하는데 사용될 수 있다.

커넥션니스트 네트워크는 신경의 집합체(collection of neurones)에 비유되어왔다. 그러나 네트워크의 노드는 시냅스(synapses)와 동일한 속성을 갖지 않는다. 따라서 유추(analogy)하는 것은 오해의 소지가 있다. 컴퓨터모델링은 인지기능에 대한 전인적(holistic) 접근법을 지지한다.

다. 뇌 영상(Brain imaging)

뇌의 구조적, 기능적 조직이 지난 20년간 발전해온 고해상도 기술을 사용하여 영상화될 수 있다. 이러한 기술은 뇌에 관한 이차원이나 삼차원의 공간적 정보를 재구성할 수 있다. 영상화가 신경심리학 연구에 막대한 영향을 미쳐왔다.

◈ 컴퓨터단층촬영법, CT 스캔(Computerised tomography: CT scan)은 뇌의 '잘린 면(slice)'을 보여주는 부채꼴 모양의 X-레이 광선을 사용한다. X-레이관이 피검자의 머리둘레를 회전하고, 그럼으로써 뇌가 모든 각도에서 검사된다. 컴퓨터가 모든 상들을 결합하여, 병변부위의 연조직에 있는 변화가 하나의 영상으로 나타난다. CT 스캔은 뇌의 기능적 활동을 나타내지는 않지만, 뇌에서의 구조적 변화에 대한 유용한 정보를 제공한다. 오늘날에는 이것들이 신경학적 장애의 진단에 일상적으로 사용된다.

◈ 양전자방출단층촬영, PET 스캔(Positron Emission Tomography: PET scan)은 국소적 혈류량을 감지함으로써 뇌 활동이 활발히 일어나는 영역을 가리키기 위해 1980년대에 광범위하게 사용되었다. 피시험자는 양전자방출 방사능 동위원소를 포함한 용액을 주입받는다. 이 동위 원소는 국소혈류량에 정비례하여 뇌 속에 축적된다. 결과는 뇌 영상에 나타나고, 밝은 색은 활동레벨이 높은 것을 가리킨다. 영상이 시간이 지남에 따

라 빠르게 흐려지기 때문에 PET 스캔을 사용하는 조사에 이용가능한 시간이 한정되어 있다. 다음에 나오는 움직임 모방에 관한 예에서 기술되었듯이 특정 인지기능에 관련된 뇌 영역을 확인하는데 감산법(subtraction method)이 사용된다.

활성화 과제 A(Activation task A). 피험자는 실험자가 만드는 특정 손동작을 따라 하도록 요구받는다. 이것이 관심 상의 감각운동과 인지처리과정의 활성화에 대한 사진을 만들어낸다.

기초선 과제 B(Baseline task B). 피시험자는 자신이 과제 A에서 수행한 같은 손동작을 실험자가 하는 것을 보면서 미리 정해진 손동작을 하도록 요구받는다. 하지만 이번에는 피검자가 그것을 모방하지 않는다.

A 빼기 B로 감산된 사진은 특별히 움직임 모방과 관련 있는 뇌 병변을 보여준다.

◈ 자기공명영상(Magnetic Resonance Imaging: MRI)은 원래는 신체의 연조직(soft tissue)을 X-레이 보다 더 선명하게 알아보기 위해 사용되었다. 1990년대 초반, 이것은 기능 MRI(Functional MRI)로 발전되었다. PET 스캔처럼, 이것도 뇌의 다른 영역에서의 국소혈류량을 기록하기는 하지만 방사능 동위원소를 몸에 침습적으로 삽입하지는 않는다. 이 테크닉에서, 활성화된 뇌 영역에서의 증가된 혈류량은 그 영역을 통과하는 산소화 혈류량 레벨의 증가에 의해 표시된다. fMRI는 PET보다 더 나은 공간해상력을 가지고 있고, 이는 더 긴 시간동안 지속될 수 있다.

◈ 경구개자기자극(Transcranial Magnetic Stimulation: TMS)은 절연외장에 단단히 감싸진 전선코일을 사용하며, 뇌의 영역 위에 놓여진다. 강한 전류가 코일을 통해 보내지고, 이는 전류가 지나는 영역에 있는 신경을 자극하기 위해 피부와 두개골을 통해 흐르는 자기장을 생성한다. TMS의 영향은 적어서 뇌 표면에 있는 겉질영역을 조사할 때만 사용된다.

영상테크닉을 이용하는 데는 한계가 있다. 한 스캔이 과제 중에 활성화된 하나의 뇌 영역을 확인할 수도 있으나, 결정적인 작용은 다른 뇌 영역과의 특정 상호작용일 수도 있다. 또한 피검자가 스캐너 안에 누워야 하고, 이는 또한 실시될 수 있는 조사의 타입을 제한하며, 조사를 할 수 있는 시간이 짧다. 그러나 이러한 새로운 영상테크닉들이 특정 인지기능에 관련된 뇌 활동에 관한 지식을 늘여왔다. 이런 것들은 다른 방법들을 사용하여 검사될 수 있는 가설을 세우는데 유용하다.

Stirling(2002)은 신경심리학을 두 가지 접근법으로 나누어질 수 있는 광범위한 학문으로 기술한다. 손상된 뇌로부터 심리학적 기능으로 옮아가는 임상심리학; 그리고 뇌에서의 정

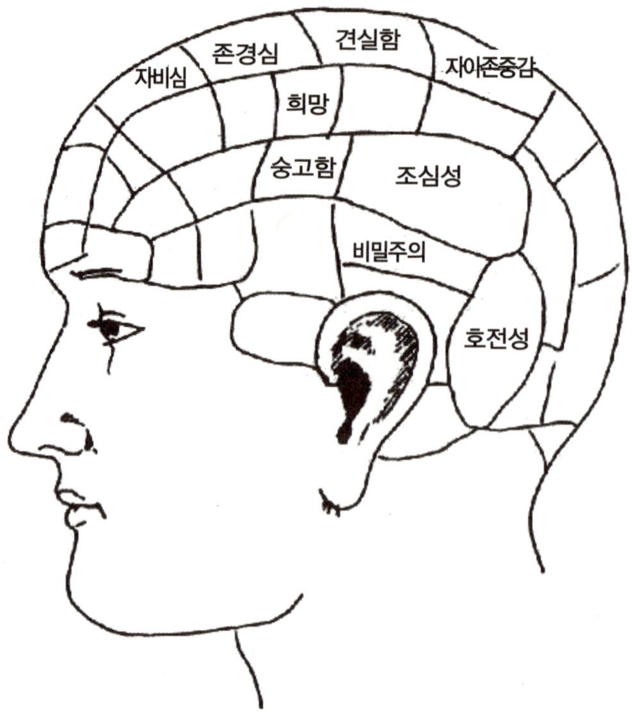

그림 4.5 Gall의 골상학적 지도

보처리과정단계모델이라는 점에서 손상된 심리학적 기능을 해석하는 인지신경심리학. 뇌 영상화 방법, 컴퓨터 시뮬레이션 방법, 단일임상연구의 조사방법 모두 기능에 미치는 뇌손상의 영향에 대한 우리의 지식을 늘이는데 기여한다(신경과학의 방법에 대한 상세한 설명이 Gazzaniga et al.(2002)의 Chapter 4에 있다).

3. 뇌구조와 기능에 대한 개관 Overview of brain structure and function

의학적 진단과 연구를 위한 뇌 영상의 출현으로 뇌의 신경해부학에 관한 지식이 작업치료사와 신경학자, 임상 심리학자 간의 의사소통에 더욱 중요하게 되었다. 이 섹션에서는 뇌 영역의 이름과 기능에 대한 간단한 역사적 고찰로 시작하여, 용어가 간단히 논의 될 것이다.

19세기 초 골상학자들(phrenologists)은 뇌가 조심성(cautiousness), 희망(hope), 자아존중감같이 다른 지적, 감정적 기능을 갖는 '기관(organs)'은 인지능력(역자 주: faculties라고 부름)으로 나누어져있다고 처음으로 제안했다(그림 4.5를 보시오). Gall과 그의

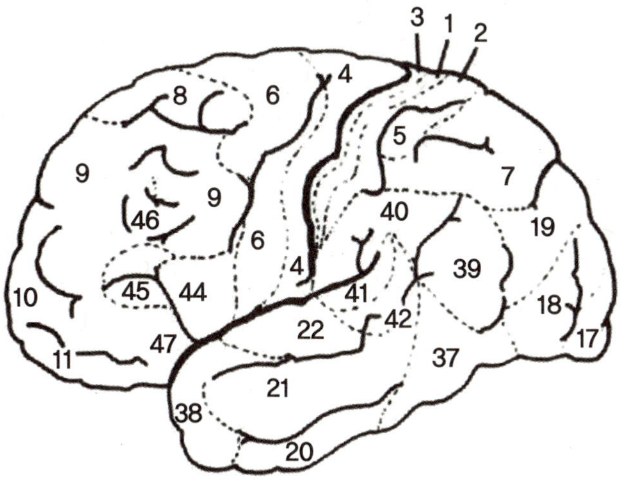

그림 4.6 Brodman 영역

많은 추종자들은 고도로 발달한 인지능력(faculty)이 뇌 겉질에서 이에 상응하는 큰 영역과 관련이 있다고 믿었으며, 이것이 그것들을 덮고 있는 두개골 안의 융기(bumps)로서 머리에 나타난다고 믿었다. 같은 세기의 나중에 이미 그 손상이 알려진 환자의 사후검시가 언어 산출에 관련 있는 뇌 반구 영역(브로카 영역(Broca's area))과 말과 언어의 수용적 측면에 관련 있는 뇌 반구 영역(베르니케 영역(Wernicke's area))을 명명하기 위해 사용되었다. 이러한 발견이 처음으로 좌반구에 언어기능을 국한시켰다. 20세기 초 신경학자들은 뇌손상이 있는 사람들의 행동의 자세한 관찰에 근거해 신드롬으로 알려진 같은 종류의 증상들(symptoms)을 기술했다. 이마엽(전두엽, Frontal lobe) 신드롬이 Luria에 의해 기술되었는데, 그는 이마엽(전두엽)이 행동과 태도를 모니터하고 조정한다고 주장했다. 뇌의 일차감각운동영역(primary sensory and motor areas)이 동물실험에서 신경심리학자들에 의해 확인되었고, 발작의 진원지를 찾기 위해 간질환자의 뇌 표면을 조사하는 신경외과 의사에 의해 확인되었다.

뇌 겉질 영역들의 지도를 작성하는 상세한 시스템이 1909년 Brodman에 의해 개발되었다. Brodman은 약 52영역을 식별했다. 이렇게 번호가 붙은 영역은 세포구조에 있어서의 차이와 뇌 겉질의 다른 영역에서의 접속가능성에 의해 정해졌다. 번호는 체계적이지 못한데 아마도 Brodman이 겉질을 연구한 순서와 관련이 있을 것이다. Brodman의 번호 체계는 현재 뇌기능의 신경-영상 연구에서 위치를 지정하기 위해 사용된다(그림 4.6을 보시오).

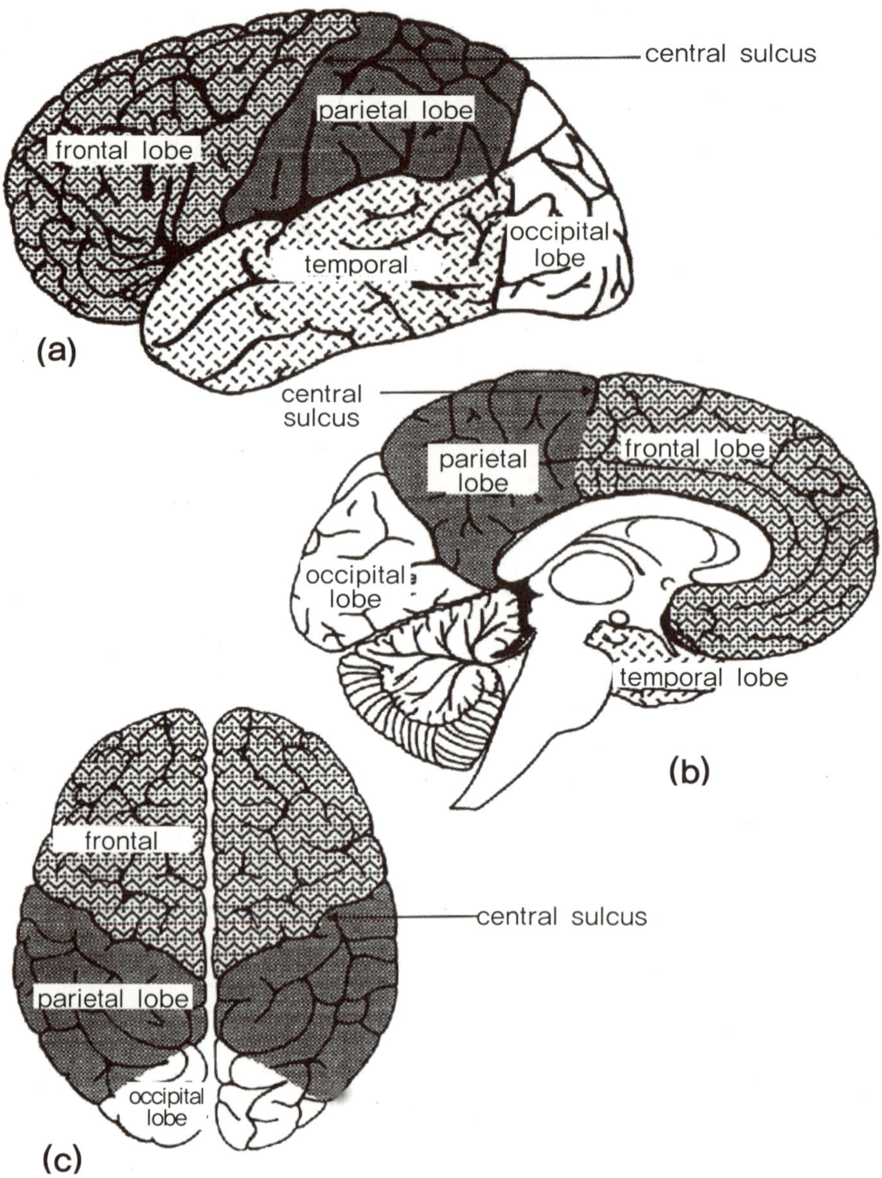

그림 4.7 세 가지 다른 각도

1) 뇌 반구 Cerebral hemispheres

해부학적으로 뇌는 앞뇌(전뇌, forebrain), 중간뇌(중뇌, midbrain), 숨뇌(후뇌, hindbrain)로 나뉜다. 가장 큰 부분인 전뇌 혹은 대뇌(cerebrum)는 발생 시 중간뇌와 숨뇌를 둘러싸며 자라나온다. 대뇌의 두 반쪽이 대뇌반구이며, 각각은 대뇌 겉질(피질, cerebral cortex)로 알려진 회색질(grey matter)의 표층을 가진다. 겉질 안쪽으로 백색질(white matter)이 겉질의 신경을 서로 연결시키고 다른 뇌 영역과도 연결시킨다. 이 두 반구는 커다란 가로신경섬유인 뇌들보(뇌량, corpus callosum)로 연결되어 있다. 두 반구간의 연결이 이것만 있는 것은 아니다. 난치성 간질을 완화하기 위해 뇌들보가 절단된 사람이 수술 후에도 양측성 활동(bilateral activities)을 수행할 수 있었다. 각각의 반구는 그 엽들 위에 있는 두개골의 뼈 이름을 딴 네 개의 엽들로 나누어진다. 그림 4.7은 대뇌반구의 이마엽(전두엽, frontal lobe), 마루엽(두정엽, parietal lobe), 뒤통수엽(후두엽, occipital lobe), 관자엽(측두엽, temporal lobe)을 여러 각도에서 보여준다.

가. 이마엽(전두엽)(Frontal lobe)

중심고랑(중심구, central sulcus) 앞에 있는 이마엽(전두엽, frontal lobe)은 뒤쪽에는 주요 운동영역들, 앞쪽에는 앞 이마엽영역(전전두엽영역, pre-frontal area)을 갖는다.

◈ 운동영역은 뇌의 모든 운동과 감각영역들로부터 입력을 받는 일차운동영역(primary motor area)을 포함한다. 그리고 이 영역은 수의운동(맘대로 운동, voluntary movement)을 위한 운동명령을 내린다. 운동 앞 구역(전 운동 영역, pre-motor area)은 변화하는 환경으로부터 외부적으로 생성된 움직임에 있어서 중요하다. 보조운동영역(supplementary motor area)은 내적으로 생성된 움직임의 시작에 역할을 한다. 그림 4.8a와 4.8b는 이마엽에서 이러한 운동 영역들의 위치를 보여준다.

◈ 앞이마엽영역(pre-frontal area)은 설명을 목적으로 뒤가쪽(dorsolateral)과 배쪽 안쪽(ventromedial) 나눠진다. 이 엽의 안쪽에서 앞이마엽영역은 띠이랑(대상회, cingulate gyrus)의 앞쪽을 포함한다(그림 4.8b). 앞이마엽영역은 계획하기, 행동과 태도의 모니터와 조정을 위한 상위레벨 인지처리과정과 관련이 있다(Chapter 10을 보시오). 또한 앞이마엽영역은 기억에 있어 중요한 역할을 한다.

나. 마루엽(두정엽)(Parietal lobe)

마루엽(두정엽)은 이마엽(전두엽, frontal lobe)의 앞에 위치한다. 중심고랑(중심구, central sulcus)의 바로 뒤에 있는 몸 감각영역(체성감각영역, somatosensory area)은 신체의 모든 부위로부터 촉각(touch), 통각(pain), 온도(temperature), 고유수용감각(proprioceptive) 정보를 받는다. 몸감각영역으로부터의 출력은 공간 내에서 물체의 위치에 관한 정보를 처리하기 위한 뒤쪽 마루엽 겉질(posterior parietal cortex)로 투사한다. 뒤통수엽(후두엽, occipital lobe)의 시각영역(visual areas)으로부터의 경로(pathway)는

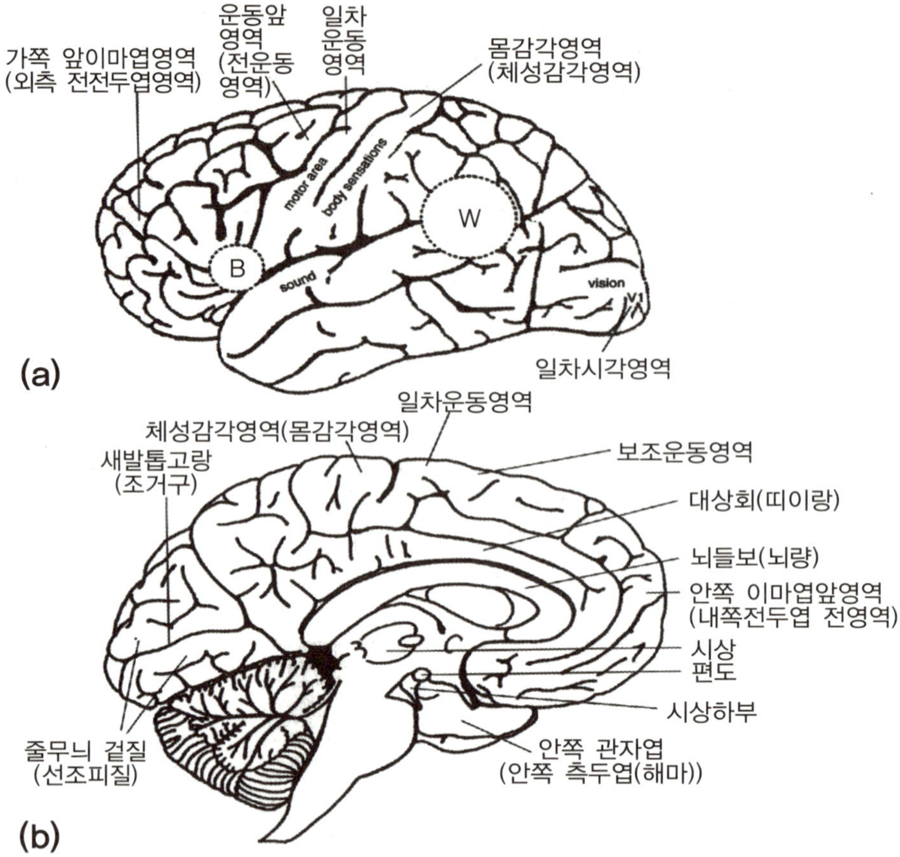

그림 4.8 뇌 영역 개관: a) 좌반구의 옆 면, B – 브로카 영역(Broca's area); W – 베르니케 영역(Wernicke's area); b) 시상면 절단(sagittal section)에서 보이는 안쪽 면

대상인식의 '어디에(where)' 경로를 형성하며 마루엽(두정엽)으로 투사한다. 마루엽(두정엽)은 다른 공간 영역들의 공간적 처리과정에 관련되어있고, 단기기억(short-term memory)의 몇몇 측면에도 관련되어 있다.

다. 뒤통수엽(후두엽) (Occipital lobe)

눈의 망막에서 시작되는 입력을 받는 일차시각영역(primary visual area) V1은 뒤통수엽(후두엽, occipital lobe)의 후극(posterior pole)에 위치하며, 새발톱고랑(조거구, calcarine sulcus) 주위의 안쪽 표면으로 뻗는다(그림.4.8b를 보시오). 이 영역은 또한 줄무늬가 있는 외관 때문에 줄무늬 겉질(선조피질, striate cortex)로도 알려져 있다. 줄무늬겉질을 둘러싸고 있는 것은 시각정보의 색체(colour), 형태(form), 위치(location), 움직임(motion)을 분석하는 커다란 선조 외 영역(줄무늬 밖 영역, extrastriate area)이다.

라. 관자엽(측두엽) (Temporal lobe)

청각겉질(auditory cortex) A1은 관자엽(측두엽, temporal lobe)의 가쪽 고랑(lateral sulcus)에 묻혀있는 윗부분에 위치하며, 청각연합영역(auditory association area)이 그것을 둘러싸고 있다. 관자엽은 후두엽의 V1으로부터 투사를 통해 물체의 시각적 특징을 처리한다. 이것은 대상인식(object recognition)에서 '무엇(what)' 경로로 알려져 있다(Chapter 5를 보시오). 각 측두엽은 해마(seahorse)처럼 생겨서 해마(hippocampus)라고 알려진 묻혀있는 뇌 이랑(뇌 회, gyrus)을 가지고 있다. 해마는 기억에 중요한 역할을 하며, 길 찾기(route finding)를 위한 신체의 지남력(정위, orientation)에서도 중요한 역할을 한다. '베르니케 영역(Wernicke's area)'으로 알려진 왼쪽의 마루-관자-뒤통수엽 이음부(두정-측두-후두 경계, parietal-temporal-occipital junction)는 언어처리과정에서 중요한 역할을 하는데, 특히 언어의 의미론적 내용에서 그러하다.

마. 가장자리계통(변연계) (Limbic system)

띠이랑(대상회, cingulate gyrus), 편도(amygdala), 전시상(anterior thalamus), 시상하부(hypothalamus), 해마(hippocampus)는 모두 복잡한 가장자리계통(변연계, limbic system)의 부분이며, 이들은 대뇌의 안쪽 면과 뇌의 시상단면에서 보인다. 대상회는 뇌들보 위로 둥글게 굽는다. 뇌량은 좌우반구를 연결하는 대량의 신경섬유다발이다(그림 4.8b를 보시오). 이 영역은 앞이마옆영역 겉질과 함께 계획하기와 행동과 태도 모니터하기를 위한 집행기능(executive functions)에 중요한 역할을 한다. 편도는 정서적 자극을 독립적으로 처리하며, 또한 정서적 반응을 생성하기 위해 뇌의 다른 영역들과 상호작용한다.

바. 처리과정에서의 좌/우 차이(Right/left differences in processing)

주로 왼쪽인 우세반구(dominant hemisphere)가 비우세 반구(non-dominant hemisphere)보다 크고 무거운 경향이 있다. 감각으로 부터나 뇌 다른 영역으로부터, 척수로부터의 두 반구로 들어오는 입력은 거의 같다. 그래서 두 반구 간의 어떠한 차이든 다른 정보타입을 처리하는 역량에 좌우된다.

대부분의 사람에서 우세좌반구(left hemisphere)가 읽기, 쓰기, 말하기와 이해하기 같은 모든 언어기능에서 우세하다. 이러한 기능은 글자 다음에 글자, 낱말 다음에 낱말 등등 순서 처리 과정을 포함한다. 좌반구는 행동의 순서처리과정에도 관련하는데, 이것이 대부분의 기능적 움직임의 기초이다. 예를 들어 주전자의 물을 따르는 활동에서, 팔 뻗기, 잡기, 들어올리기, 붓기, 내려놓기, 손에서 놓기가 차례로 행해진다. 언어, 수리, 움직임에 관련된 순차처리로 좌반구는 '분석기(analyser)'라고 불려왔다.

비우세우반구(right hemisphere)는 언어로 기술될 수 없는 시간적 공간적 정보를 처리하는데 더 큰 역량을 갖는다. 대상인식, 움직임 동안 신체 부분의 위치, 환경 내에서 물체와 표식자(landmark)의 공간적 관계가 우반구와 관련 있다. 우반구는 부분보다는 전체를 다루며, '합성장치(synthesiser)로 불려왔다'.

두 반구에서 효과적인 처리과정의 차이가 우반구로 하여금 '정서적 뇌(emotional brain)' 불리도록 했다. 우반구는 말과 얼굴표정에서 정서적 정보를 처리한다. 우반구손상이 있는 사람은 자신의 장애(disability)에 대해 무관심을 보일 수도 있고, 부인할 수도 있다. 좌반구손상으로 인해 언어 문제를 가진 사람들은 종종 불안감과 우울증을 보인다. 그러나 이들이 예를 들어 얼굴표정 같이 비언어적 방법으로 정서를 표현하거나 이해할 수도 있다.

겉질의 모든 영역 간의 광범위한 상호연결은 대뇌반구의 각 엽이 별개로 기능하지 않는다는 것을 의미한다. 겉질의 감각영역과 운동영역 사이에 연결이 있고, 겉질영역에서 겉질아래(sub-cortical) 영역, 뇌간(뇌 줄기, brain stem), 척수(spinal cord)로 연결이 있으며, 오른쪽과 왼쪽 사이에 연결이 있다. 더욱이 인지의 각 구성요소(component)는 그 요소들(elements)이 여러 다른 겉질에 위치한 네트워크와 관련이 있을 수도 있다. 뇌의 같은 위치가 파열된 사람들이 뇌손상 정도에 따라 그리고 뇌의 관련된 다른 영역에 따라 다른 결과를 가질 수 있다.

사. 용어에 관한 주해(Note on Terminology)

반 마비(편마비, hemiplegia)와 반불완전마비(반부전마비, hemiparesis)는 뇌의 한 쪽에 대뇌병변의 결과인 운동상실, 감각상실과 관련이 있다. 중추신경계 조직에서 뇌와 척수 간 대부분의 신경섬유 경로는 반대편으로 교차한다. 이는 우반구 병변이 왼쪽 편마비를 일으키고, 좌반구 병변이 오른쪽 편마비를 일으킨다는 것을 의미한다. 이 책에서는 뇌손상에 관해 어느 쪽 반마비인지 보다는 병변의 위치가 기술될 것이다. 뇌손상의 결과로 생기는 인지손상이 운동이나 감각상실과 함께 올 수도 있고, 이러한 상실 없이 올 수도 있다는 사실이 강조되어야 한다.

4. 인지 시스템 The cognitive system

복합인지시스템은 처리과정의 다른 레벨에서 서로 상호 작용하는 하위시스템과 더불어 전체로서 기능한다. 인지를 이해하기 위해, 시스템이 구성요소로 분석될 수 있다. 각각의 기본적 인지기술이 효과적인 기능을 지원하고, 한 하위시스템에 장애는 시스템 전체에 영향을 미친다. 임상을 위한 작업치료 프레임워크는 작업 영역에서의 수행에 영향을 줄 수 있는 클라이언트 요인을 분류한다. OTPF 프레임워크에서 전반적 정신기능(global mental functions)과 특정 정신기능(specific mental function)이 아래에 요약되어 있다.

전반적 정신기능(global mental functions)	특정 정신기능(specific mental function)
각성(arousal), 지남력(orientation), 인격(personality), 욕구(drive), 동기(motivation)	주의력(attention), 기억(memory), 지각(perception), 재인(recognition), 개념형성(concept formation), 운동계획(Motor planning), 정신운동반응(psychomotor responses), 정서(emotions), 신체이미지(body image), 자아존중감(self-esteem), 언어(language), 계산기능(calculation functions)

이 책에서는 이 영역에 관한 신경심리학에서의 연구리서치에 따라 각성(arousal)을 특정 정신기능으로 본다. 언어기술과 계산기능의 습득은 포함되지 않을 것이다. 언어기술과 기억에 장애가 있을 때에는 언어치료사와의 협력이 필수적이다.

신경심리학에서의 리서치 토픽은 지각, 주의력, 기억, 계획하기와 문제해결능력을 포함한다. Norman(1980)은 문화(culture), 의식(consciousness), 정서(emotion), 믿음의 체계들(belief systems)을 인지심리학에 포함시킬 것을 제안했다. 그 후로 정서가 인지과학에서 리서치 토픽이 됐고(Gazzaniga et al., 2002, Chapter 13), 주의력은 의식적, 무의식적 레벨 둘 다에서 작용할 수 있는 방법은 리서치에서 떠오르는 영역이다.

이 책에서 각 장들(chapters)의 구성은 작업치료 임상에서 고려되는 인지능력을 반영하도록 디자인되었다. 인지의 구성요소들은 다음에 나오는 표제에 따라 분류될 것이다.

◈ 시각적 지각(Visual perception): 물체와 얼굴인식(object and face recognition)
◈ 공간능력(Spatial abilities): 구성기술(constructional skills), 신체도식(body scheme), 지형적 지남력(topographical orientation)
◈ 주의력(Attention): 지속적(sustained), 선택적(selective), 분할된(divided) 주의(attention)
◈ 기억(Memory): 작업 기억(working memory), 장기기억(long-term memory), 일상적 기억(everyday memory)

◈ 목적 있는 움직임(Purposeful movement): 실행 모델(models of praxis), 운동계획(motor planning), 의도(intention)

◈ 집행기능(Executive functions): 일상적, 비일상적 행동과 태도(routine and non-routine action and behaviour), 자의식(self awareness)

Chapters 5에서 Chapter10까지의 각 장은 이러한 영역들 중 한 가지에서 정상적인 인지기능을 그와 관련된 손상과 그것이 기능에 미치는 영향과 함께 다룰 것이다. 각 장의 끝에는 평가와 치료적 중재를 위한 제안이 간단하게 소개될 것이다.

요약 (Summary)

1. 인지는 지식의 획득과 사용에 관련 있는 모든 정신적 과정이다. 뇌로 들어오는 새로운 정보는 분류되고, 체계화된다. 지식은 저장되고, 나중에 인출된다. 인지는 우리가 다른 사람들과 상호작용하고 변화하는 환경과 상호작용하게 하고, 결정을 내리게 하며, 의미 있는 행동과 태도를 수행하게 한다.
2. 인지심리학에서는 뇌에서의 정보의 흐름의 단계들에 관한 이론과 모델들이 발전해왔다. 인지신경심리학은 뇌손상을 있는 사람의 단일임상연구에 근거하여 이러한 모델들을 확장해왔다. 인지에 관한 연구의 또 다른 접근법은 병렬분산처리를 모의 시험하는 컴퓨터 프로그램을 이용한다.
3. 뇌 해부학에 관한 지식과 이와 관련된 용어에 대한 지식은 인지연구에 유용한 기초를 형성하며, 여러 전문 분야로 이루어진 팀에서 멤버들 간의 의사소통을 원활히 한다. 진단과 리서치를 위한 CT, PET, fMRI 같은 뇌 영상 테크닉의 사용은 인지기능이 작동하는 동안 특정 뇌 영역에 기능의 위치를 정해왔다. 그렇지만 뇌의 같은 영역에 손상을 입은 두 사람이 병변의 크기와 다른 영역과의 상호작용에 따라 다른 결과를 가질 수 있다는 것을 기억해야 한다.
4. 복합인지시스템은 이해를 목적으로 그리고 작업치료사로 하여금 적절한 치료적 중재 전략을 발전시키기 위한 목적으로 구성요소로 나뉠 수 있다. 앞으로의 연구가 우리에게 인지 구성요소가 상호작용하는 방법에 대해 더 많이 말해줄 것이다.

Chapter 5. 시각적 지각, 인식, 실인증(인식 불능증)
Visual perception, Recognition and Agnosia

1. 시각적 지각, 인식, 인식 불능증(실인증)
Visual perception, Recognition and Agnosia

시각적 지각(Visual perception)은 눈으로 들어오는 모든 정보에 의미를 준다. 시각은 주변 환경에 대한 전체적 지각에 중요한 역할을 하고 뇌는 다른 어떤 감각보다 시각처리에 대뇌겉질의 더 큰 영역을 할애한다. 끊임없이 변화하는 시각적 환경에서 위치나 명암, 우리로부터 떨어져 있는 거리에 상관없이 우리는 각각의 물체와, 사람, 표식자(landmark)를 여전히 동일한 것으로 지각한다.

피검자들이 역 렌즈(역자 주: 거꾸로 보이게 하는 렌즈)를 끼운 안경을 쓰고 하는 실험에서 시각적 지각의 적응성은 극적이다. 며칠이 지나고 나서 피검자들은 세상을 거꾸로 보는 것에 적응했다. 그들은 정상적으로 돌아다닐 수도 있었고, 일상생활 활동을 모두 수행할 수도 있었다. 시각적 환경을 즉각적으로 인식하는 우리의 능력이 너무 쉬워서 보여서 얼마나 많은 복잡한 과정이 관련되어 있는지는 평가하기가 어렵다. 선으로 그리거나 색칠하기에서 한 장면을 표현하기 위해 우리는 크기(size), 깊이(depth), 거리(distance), 빛(light)과 그림자(shade)에 대해 생각해야 한다(그림 5.1을 보시오). 19세기 초의 위대한 풍경화 화가들은 이러한 특징들을 평면 캔버스에 표현하는 데 개척자들이었다. 인상파 화가들은 색이 있는 평면을 이용해 삼차원의 장면을 창조해 낼 수 있었다.

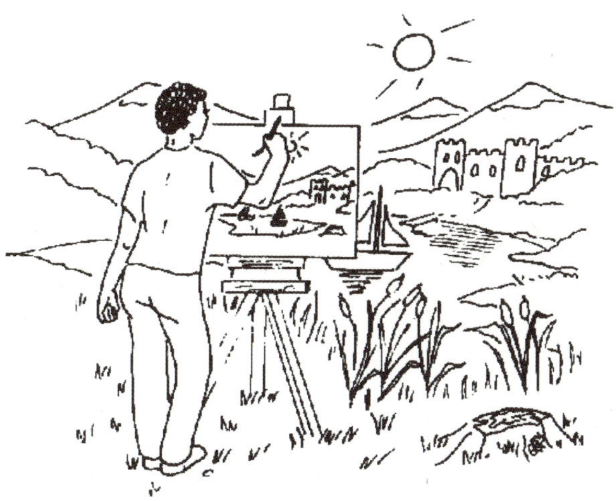

그림 5.1 풍경화 그리기

방을 둘러보면 각각의 물체들은 그것에 인접한 배경과, 다른 물체들로부터 분리되어 있다. 창 밖을 바라보면 집과 나무가 겹쳐있을 때 어디에서 집이 끝나고 나무가 시작하는지 알 수 있다. 우리가 여기저기 다닐 때 표식자(landmark)는 인식되고, 장애물은 피해진다. 대상 인식은 그것의 사용에 대한 의미와 기능과 관련이 있다. 사회적 상호작용에서 우리는 얼굴을 인식하고, 그 얼굴을 우리가 아는 사람들의 이름과 연관 시킨다. 망막에 맺힌 이미지를 삼차원 세계의 지각으로 변환시키는 데는 복잡한 인지과정이 관련되어 있다.

시각적 지각손상이 있는 사람은 기대수준 이하로 기능하지만, 종종 어떤 문제도 알아차리지 못한다. 물체가 부분적으로만 보이거나, 흔치 않은 각도에서 보이면, 그것을 인식하는데 어려움이 있다. 대상을 잘 인식하지 못하는 것(poor object recognition)은 일상생활 과제에서의 문제로 이어지는데, 특히 여러 물건들을 사용할 때 그러하다. 어떤 경우에서는 만져서나 언어적 묘사로 물체를 인식하는 것이 가능하다. 안면인식에 문제가 있는 것은 다른 사람과의 의사소통 능력에 영향을 주며, 사회적 고립과 독립의 상실로 이어진다. 시각적 지각에서의 손상과 마찬가지로 시력(visual acuity), 안구 운동 조절에 관한 기초적 시각기능은 어떤 인지구성 요소든지 그 손상의 잠재적 요인일 수 있다.

2. 초기 시각적 처리 Early visual processing

각각의 눈의 망막은 앞쪽 시야에서 이차원 이미지(two-dimensional image)를 받는다. 시각적 지각의 역할은 끊임없이 변화하는 이 이미지를 의미가 있는 삼차원 물체(three-dimensional object)나 장면(scene)으로 전환시키는 것이다. 주변 환경의 지각적 분석을 형성하는 특징은 색채(colour), 형태(shape), 크기, 깊이, 전경배경(figure ground), 움직임(motion)이다. 모양과 색에 대한 초기 스크린은 도형보드(form board)로 가능하다(그림 5.2를 보시오). 뇌손상이 있는 사람은 색칠이 된 다른 모양의 나무도형을 보드에 있는 형태에 따라 맞추어 넣도록 요구받는다.

표면의 질감, 선과 가장자리의 방향에 대한 감각형성 또한 시각적 지각에 기여한다. 표식자(landmark)의 윤곽은 배경으로부터 분리된다. 물체가 다른 각도에서 보인다 하더라도 물체에 대한 지각은 고정적이다.

1) 색채 Colour

시각적 환경에서 색채는 의미를 더한다. 색체지각(colour perception)은 망막결함인 색맹(colour blindness)과는 다르다. 아동발달에 있어서, 유아들은 어떤 특정한 물건의 색과 모양

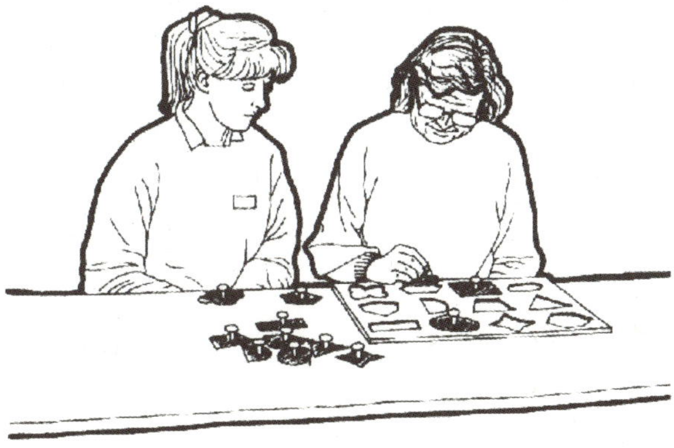

그림 5.2 도형보드를 사용한 형태평가

이 그 물건의 기능과 관련이 있다는 것을 배운다. 조명이 달라도 익숙한 물건은 그 색이 달라지지 않는다. 예를 들어 병 속의 동전이나 음식처럼 다른 색으로 보일 수 있는 비슷한 아이템들이 동일한 것이라고 확인하기 위해서 색체구별에 의존한다. 색채지각이 상실되었을 때, 세상은 밝기를 달리하는 회색으로 보이고, 시력이 정상이라도 시야가 '선명하지 않다(not clear)'고 보고된다. 색감의 상실은 시야의 반쪽에서만 일어날 수도 있다. 꽃다발 사진이 한쪽 반은 색이 있게, 그리고 다른 쪽 반은 하얗게 보인다.

대뇌 손상이 있는 몇몇 사람에게서 색과 모양의 선택적 손상이 기술되어 왔다. 이것은 초기 시각적 처리에 있어 색이 모양과 분리되어 처리된다는 것을 제시한다. 망막손상이 없음에도 불구하고, 색을 알아보는 능력이 없는 것은 완전색맹(achromatopsia) 또는 색채인식 불능증(색채 실인증, colour agnosia)으로 알려져 왔다. 색채 실인증이 있는 사람은 색을 매치시킬 수 없거나 음영이 다른 같은 색을 가려내지 못한다. 양쪽 뒤쪽에 병변이 있는 심한 경우에는, 시각적 배경이 흑과 백 혹은 회색으로 보인다. 대뇌손상에서는 특히 스펙트럼의 푸른 계열 끝에서의 몇몇 색채분별(colour discrimination)의 상실이 흔하다. 오른쪽 편마비인 사람에게서의 외견상의 색채지각 상실은 색채의 이름 대기에 문제(colour-naming problem)일 가능성이 더 많다. 만약 색채지각이 손상되었으면, 얼굴이나 일반적인 대상은 다른 특징들을 통해 주로 인식될 수 있지만, 동색(bronze) 동전과 은색(silver) 동전이 같게 보일 때는 동전 사용에 문제가 발생한다. 옷 정리를 할 때, 색채지각에 손상이 잇는 사람은 촉각적 단서에 의존하며, 색을 매치시키거나 별개의 아이템들을 조화시키지는 못한다. 여기에는 슈퍼마켓 진열대에서

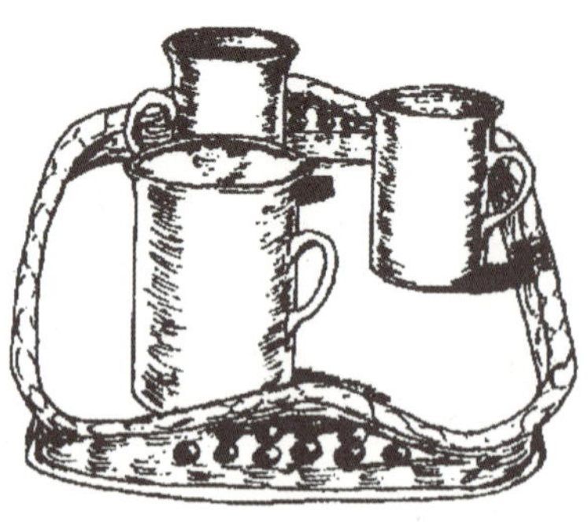

그림 5.3 깊이와 전경배경의 지각

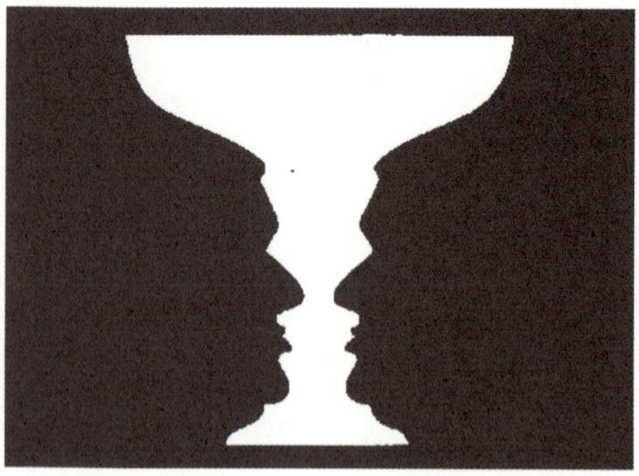

그림 5.4 전경배경, 두 가지 다른 해석

스프 깡통이나 콩 깡통 같이 병에 든 음식을 구별하는 데나 아이템을 선택하는데 있어서 어려움이 있다. 깡통을 열었을 때 음식의 냄새나 맛으로만 실수한 것이 깨달아진다.

2) 전경배경 figure ground

1920년대에 게슈탈트(Gestalt) 심리학자들이 처음으로 지각은 '굿 폼(good form)'을 만들기 위해 조직화된다고 주장했다. 그들은 '전경배경(figure ground)'이라는 용어를 도입했다. 시각적 세계에서 우리는 배경 속에서 물체의 전체 세트를 지각한다. 우리가 사용하는 모든 아이템과 물체는 그것들이 놓여있는 표면으로부터, 그리고 그것들과 겹쳐있는 다른 물체로부터 분리되어야 한다. 그림 5.3에 보이는 세 개의 머그잔은 '전경(figure)'이고, 쟁반은 '배경(ground)'이다.

시각적 지각은 주변 환경을 무엇이 전경인지, 무엇이 배경인지로 분할한다. 전경을 만들어내고 그것을 배경으로부터 분리하는 것은 색채, 모양, 깊이 등의 요소들이 다함께 집단화한 것이다. 많은 시각적 착시 그림은 전경과 배경이 바뀔 수 있는 그림들이다. 그림 5.4는 뇌에 검은 부분이 배경으로 코드화되는지 흰 부분이 배경이 되는지에 따라 꽃 수반으로도 보일 수 있고 두 얼굴의 실루엣으로 보일 수도 있다. 전경배경에 손상이 있는 사람은 예를 들어 식기통의 포크처럼 물건이 다른 것과 섞여있을 때 그것을 골라내는데 어려움이 있다. 이 사람은 예를 들어 욕실에서 비누, 서랍 속에서 빗, 찬장에서 컵 같은 물건을 찾을 수가 없다. 옷 입기에서는 특별히 흰 티셔츠가 하얀 침대보에 놓여있을 때, 옷이 놓여있는 침대보에서 분리되어 보이지 않는다.

활 동 (Activity)	· 당신이 있는 방을 둘러보고, 보이는 물건의 수를 세어보시오. 그런 다음 얼마나 많은 물건들이 서로 겹쳐있는지 세어 보시오. · 물건의 다른 면을 다른 거리에서 볼 수 있게 방의 다른 쪽으로 옮겨가시오. · 창이나 램프로부터 물체에 비취는 빛에 의한 그림자의 색조와 표면의 질감이 거리에 따라 어떻게 변하는지에 주시하시오. · 이 모든 특징들이 환경에 대한 시각적 지각에 기여한다.

3) 깊이지각 Depth perception

깊이지각의 일부는 각각의 망막으로부터 뇌가 받는 물체 이미지의 차이에서 온다. 그렇지만 시야(visual field)에는 다른 단서들이 있으며 이들은 깊이에 대한 정보를 제공한다. 만약 한 물체가 다른 물체를 부분적으로 가린다면, 가려지지 않은 물체가 더 가깝게 지각된다. 비슷한 물체가 크기가 다르게 나타날 때, 더 큰 것이 더 가깝게, 더 작은 것이 더 멀게 지각된다. 평행선은 먼 곳에서 선이 서로 모이는 것처럼 보이고, 질감은 더 곱게 나타난다. 그림 5.3에서 쟁반 위의 머그잔들은 깊이 지각의 이러한 단서들을 보여준다.

깊이지각은 구성능력(constructional ability)과 우리가 길을 찾는데 기본이 된다(Chapter 6을 보시오). 주위에서의 움직임은 깊이에 대한 단서를 준다. 움직이는 차에 앉아있을 때 전신주 같이 눈에 보이는 경치에서 가까운 형태들은 빨리 움직이게 보이고, 멀리 있는 나무들은 천천히 움직이게 나타난다.

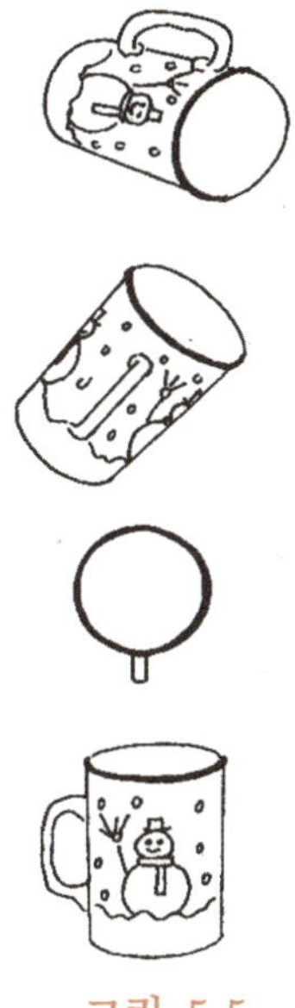

그림 5.5
대상항상성

4) 지각적 3항상성 Perceptual constancy

지각적 항상성(perceptual constancy)은 물체가 여러 다른 조건에서 보일 때 그 형태와 물체를 같은 것으로 인식하게 하는 시각적 지각의 특징이다. 크기변별(size discrimination)은 형태항상성(form constancy)의 일부이다. 우리는 다른 형태나 물체로부터 다른 크기로 보이는 같은 형태를 구별할 수 있다. 내 책상은 내가 1 미터 떨어져있을 때나, 방을 가로질러 6미터 떨어져있을 때나 같은 크기로 보인다. 내가 방에서 여기저기 옮겨 다닐 때, 내 망막에 맺히는 책상의 이미지는 바뀌더라도, 책상이 여기저기로 움직이는 것으로 보이지는 않는다. 만약 내가 머리를 한쪽으로 기울이면, 망막의 이미지는 또다시 바뀌지만 책상은 여전히 똑같아 보인다. 우리가 같은 물건을 다른 크기나 방향(그림 5.5를 보시오), 명암으로 볼 때 망막의 이미지는 다르지만, 우리는 그 물건을 같은 것으로 인식한다. 만약 우리에게 익숙하지 않은 물건이 보인다면, 우리가 그것을 위에서 보든, 밑에서 보든, 어떻게 보든 간에 우리는 그것을 여전히 같은 물건으로 간주할 것이다. 이것은 지각적 항상성이라고 알려져 있고, 이것 없이는 시각적 세계가 매우 혼돈스러울 것이다.

지각적 항상성은 배경에서 제공되는 추가적인 정보에 의해 설명될 수 있다. 배경이 부정확한 지각적 항상성을 유발할 때 착시가 일어난다. 형태항상성에 손상에 있는 사람은 익숙한 아이템이나 물건들이 흔하지 않은 방향에서 배경없이 보이면 그것들을 인식하는데 어려움을 갖는다. 주방 일에서 적절한 아이템을 골라 바르게 사용하는데 문제가 있을 수 있고, 옷 입기에서는 옷의 앞뒤나 안팎이 바뀐 것을 알아차리지 못할 수도 있다.

5) 움직임 Motion

시각적 지각은 주위에서 일어나는 움직임의 해석도 포함한다. 움직임은 아이템을 배경으로부터 분리한다. 어떤 사람이 군중 속에서 움직인다면, 그 사람을 지각하는 게 더 쉬울 수 있다. 우리는 바람이 부는 방향을 나무에서 관찰한다. 버스가 움직이는 방향은 망막으로 투사되는 이미지의 순서로 알아진다. 우리는 교통량의 속도를 도로를 따라 움직이는 차들로부터 추측할 수 있다. 움직임에 대한 이러한 시각적 지각은 우리의 시각적 지각 전체의 중요한 일부분이다. 이렇게 심각한 경우는 보고된 적이 없었지만, 시각겉질에의 경구개자기자극(transcranial magnetic simulation: TMS)이 자극이 오른쪽으로나 왼쪽으로 움직이는지 아닌지를 판단하는 능력에 영향을 줄 수 있다는 것을 보여 왔다. 이러한 아키네톱시아(akinetopsia 역자 주: 움직임 인식 불능증)는 손상이 양쪽에 있을 때에만 일어날 수 있다. 움직임 지각에는 손상이 없으

임상 실례(Zihl et al., 1983)

움직임 지각에 선택적 손상을 가진 여성의 예가 보고되었다. MP는 뇌 손상은 가졌었는데, CT 스캔에서 양쪽 관자엽(측두엽, temporal lobe)과 마루-관자 이음부(두정-측두 결합부, parieto-temporal junction)에 병변이 있는 것으로 밝혀졌다. 그녀는 색채와 형태를 매치시킬 수 있었고, 정상적인 촉각적 지각과 청각적 지각을 가지고 있었지만, 움직임 지각에 대해서는 선택적으로 상실되는 것을 경험했다. 특별히 빠른 속도로 움직이는 자극에 대해서 더욱 심했다. 움직임은 움직이는 물체가 이번에는 이 위치에서 다음에는 다른 위치에서 나타나는 일련의 고정된 스냅사진으로 지각되었다. 그녀에게는 컵에 따르는 차가 얼어붙은 것처럼 보였고, 차가 컵에서 넘쳐흐를 때에도 알아차리지를 못했다. 길을 안전하게 건널 수도 없어서, 집에 틀어박혀 있게 되었고, 광장공포(agoraphobic)로 잘못 진단되었다.

면서 색체지각에만 손상이 있는 임상실례가 보고된 바 있다. 따라서 위에 기술된 임상실례는 이중해리(double dissociation)를 뒷받침하며 색채와 움직임의 처리가 분리되어 일어난다는 근거를 지지한다.

요약하여 색채, 형태, 전경 배경, 깊이, 움직임의 지각과 지각적 항상성은 재인(recognition)을 위해 하향식 처리과정과 상호작용하는 초기 상향식 처리과정을 환경으로부터 형성한다.

3. 시각적 대상인식 Visual object recognition

물체의 인식은 다음과 같은 심적 표상(mental representation)의 형성에 좌우된다.

◈ 삼차원의(Three dimensional)

◈ 크기나 방향, 밝기, 보는 사람으로부터의 거리의 독립성(Independent of size, orientation, brightness or distance from the viewer)

◈ 다른 방향으로의 움직임에 대한 민감성(Sensitive to movement in different directions)

◈ 기억 속에 물체에 대한 저장된 표현으로의 접근성(Accessible to stored representations of the object in memory)

우리가 맞닥뜨린 적이 있는 모든 물체들에 대해 저장되어 있는 표상으로의 접근은 슈퍼마켓 계산대에서의 바코드 인식과 비교될 수 있다. 그렇지만 이 시스템은 기억 속의 '템플릿(templates 역자 주: 보기 판)'이라는 저장소를 불가능하게 과부하 시킬 것이다. 아이템 분류와 물체에 대한 중심적 묘사(central description)이 더 경제적인 접근이다. 물체에 대한 중심적 묘사는 원본(protopyte)으로 알려져 있으며, 카테고리를 대표한다.

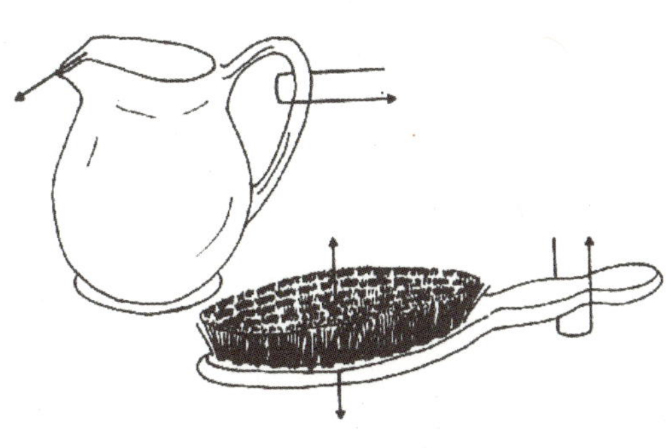

그림 5.6 물병과 솔빗의 가능성(어포던스, Affordance)

대상인식에서 하향식 접근은 배경적 정보의 중요성을 강조해 왔다. 시각적 환경에서 질감(textures), 표면(surfaces), 선(lines)은 우리가 보는 것에 의미를 주고, 이것은 우리를 둘러싼 변화하는 장면의 배경 속에서 해석되었다. Gibson(1979)은 표면과 물체가 행위를 '가능하게 한다(afford)'고 제안했다. 물건의 가능성(affordance)는 행위를 위한 가능성을 물건이 제공하는 것이다. 손잡이는 잡기를 가능하게하고, 물병의 모양은 따르기를 가능하게 한다(그림 5.6을 보시오). 물건의 의미에 대한 의미론적 지식이 적은 사람은 지각에서 행동으로의 직접적인 경로에 의한 행동시스템을 활성화시킴으로서 물건을 사용할 수 있다(Riddoch & Humphreys, 1987). 배경적 정보의 중요성은 작업치료에 있어서 기능평가가 환자에게 익숙한 물건들을 사용하는 환자의 집에서 촉진된다는 것을 의미한다. 수행은 또한 제시된 물건의 수, 물건의 공간적 배열, 과제와 주변 환경의 복잡성에 의해 영향을 받는다(Toglia, 1989). 대상인식에 대한 연구는 다음과 같이 사용되어 왔다.

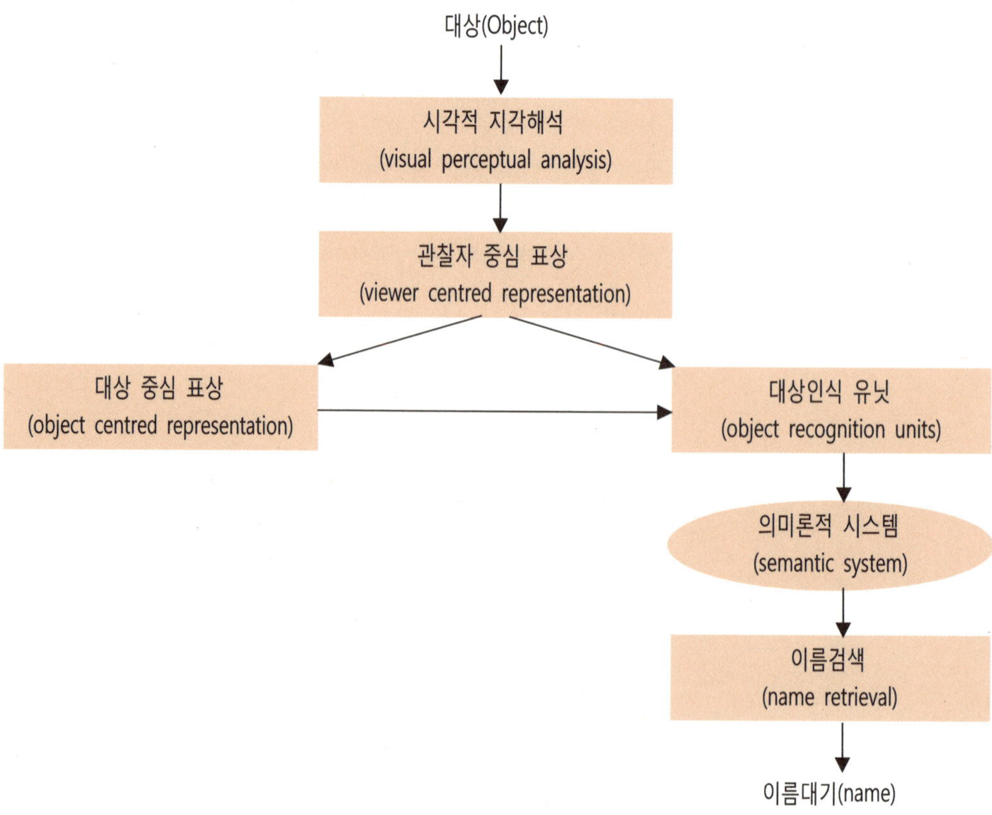

그림 5.7 대상인식모델(Ellis & Young에 기초, 1988).

시각적 탐색과 특징 해석을 포함하는 실험실 실험; 삼차원 영상을 표현하기 위해 이차원 이미지를 실행하는 연산(algorithms)을 가지는 컴퓨터 프로그램; 인지과정에서의 단계를 확인하기 위해 시각적 인식에 문제가 있는 환자의 평가. 인지신경심리학적 접근은 대상 인식의 정보-처리과정 모델(information-processing model)을 제시해 왔다(그림 5.7을 보시오). 대상인식의 정보-처리과정 모델은 작업치료에서 대상인식에서의 문제를 평가하기에 유용한 기초를 형성한다(Ellis & Young, 1988).

- ◈ 관찰자 중심 표상(viewer centred representation)은 초기 시각적 지각과정의 결과물이다. 이러한 표현은 관찰자의 관점에 의해 결정된다. 만약 환자가 선으로 그려진 그림을 모사(역자 주: 옮겨 그리기) 할 수 있고, 물체를 매치시킬 수 있으면, 이 레벨은 정상이다.
- ◈ 대상 중심 표상(Object centred representation)은 어느 각도에서든 인식될 수 있는 물체에 대한 정신적 처리과정이다. 이 표상은 특정한 관찰 위치에서는 독자적이다. 이 레벨은 같은 물건을 다른 각도에서 매치시키기와 인식하기에 의해 평가될 수 있다.
- ◈ 대상인식단위(unit)는 기억 속에 이미 알려진 물건에 대해 저장되어 있는 묘사(description)이다. 관찰자 중심과 물체 중심으로부터의 결과물은 이미 알려진 대상의 인식을 위해 이러한 저장된 묘사들과 비교된다.
- ◈ 의미론적 시스템은 물건의 의미와 기능에 대해 저장되어 있는 지식의 처리과정이다. 의미론적 묘사 또한 촉각적 입력 또는 물건에 대한 언어적 기술로부터 접근될 수 있다. 의미론적 시스템에 손상이 없다면, 물건은 기능에 의해 매치될 수 있고, 바르게 사용되어질 수 있다.
- ◈ 이름검색(name retrieval)은 이미 알고 있는 물건들의 이름목록으로의 접근으로 가능하다. 이 레벨에서의 불통(interruption)은 물체를 인식하고, 사용할 수는 있어도 이름을 댈 수는 없다는 것을 의미한다.

몇몇 교차모듈처리(cross modular processing)(연쇄반응(캐스케이드, cascade)으로 알려진)와 함께, 물체 인식에서 인지처리의 구조적, 의미론적, 이름대기 레벨의 분리에 대한 증거가 많다. 물건 사용에의 문제는 이 세 레벨 어디에서의 손상으로 인해서든 생길 수 있다. 이름대기에의 문제는 언어치료사와의 협력을 필요로 한다. 이름대기에 문제가 있는 사람은 물건을 만져서 인식할 수도 있으며 그 용도를 행동으로 표현할 수도 있다. 이것은 시각적 언어상실증(optic aphasia)로 알려져 있다.

제9장에서, 의미로부터 행동시스템으로의 출력을 살펴볼 것이다. 이 행동시스템은 물건의 사용과 연관되는 움직임을 활성화시킨다.

1) 무엇과 어디에 경로 What and where pathways

초기 시각적 지각에 의한 처리과정은 뒤통수엽(후두엽, Occipital lobe)에서 일어난다. 1980년대에, 뒤통수엽에서 관자엽(측두엽, temporal lobe)과 마루엽(두정엽, Parietal lobe)으로 가는 두 개의 독자적인 투사(projections)가 확인되었다. 신경심리학에서의 연구는 이 두 경로의 처리과정에서의 차이에 중점을 두어왔다.

임상 실례(Goodale & Milner, 1992)

35세인 DF는, 새는 가스난로에서 일산화탄소를 흡입하여 들이마신 결과로 뒤통수엽 양쪽에 병변이 생겼다. 그녀는 물건이나 그림, 사진을 알아보지 못했다. 그녀는 물건이 그녀의 손에 놓였을 때는 그것의 이름을 댈 수 있었으므로, 이것은 이름대기의 문제가 아니었다. 게다가, 그녀는 시력에는 전혀 감소가 없었다. DF는 삼차원 물체의 방향을 지각하는 능력에 대해 평가를 받았다. 이 실험에서 그녀는 가늘고 긴 구멍이(slot) 하나 잘린 원형 나무블록을 보도록 했다. 구멍이 향하는 방향은 여러 가지 일 수 있다(아래의 그림 5.8.을 보시오).

첫 번째 조건에서, DF에게 카드가 하나 주어졌고, 그녀는 손의 방향을 카드가 구멍에 맞아지도록 향하라고, 예를 들어 구멍이 수평이면 카드를 수평으로 잡도록, 요구받았다. 그런데 그녀는 수평인 구멍에 손을 수직으로 향하도록하면서, 이것을 해내지 못했다(그림 5.8a를 보시오).

두 번째 조건에서, DF는 카드를 구멍에 넣으라고 요구받았다. 그녀는 구멍에 닿기 전에 손을 바로 향하게 하면서, 이것을 정확하게 해낼 수 있었다(그림 5.8.b를 보시오).

Goodale & Milner는 우리가 두 가지 다른 지각적 정보자원을 사용한다고 결론 내렸는데, 하나는 물체를 식별하는 것이고, 다른 하나는 행위를 가이드하기 위해 공간에서 물체를 위치시키는 것이다. DF는 움직임을 가이드 하는 시각적 처리에는 반응할 수 있었지만 대상인식을 위한 관자엽 경로에 손상이 있었다. 이 실례는 대상인식(object perception)과 목표 행동(object action)의 해리에 대한 증거를 제공한다.

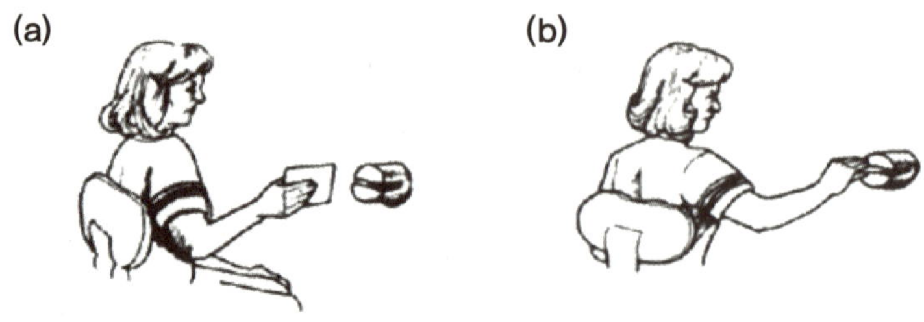

그림 5.8 인식과 행동의 해리:
a) 카드와 구멍의 방향을 일치시키지 못함
b) 행동을 위해 바른 방향.

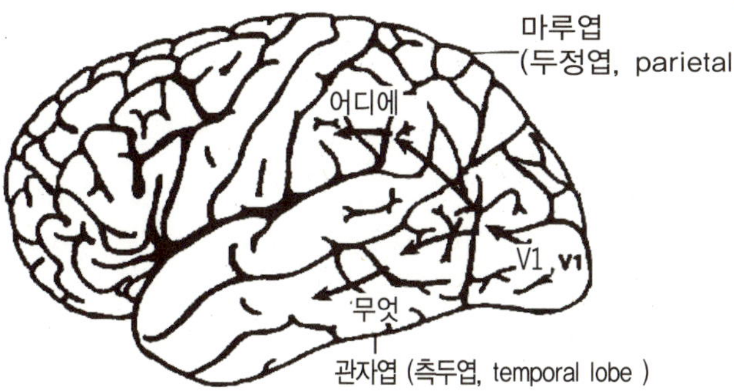

그림 5.9 무엇 경로와 어디에 경로

◈ 관자엽으로 뻗어나가는 배쪽 경로(복측 경로, ventral pathway)는 '무엇(what)' 흐름으로 알려졌고, 인식을 위한 대상의 지각적 처리와 관련이 있다.

◈ 후측 마루엽으로의 등쪽 경로(배측 경로, dorsal pathway)는 '어디에(where)' 흐름으로 알려졌고, 공간 속에서 대상의 위치에 대한 지각적 처리와 관련이 있다.

최근의 더 많은 연구가 행동을 가이드 하는 것이 축 하나로 된 슬롯에 제한된다는 것과, 행동이 축이 두 개 있는 모양을 포함할 때는 적용되지 않음을 보여 왔다. 무엇 경로와 어디에 경로에서 처리 과정 간의 차이는 처리과정 간의 상호작용과 다른 모듈들의 포함을 포함하도록 변형되어왔다. 어떤 저자들은 또한 행동을 조정하는데 있어서 등쪽 경로의 역할을 기술하면서, 등쪽 경로가 '어떻게(how)' 흐름으로 불려야 한다고도 제안해왔다. 두정엽 병변이 있는 사람에게서 등쪽 흐름이 손상되었을 때, 배쪽 흐름을 거쳐 물체를 인식할 수는 있어도 그 물건을 사용하기 위해 행동을 가이드 하는 시각적 정보를 이용할 수는 없다. 이것은 시각적 실조증(시각 조화 운동 못함증, 시각적 조화 운동 불능, optic ataxia)으로 알려져 있다. 그림5.9는 후두엽에 있는 V1 영역으로부터 뻗어나가는 무엇 경로와 어디에 경로를 보여준다.

2) 시각적 인식불능증(시각 실인증) Visual agnosia

시각 실인증(시각적 인식 불능증, visual agnosia)이란 아무런 특별한 시각적 혹은 지적(intellectual) 손상이 없음에도 불구하고 보는 것으로는 익숙한 물체들을 인식하는 능력이 없음을 말한다. 실인증은 문자적으로는 '지식이 없음(no knowledge)'을 의미한다. 순수 실인증(pure agnosia)은 임상적으로는 드물지만 인지신경심리학에서는 시각적 대상인식 불능증(visual object agnosia)의 단일 사례들이 많이 보고되어 왔다.

시각적 대상인식 불능증은 처음에는 1900에 Lissauer에 의해 두 가지 주된 타입으로 나뉘었다. 이 두 가지 타입은 다음과 같다.

◈ 통각 인식불능증(Apperceptive agnosia)은 물체에 대한 지속성 있는 지각적 표상을 형성하지 못하는 것이다. 인식에 문제가 있는 것은 시각적 지각의 손상에 근거한다. 환자는 형태나 물체를 매치할 수 없거나 모사할 수는 없으나 촉각과 소리로 물체를 인식하고 이름을 댈 수는 있다.

◈ 연합(의미론의) 인식불능증(Associative (semantic) agnosia)은 시각적 지각이 정상임에도 익숙한 물체를 인식하는 능력이 없는 것이다. 환자는 형태와 물체를 모사하거나 그릴 수 있다. 그들은 물건의 구조에 대해 언어로 묘사되면 물체의 이름을 댈 수는 있지만, 물체의 기능을 기술할 수는 없다. 심적표상이 형성될 수는 있지만 이것이 물건과 그 사용에 대해 저장된 지식과는 연합 될 수가 없다.

통각 실인증은 주로 오른쪽 병변에서 발생하고, 연합 인식불능증은 왼쪽 반구 병변, 특히 왼쪽 측두엽에서 발생한다. 연합 인식불능증은 '무엇' 경로의 불통으로 설명된다.

1980년대 시각 실인증을 위해 더 복잡한 과제들이 개발되었는데, 예를 들자면 흔하지 않은 관점에서의 물체 제시, 특징을 최소화하여 물체 제시, 실루엣으로 제시, 포개진 형태로 제시 등이다. 물체의 기능 검사는 검사 아이템(접힌 우산)과 같은 기능을 가진 물건(펼쳐진 우산)을 매치시키기나, 다른 기능을 가졌지만 시각적으로 비슷한 물체(지팡이)와의 매치를 포함한다. 이러한 연구들은 두 가지 주된 분류 내에서 시각적 대상인식 불능증의 여러 타입들을 확인해 왔다. Farah(1991)에 의해 발전된 대상인식 불능증의 한 설명은 인식을 위한 전체 혹은 부분 중심

임상 실례(Humphreys & Riddoch, 1987)

HJA는 충수절제술(appendicectomy) 후에 온 뇌졸중으로 양쪽 뒤통수엽 병변(bilateral occipital lesion)을 갖게 되었다. 그는 물건에 부딪히지 않고 걸어 다닐 수 있었고, 어떤 것을 줍기 위해 손을 뻗을 수도 있었지만, 시각적으로는 익숙한 물건들을 인식할 수가 없었다. 그는 물체를 만져서는 인식할 수 있었고, 이름을 가르쳐주면 물건에 대해 자세하게 정의도 내릴 수 있었다. 그는 선으로 그려진 그림을 모사할 수 있었다. 그것은 시간이 많이 걸리는 일이었지만 상당히 자세하게 그렸다. 세부사항 묘사는 정상이었지만, 인식을 위해 그것들을 물건 전체로 연결시키지는 못했다. 그가 부엉이를 정확하게 모사 했을 때, 그는 선들로 된 복잡한 패턴을 보았다고는 말했지만, 부엉이로 알아차리지는 못했다.

HJA에 대한 종합적인 연구에 근거하여, Humphreys & Riddoch는 통합 인식 불능증(통합 실인증, intergrave agnosia)이라는 용어를 소개하면서, 일반적인 대상인식에서 대상의 전체적인 형태가 첫째로 부호화되고, 다음에 국지적인 세부사항들이 인식을 위해 형태 속으로 통합된다고 주장했다.

처리과정에 중점을 두었다. Farah는 대상인식은 전체 중심과 부분 중심의 처리 둘 다를 포함하고, 안면인식(전체 중심 처리)과 단어의 인식(부분 중심 처리) 사이의 연속선 가운데에 놓여있다고 주장했다. 이 가설은 문헌 속에 발표된 모든 사례들의 에 대한 검토에 근거를 두고 있다. 대상인식 불능증이 있는 사람은 안면인식 불능증(안면 실인증, face agnosia)이나 읽기 언어 상실증(실독증, alexia) 중 하나가 종종 있는데, 이 두 가지 다른 상태들은 주로 단독으로 발생한다.

시각 실인증이 있는 사람들 중 어떤 이들은 몇몇 물건들을 다른 것보다 더 잘 인식한다. Farah와 다른 저자들은 생물이 그려진 그림을 보고는 이름을 말할 수 있지만, 무생물은 이름을 대지 못하는 실인증이 있는 사람들에 대해 보고해왔다. 이러한 연구들은, PET 스캔 연구에 의해 뒷받침되었는데, 무생물과 비교하여 생물의 인식에 있어서는 뇌의 다른 처리 과정이나 부분이 관련되어 있다는 것을 시사해왔다. 이러한 관찰은 범주특정손상(category specific impairment)으로 알려졌다. 현재까지는, 이중해리가 보고된 적이 없는데, 다시 말하면, 무생물은 인식하면서 생물은 이름을 대지 못하는 사람이 없다는 것이다. 최근의 더 많은 리서치들은 명백한 범주특정성의 자료로써 이러한 검사들에서 자극으로 선으로 그려진 그림의 사용을 지적해왔다. 생물은 이미지보다 더 익숙한 아이템이고, 그 그림은 무생물 그림보다 더 복잡하다.

매우 혼돈스러운 환경에 둘러싸인 실인증을 가진 사람들이 부딪치는 문제를 상상하기란 어렵다. 어떤 이에게는 어떤 것도 익숙해 보이지 않고 간단한 모양도 혼돈 속으로 섞여버린다. 다른 이에게는 물체들의 세부사항이 모양의 윤곽을 알아보기 어렵게 한다. 이것은 망원경으로 보는 것이나 다른 방향에서의 광경을 기억하려고 노력하는 것과 같을 것이다. 어떤 사람은 발병 후 첫 몇 달 동안 기록적인 회복을 보이지만, 다른 사람에게는 이 문제가 사는 동안 내내 지속된다. Humphreys & Riddoch(1987)와 Sacks(1985)에 흥미로운 설명이 있다.

뇌졸중 환자에 있어서 시각적 지각손상과 일상생활활동(activities in daily living: ADL) 수행 간의 관계가 연구되어 왔다(Toglia, 1989; Edmans & Lincoln, 1990; Titus et al*, 1991). 각각의 연구에서 사용되어진 지각적 검사의 성격과 숫자는 다르지만 결과는 오른쪽이나 왼쪽 반구 손상 환자에 있어서 시각적-지각적 손상의 존재가 일상생활활동 수행에 불리하게 영향을 미친다고 예견한다.

4. 안면인식 Face recognition

얼굴을 인식하는 능력은 우리가 일상생활에서 기능하는 데 있어 대단히 중요하다. 안면인식은 우리가 다른 사람들과 상호작용 하는데 기본이 된다. 얼굴은 물체보다도 더 많은 정보를 제공한다. 물체와 마찬가지로, 얼굴도 시각적 구조로 지각 처리되어야 하고, 다른 각도로 보일 때 하나의 얼굴로 인식되어져야 한다. 크기와 눈, 코, 입의 모양, 피부의 질감 등의 디테일은 각각의 얼굴을 특유하게 하고 익숙하게 만든다. 얼굴에 있어서, 우리는 느낌과 감정의 표현과 함께 보이고, 그리고 말할 때 입술의 움직임과 함께 나타난다. 발달의 아주 초기에, 어린 아기는 눈을 움직이고, 머리를 눈에 보이는 사람의 얼굴을 따라 움직이고 그들의 표정을 따라 할 수도 있다. 우리는 가족이나 친구, 동료를 그들의 목소리로, 또는 군중 속에서의 잠간동안 흘끗 봄으로, 그리고 그들 특유의 표정으로 알아볼 수 있다. 인물 인식은 예를 들어 나이와 성별, 직업, 행동 같은 그 사람에 대한 지식의 통합에 의해 뒷받침된다. 어떤 사람을 인식하는데 실패하는 데에는 많은 다른 이유들이 있지만 우리가 그들의 이름을 기억할 수 있기 전에 그들이 누구인지 알아야 할 필요가 항상 있다.

신경심리학에서의 연구는 이 문제에 초점을 맞추어 왔다. '안면인식은 특별한가? 물건과는 다른가?' 얼굴에 대한 독특한 처리과정에 대한 몇몇 뒷받침이 안면역전(face inversion)을 이용한 연구에 의해 제공되었다.

활동 (Activity)	파트너에게 바닥에 위로보고 누운 다음 머리 뒤로 얼굴을 보게 하시오. 테이블의 꼭대기에서 각각의 물체를 정상적인 포지션과 거꾸로 놓은 포지션에서 보이면서, 테이블에 놓여있는 물체에도 똑같이 해보시오. 거꾸로 된 물체와 비교하여 거꾸로 된 얼굴의 상에서 어떤 차이를 발견합니까?

정상인들에게 유명한 사람들의 사진이 바로 혹은 거꾸로 제시됐을 때 바로 세워진 포지션은 즉각적으로 인식되지만, 거꾸로 세워졌을 때는 더 느리게 인식된다. 이러한 역전효과는 물체에서는 훨씬 덜 나타난다. 정상인에 대한 영상연구의 결과는 거꾸로 세워진 얼굴을 인식할 때와 비교해 바로 세워진 얼굴이 인식될 때 관자엽의 다른 영역들이 활성화되는 것을 보여 왔다. 이러한 관찰은 기억에 있어서 바로 보이는 얼굴과 거꾸로 보이는 얼굴을 위한 템플릿이 별개로 저장된다는 것을 암시한다.

정상인과 안면인식에 문제가 있는 사람들에 대한 연구에 기초를 두었던 인지신경심리학에서 인지 처리 과정의 단계들에 대한 초창기 연구들은 Bruce & Young, 1986에 의해 기술된 안면인식모델(model of face recognition)로 이어졌다(그림 5.10을 보시오). 더 최근의 조사는 전기적 정보(biographical information)의 병렬처리의 세부사항에 중점을 두어왔다. 그림 5.10에 보이는 모델은 Bruce & Young의 모델에 기초를 두었다. 단계들은 다음과 같다.

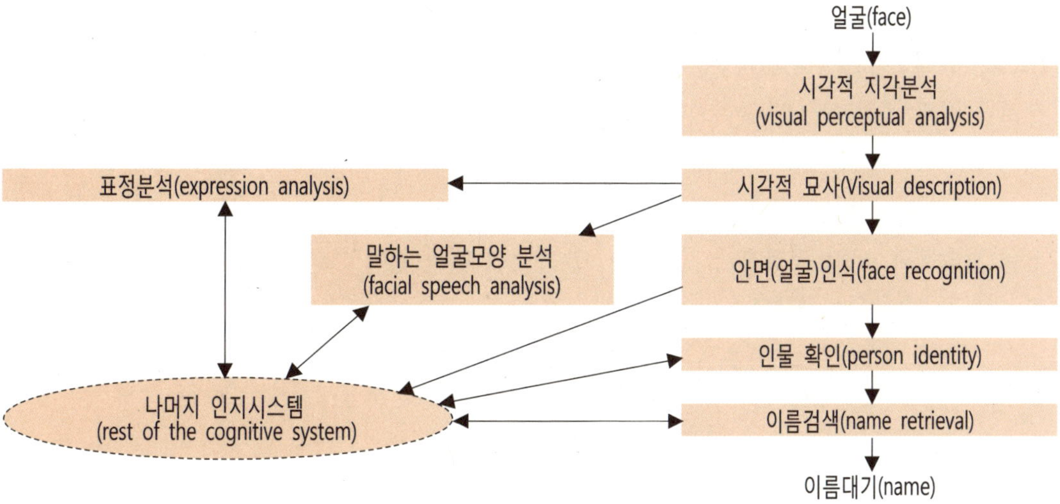

그림 5.10 안면인식모델(Bruce & Young에 근거함, 1986)

◈ 시각적 지각분석(visual perceptual analysis)은 얼굴, 눈, 코, 입 등의 시각적 구성요소들을 구별한다. 이 초기 단계에서의 불통은 얼굴의 기본적인 특징을 구별하는 능력이 없음을 의미하고, 더 광범위한 지각적 어려움으로 이어질 가능성이 크다.

◈ 얼굴을 매치하는 능력에서 보였듯이, 시각적 구조묘사(visual structural description)는 얼굴을 물체나 다른 아이템과 다르게 구별한다. 얼굴표정 해석과 말할 때 얼굴의 움직임(입술읽기(lip-reading))에서의 병렬처리가 이 레벨에서 일어난다.

◈ 안면인식단위(face recognition units)은 이미 알고 있는 얼굴에 대한 구조적 정보를 포함한다. 이것은 이미 알고 있는 얼굴을 확인하게하지 특정한 사람을 확인하게 하는 것은 아니다. 이 얼굴이 본 적이 있는 얼굴인가?(Is this a face that looks familiar?)

◈ 인물 확인 노드(person identity nodes)는 이미 알고 있는 특정한 사람의 정체에 대해 저장되어 있는 지식이다. 내가 이 사람을 아는가?(Do I know this person?) 표정과 말하는 얼굴모양에 대한 처리과정으로부터의 출력은 나이, 문화, 직업 등등의 전기적 정보와 더불어 의미론적 시스템과 기억(인지시스템으로 명명되는)을 거쳐 이 레벨에 접근한다.

◈ 이름검색(name retrieval)은 이미 알고 있는 사람의 이름에 대해 저장된 지식에 접근하기 위한 단계이다. 내가 이 사람을 안다, 그런데 이름이 뭐지?(I know this person, what is his or her name?). 이 단계에서의 불통은 사람을 알아보기는 하여도 이름을 대지는 못한다는 것을 의미한다.

이 모델은 이름생성이 인물 확인 노드로부터만 접근될 수 있다는 것을 보여준다. 인물 확인 노드는 반대로 그 개인에 대한 전기적 정보를 저장한다. 이것은 우리가 그 사람에 대한 다른 정보를 알지 못하고는 얼굴에 이름을 댈 수 없다는 것을 의미한다. 이것은 사람들에게 안면인식에서 경험하는 문제에 대해 일기를 쓰도록 한 연구로 확인되었다(Young et al., 1985). 피검자들은 어떤 사람에 대해 전혀 아무것도 모르는 때에는 결코 얼굴에 이름을 대지 못하는 것으로 보고됐다. 단지 몇몇 피검자들만이 그 개인에 대해 얼마정도의 정보를 기억할 수 있었을 뿐 이름은 기억하지 못했다.

활 동 (Activity)	· 학교나 직장의 식당에서 짧은 점심시간 동안 당신 주위에 있는 모든 사람들을 주의 있게 살펴보시오. 총 몇 명인지 기억하고 다음 사항에 주의하시오. 1. 당신은 얼마나 많은 사람들을 알아볼 수 있나? 2. 당신은 얼마나 많은 사람들의 이름을 댈 수 있나? 3. 얼마나 많은 사람들이 익숙한가? · 어떤 요인이 당신으로 하여금 이 그룹의 멤버들을 알아보고 이름을 댈 수 있는 능력을 결정짓나?

1) 얼굴 인식 불능증(안면 실인증) Prosopagnosia

안면 실인증(얼굴 인식 불능증, prosopagnosia)는 감각손상이 없음에도 불구하고 친숙한 얼굴을 인식하지 못하는 것을 말한다. 심한 경우에는 자기 가족이나 자신의 얼굴도 알아보지 못한다. 얼굴은 그저 얼굴로만 인식되지 누구의 얼굴인지로 인식되는 것이 아니다. 때때로 가족은 잊히지 않고, 목소리로 누구인지 알아차린다. 이름을 잊는 것은 순수한 기억 상실과는 다를 것이며, 그래서 언어치료사와의 협력이 중요하다.

얼굴표정과 말하는 모양에 대한 병렬처리는 시각적 구조표상에 바탕을 둔 인식과는 별개로 일어난다. 이러한 해리는 누구인지 알아볼 수는 없어도 얼굴표정은 알아보는 사람들과, 그 반대 현상을 보이는 다른 안면 실인증을 가진 사람들에게서 보여 왔다. 그들은 얼굴을 알아보는 사람에게서 표정을 읽지는 못했다. 우리는 표정이 어떻든 얼굴을 인식할 수 있어야 할 필요가 있다. 표정분석과 입술읽기(lip-reading) 간에 비슷한 해리가 있다.

안면인식에 대한 리서치의 또 다른 흥미로운 계열이 암묵적 인식 현상(phenomenon of covert recognition)이다. 얼굴을 전혀 알아보지 못하는 사람들이 의식적 자각 이하 레벨에서 어느 정도의 인식(recognition)이 일어나는 것을 보여 왔다. 안면 실인증이 있는 피검자들에게 이름과 얼굴을 연관시키는 것을 배우라고 했을 때, 이들은 얼굴을 다른 이름보다는 진짜 이름과 연관시키는 것을 배우기를 훨씬 더 쉬워했다. 이것은 어느 정도의 무의식적 인식을 보여준다.

안면인식은 선택적으로 손상될 수 있는 독자적 처리과정의 모듈 시스템에 근거한다. PET 스캔 연구는 정상적인 피검자가 특정 얼굴을 알아볼 때 오른쪽 관자엽을 식별했다. 문헌에서 살펴본 안면 실인증이 있는 사람에 대한 단일임상연구는 양쪽 뒤통수엽과 관자엽에 손상이 있거나 혹은 오른쪽 뒤통수엽과 관자엽에 손상을 보인다.

가. 기능적 결과(FUNCTIONAL CONSEQUENCES)

시각적 지각손상이 있는 사람에게 세상은 생소하고, 낯설며, 혼란스럽게 보인다. 집에서는 물건들이 인식이 되질 않아서 일상생활활동을 수행하기가 어렵다. 특정한 목적을 위한 적절한 도구를 선택할 수가 없다. 찬장에 있는 음식 용기를 모양이나 색깔로 선택할 수가 없다. 옷 입기에서는 옷을 고를 수가 없는데, 특히 옷들이 서로 겹쳐있거나 침대 커버에 놓여있을 때 더욱 그러하다. 옷이 위아래가 거꾸로 되어 있거나 안팎이 바뀌어져 있으면 알아보지 못할 수도 있다. 핸드백 속의 물건 같은 개인물품을 알아보는데 어려움이 있을 수 있다. 풍성한 꽃 사이를 걸어 다니는 기쁨도 예전 보다 못하다.

바깥세상에서는, 슈퍼마켓 진열대에서 아이템을 구별하지 못하고, 계산대에서는 지불하기 위해 동전을 가려내는데 어려움이 있을 것이다. 거리에서는 움직이는 차의 속도나 거리를 충분히 안전할 만큼 정확하게 어림짐작할 수가 없다. 여가활동의 수행은 날아오는 공의 거리를 짐작하지 못해 망쳐질 수 있다. 안면인식을 못하는 것은 가족과 친구, 이웃과의 사회적 상호작용에 영향을 주어 사회적 고립으로 이어진다. 친지와 친구들에게 목소리와 얼굴 표정의 중요성에 대해 조언을 주는 것이 그 사람의 스트레스를 줄여줄 수 있다.

촉각적(tactile), 청각적(auditory), 후각적(olfactory) 양상(modalities)에서의 실인증 또한 일상생활에 영향을 준다. 촉각적 실인증은 활동이 시야 밖에서 행해져야 할 때 어려움으로 이어진다. 뒤에 달린 지퍼 올리기나 주머니 속에 있는 동전 찾기가 그러한 예이다. 기구나 기계를 사용한 작업 활동은 종종 시야 밖에서의 수동 조작을 필요로 한다. 청각적 실인증은 다른 사람들의 목소리를 구별하지 못하는 것으로 이어진다. 그 사람은 진공청소기나 TV를 켜놓고는 자신의 보청기가 고장 났다고 불평한다. 후각적 실인증은 가스 냄새나 연기 냄새, 음식이 타는 냄새를 맡지 못할 때는 안전과 밀접한 관계가 있다.

2) 평가와 치료적 중재를 위한 제안 SUGGESTIONS FOR ASSESSMENT AND INTERVENTION

가. 평가(Assessment)

◈ 더 복잡한 인지기능 평가되기 전에 기초적 지각처리과정이 평가되어야 한다. 대상인식

불능증은 실행증(행위 불능증, apraxia)에서도 보이는, 과제수행 시 물건의 부적절한 사용으로 나타난다.

◈ 기초적 시각적 지각손상을 스크린하기 위해 정상적인 환경을 사용하시오. 예를 들어 찬장에서 같은 색깔이나 크기의 머그컵을 모두 고르기(시각적 스크린, 색채와 형태 매치) 혹은 옷더미에서 특정 아이템을 고르게 하고 그것에 붙어있는 단추와 주머니 구별(전경 배경) 등.

◈ 다음과 같은 과제에 있어서 손상이 갖는 기능적 영향을 평가하기 위해 클라이언트가 정상 환경에서 일상 활동을 수행하는 동안 관찰하시오.
- 보아서(by sight) 친구와 친지 알아보기(Recognising)(안면 실인증)
- 방 안에서 이름이 불린 물건의 위치 가리키기(Locating)(대상 인식과 이름 대기)
- 다른 방향으로 놓인 같은 아이템 여러 개 찾기(Finding)(대상 항상성)
- 여러 물건을 사용하여 과제 수행하기(Undertaking)(대상 실인증)

◈ 어느 지점에서 과제가 실패했는지 어떤 배경에서인지 에러의 타입과 빈도를 기록 하시오.

◈ 특정 시각적 지각손상과 시간경과에 따른 변화를 조사하고 측정하기 위해 표준평가도구의 구성요소들을 사용하시오.

나. 평가도구 자료(Assessment resources)

RPAB와 LOTCA는 시각적 지각검사를 포함한다. Zoltan(1996)은 기초 시각적 처리과정과 시각적 지각기술을 위한 일련의 평가도구들과 검사들을 기술했다. Trombley & Radomski(2002)에 있는 Quintana의 시각과 시각적 지각에 관한 장(Chapter 7)은 시야(visual field), 안구운동통제(oculomotor control), 기초 시각적 지각(basic visual perception) 같은 시각적 기초기술(visual foundation skill)의 평가를 다룬다.

3) 치료적 중재 Intervention

◈ 교정적(remediation) 방법은 반복된 블록훈련을 포함할 수 있다. 이러한 훈련들에는 물건의 위치 가리키기나 이름 대기, 색채와 형태매치하기, 다양한 장소에서 물건을 찾기 위해 시야를 가로질러 스캐닝하기 같은 것이 있다. 컴퓨터 프로그램이나 워크시트(worksheets)가 전경배경과 스캐닝훈련에 사용될 수 있다.

◈ 그러한 훈련이 기능적 향상으로 전환되는가(carry over) 하는 점에서, 교정프로그램의 가치를 뒷받침하는 증거는 제한적이다. 훈련방식은 아주 비슷한 과제에서만 향상을 보이는(전환에 가까운) 결과를 가질 뿐, 일상생활로 일반화되지는 않을 것이다. 물건의 수나

다양성, 상황의 복잡함과 다양성을 증가시킴으로써 그리고 과제동안 주어지는 단서를 줄임으로써 등급화 된다. 물건과 사람 이름대기, 위치 가리키기, 식별하기는 일상적인 일과 속으로 통합될 수 있다. 이는 두 가지 즉 교정을 최대화하기 위해 그리고 물건과 사람을 환경과 관련시킴으로써 적응(adaptation)을 보조하기 위해서이다.

◈ 독립적이고 안전한 기능을 최대한으로 활용하는 데에는 환경, 과제목표, 보상적 테크닉 사용에의 적응이 중요하다.
  - 색채와 관련시킴으로써 대상인식을 가능하게 하기 위해 특정 색깔의 물건과 도구제공하기(예를 들어 머그잔은 모두 밝은 노란색)
  - 물건을 만져서 확인하기(정상 입체감각 인식(intact stereognosis))
  - 다른 사람들에게 만날 때 마다 소리를 내어서 자신을 확인시키라고 조언하기
  - 물건이 쉽게 눈에 띄도록 일상 환경이 항상 깨끗하게 정리 정돈되어있도록 하기

◈ 가족의 참여가 매우 중요하다. 집으로 전환된 적응적 방법에의 참여와 협력이 개인의 독립성을 증가시킨다. 시각적 지각손상의 성격에 대한 이해는 가족으로 하여금 현재 존재하는 상황이나 미래의 새로운 상황위해 전략을 계속해서 개발하고 다듬게 한다.

가. 근거의 출처(Sources of evidence)

Radomski(2002)는 외상성 뇌손상 후의 치료적 중재에 대해 기술했는데, 이는 회복의 다른 단계들에 적절하다. Zoltan(1996)은 교정적 접근법이나 적응적 접근법 중 둘 중 하나를 사용하는 일련의 치료적 중재 테크닉을 제안한다. Lee와 동료들(2001)은 교정적 접근법과 적응적 접근법 둘 다를 혼합할 필요성과 기능적 독립을 최대한으로 활용하는 테크닉을 주장한다.

요약 (Summary)

1. 초기 시각적 처리과정은 색채, 깊이, 전경배경, 움직임과 관계있다. 형태와 움직임의 지각적 처리가 분리가능하다는 증거가 있다. 지각적 항상성은 다양한 조건에서 보이는 물체가 같은 것으로 지각되도록 한다.
2. 시각적 지각 이론들은 망막 이미지의 분석으로부터 인식에 이르기까지의 처리과정을 확인하기 위해 발전되어왔다. 다른 하향식 처리과정 이론은 경험의 중요성을 강조한다. 시각적 세계에 대한 우리의 기대(expectation)라는 점에서 감각입력이 처리된다.
3. 물체의 시각적 처리는 후두엽으로 부터 두 개의 병렬처리과정을 따른다. '무엇' 흐름은 관자엽으로 뻗으며 대상인식을 위한 초기 시각적 처리과정을 작동시키며, 관련 있는 물체에 관한 저장된 기억에 접근한다. '어디에' 흐름은 뒤통수엽 뒤쪽으로 뻗으며 물체와 관련된 공간적 정보를 처리하며, 물체와 관련된 행동에 대한 가이드를 조정한다.
4. 대상 인식의 모듈모델은 처리과정의 세 단계를 시리즈로 보인다. 구조적 묘사; 물체의 의미와 기능에 대한 의미론적 표상; 이름대기. 이러한 레벨은 각각 선택적으로 손상될 수 있다.
5. 시각적 대상인식 불능증에 대한 설명은 두 가지 주된 타입을 기술 한다. 통각 실인증, 물체에 대해 지속적인 지각적 표상을 형성하는데 실패; 연합 실인증, 물체의 지각적 표상을 그것의 기능과 통합시키지 못함. 대상인식 불능증에 대한 최근의 설명은 전체적 혹은 전체에 근거를 둔 처리과정을 부분들의 세부 사항에 관련된 처리과정으로부터 분리시키는 것을 강조한다.
6. 안면인식모델은 시각적 구조 부호화로부터 인물 확인과 이름대기까지의 단계들과 함께, 그리고 의미론적 시스템을 거쳐 처리되는 얼굴표정과 말하는 모양을 위한 추가적인 병렬모듈과 함께, 모듈시스템을 기술한다. 인물 확인은 또한 예를 들어 나이, 성별, 문화, 직업 같은 전기적 정보에 대한 지식을 포함한다.

Chapter 6. 공간적 능력, 구성, 신체 도식, 길 찾기
Spatial Abilities, Construction, Body Scheme and Finding the Way

공간적 능력은 '어디에 있는지를 아는 것(knowing where things are)'이다. 우리가 여기 저기 다닐 때, 우리는 두 눈의 시야에 의해 제공되는 공간영역을 훑어본다(scan). 어떤 면(surface)이나 물체의 위치가 확인되면, 우리는 우리 자신의 신체와 주위의 다른 물체와의 관계를 분석한다. 기능적 활동에서 물건의 사용에 있어서, 이러한 공간적 관계는 손을 뻗어 닿을 수 있는 거리의 공간(reaching space) 내에서의 팔 움직임으로 통합된다. 도구가 전체적으로 이차원이나 삼차원으로 조립될 때, 구성적 활동은 공간적 구성요소를 많이 가진다. 우리는 우리가 새 가전도구나 납작한 상자에 담은 조립식 가구(flat pack furniture)를 조립할 때까지 우리 자신의 공간적 능력에 대해 모를 수도 있다.

대규모로는 우리가 걸어 다니거나, 자전거로 다닐 때, 혹은 차로 다닐 때, 건물과 랜드 마트의 위치가 중요하다. 주위 지형의 공간적 관계는 신체 움직임 전체와 통합된다. 우리는 좌우를 구별할 필요가 있고, 다른 방향으로 경로를 따르기 위해 경로를 심상회전 시킬 수 있어야 한다(그림 6.1을 보시오).

일상생활에서의 공간적 처리과정은 지각의 다른 구성요소만큼 연구되지 않았다. 한 이유는 아마도 공간적 지각의 복합적인 특성과 공간적 요소를 다른 인지능력으로부터 분리시키는데 있

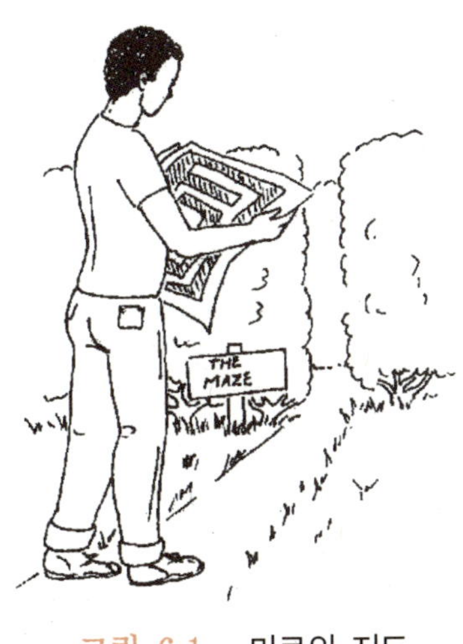

그림 6.1 미로의 지도

어서의 어려움 때문일 것이다. 주의(attention)와 기억(memory) 또한 다른 공간영역을 탐구하는데 관련되어 있다. 시각적 지각과 공간적 지각 간의 상호작용과 함께 이들 시스템들이 분리가능하다는 증거가 있다. 본적이 있는 물체의 위치를 가리키는 특정한 능력의 상실은 드물며, 이는 주로 시각적 지각 문제를 동반한다. 공간적 구성요소는 전체로 구성하기 위해 부분을 다 함께 조립하는 것을 필요로 하는 과제에서 명백해진다.

공간적 능력은 알맞은 시야와 안구 움직임 조절을 필요로 한다. 이러한 기초적 시각기능이 이 장의 도입부를 형성할 것이고, 다음으로 구성과제(construction tasks), 신체 움직임(body movements), 길 찾기(route finding)에서의 공간 처리과정의 역할에 대한 논의가 따라올 것이다. 편측무시(Unilateral neglect)는 Chapter 7에서 논의될 것이다.

1. 기초 시각기능 Basic visual functions

깊이, 방향, 움직임의 처리 과정은 Chapter 5에서 기술되었듯이 시공간적 지각(visuo-spatial perception)의 기초를 형성한다. 이들은 다음과 같은 기초 시각 기능에 의해 뒷받침된다.

◈ 시력(Visual acuity)

◈ 시야(Visual field)

◈ 안구 운동 조절(Eye movement control)

Cate & Richards(2000)는 상위레벨의 시공간적 기술평가를 위한 상향식 접근법(bottom-up approach)에서 이러한 기능의 중요성을 강조했다.

1) 시력 Visual acuity

시력은 눈에서 어떤 거리에 있든지 작은 디테일을 볼 수 있는 능력이다. 이것은 고 대조 글자 차트를 사용하여 측정된다. 또한 시력은 대조민감성(contrast sensitivity)에 의해 좌우되는데, 이는 물체의 가장자리를 그것의 배경(background)로부터와 대조하여 인지하는 능력이다. 대조민감성의 상실은 책 페이지에서 글자를 읽어내는 것을 어렵게 한다. 이것은 정상적인 노화로 일어나며 조명을 높임으로써 향상될 수 있다.

2) 시야 Visual field

시야란 머리를 움직이지 않고 두 눈에 보이는 외부 세계의 시각적 부분이다. 시야는 시각적 세계로의 창문과 같다. 창을 통해 보이는 장면은 안구의 움직임으로 스캔될 수 있다. 머리를 움직여 앞에서 스캔되는 주변의 다른 위치로 창을 옮기며, 이렇게 하는 것이 스캔 가능한 영

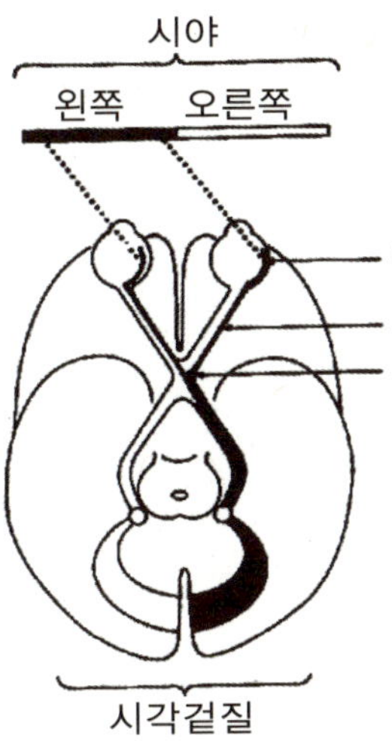

그림 6.2 시야와 그 경로. 한 시야로부터의 정보가 두 눈으로 들어오고, 반대쪽 반구의 시각겉질로 투사한다.

역을 증가시킨다. 오른쪽과 왼쪽 눈의 시야는 중앙에서 겹치며, 그럼으로써 각각의 시야로부터 들어오는 빛은 두 눈의 망막에 도달한다. 각 눈의 시야 반쪽으로부터의 시각 경로는 반대쪽 뒤통수엽(후두엽, occipital lobe)에 도달한다. 그림 6.2에서 왼쪽 시야로부터 왼쪽 망막의 안쪽 코(비측, nasal) 반쪽으로의 투사를 따라가 보고, 오른쪽 망막의 관자(측두, temporal)쪽 반을 따라가 보시오. 이제 같은 경로(검게 보임)를 계속해서 시신경교차(optic chiasma)로 다음으로는 오른쪽 뒤통수엽으로 따라가 보시오. 조거구(새발톱 고랑, calcarine sulcus) 주위의 일차시각겉질 V1(primary visual cortex V1)에 시야에 대한 지도화(mapping)가 있다. 이제 뒤통수엽에 있는 오른쪽 일차시각겉질 V1의 손상이 어떻게 왼쪽 시야에 '보이지 않는 영역(blind areas)'을 만드는지 알 수 있을 것이다.

뒤따르는 활동은 다음과 같은 것을 보여준다.

① 어떻게 정상적인 시야가 간단히 측정될 수 있는지
② 두 눈에서 시야의 부분적인 상실에 대한 경험

②에서 경험했듯이 시야의 반을 잃는 것은 반맹(hemianopia)로 알려졌다. 만약 병변이 V1에 있는 조거구의 한 둔덕으로 제한되어 있다면, 시야의 사분의 일에서 시각손실이 있고, 이는 사분맹(quadrantanopia)으로 알려졌다. 조거구 위쪽의 손상은 아래쪽 사분의 일이 보이지 않는

활 동 (Activity)	· 파트너 뒤에 서서 그에게 바로 앞에 있는 물체에 초점을 맞추라고 하시오. 피검자의 앞쪽 시야에 당신의 손가락을 양 옆 어느 쪽이든, 위로든 아래든 다른 위치에 놓으시오. 파트너에게 손가락이 보일 때 보고하라고 하시오. · 검은 종이에 원의 사분의 일이나 반을 오려내시오. 오려진 모양 두 개를 하나는 안경렌즈의 안쪽 반에 다른 하나는 바깥쪽 반에 붙이시오. 당신이 걸어 다닐 때, 글을 쓸 때, 읽을 때, 커피를 탈 때 이 안경을 쓰시오. 다른 사람에게 당신이 머리를 어떻게 보상적으로 움직이는지 관찰하도록 부탁하시오.

영역이 되고, 조거구 아래쪽의 손상은 시야의 위쪽 사분의 일이 보이지 않는 영역이 된다.

조거구 주위의 일차시각겉질 V1에서의 작은 영역의 세포괴사나 손상은 시야에 작은 반점들 같은 보이지 않는 영역을 생기게 한다. 이러한 암점(scotoma)은 외상성 뇌손상에서 종종 발생한다. 암점이 있는 어떤 사람들은 시각적 지각이 보이지 않는 영역을 채우는지 어떤지에 대한 문제를 알지 못한다. 시신경의 탈수초(말이집 탈락, demyelination)와 관련 있는 가운데 시야영역상실이 다발성경화증(multiple sclerosis)에서 일어난다. 복시(겹보임, Diplopia)(더블 비전, double vision)는 형태를 구별하는 능력을 감소시킨다. 기초 시각기능에서의 이 모든 변화가 공간적 지각에 영향을 준다.

시야손상이 있는 사람은 물체를 선명하게 볼 수 없다. 많은 사람들이 부분적 시각손실을 극복하기위한 전략을 발전시킨다. 보상전략이 있다하더라도 읽기는 여전히 문제로 남는다. 페이지를 왼쪽에서 오른쪽으로 훑어보는데 있어 오른쪽 시야손실이 있는 사람은 처음 몇 단어 후에는 본문을 이해하지 못한다. 왼쪽 시야손상이 있는 사람은 읽기를 시작하지 못하거나, 왼쪽으로 눈이 되돌아가 다음 줄을 읽는데 어려움을 갖는다. 편측무시가 있는 사람은 읽기에 비슷한 어려움을 갖지만, 머리를 돌리면 글을 읽을 수 있다(Chapter 7).

임상 실례(Andrewes, 2001)

CG는 뇌출혈로 왼쪽 시야 아래쪽 반에 사분맹이 있다. 그는 그의 시야가 부분적으로 희미하고 흐릿하다고 보고했다. 그가 앞을 바라보면 그의 시야는 어두워지거나 흐릿해졌다. 만약 그가 주의를 둘러보면, 어두운 왼쪽 아래 영역이 나머지 시야를 간섭했고 모든 것이 아무래도 덜 선명했다. 그가 발전시킨 보상전략은 끊임없이 왼쪽을 보는 것이었다. 차들이 왼쪽 어디서든 튀어나와서 운전을 할 수가 없었다. 충분할 만큼 선명하게 볼 수가 없어서 음식을 제대로 자르지도 못했고, 제대로 읽을 수도 없었다. 그는 끊임없이 왼쪽으로 보는 보상전략을 발전시켰다.

3) 안구운동 Eye movements

우리 주위의 공간을 훑어보는 능력은 머리의 움직임과 더불어 뇌줄기(뇌간, brain stem)에 있는 안구운동시스템(눈돌림 시스템, oculomotor system)에 의한 안구운동의 조절에 달려있다. 다른 안구운동 기능들은 다음과 같다. 두눈 보기(양안시, binocular vision) 유지; 앞쪽 있는 타깃에 고정; 움직이는 타깃 따라가기; 머리가 움직일 때 응시하는 것을 지속적으로 유지하기. 외안근(extra-ocular muscles)은 안구 움직임을 집행하며 뇌간에서 기시하는 세 개의 뇌신경(cranial nerves)에 의해 자극된다. 뒤통수엽과 이마엽(전두엽, frontal lobe) 겉질로부터 뇌간에 있는 이 신경들의 핵으로 가는 투사는 안구운동조절을 위한 시스템을 형성한다. 지속적으로 응시하는 것은 머리의 움직임에 반응하는 전정계(vestibular system)로부터의 입력에 의해 유지된다.

움직이는 이미지 추적에 있어, 그리고 고정된 디스플레이를 훑어보는데(scanning) 있어 두 가지 다른 안구 움직임이 일어난다.

◈ 안구추적운동(추종 눈 운동, pursuit eye movement)는 이미지를 망막의 중앙부에 유지시키기 위해, 움직이는 이미지와 같은 속도로 움직이는 느린 안구 움직임(slow movement of the eyes)이다. 이것은 눈이 움직이는 타깃을 추적할 때만 일어난다. 안구추적운동은 후두엽에서 시작된다.

◈ 신속안구운동(급속 눈 운동, 홱 보기, Saccadic eye movements)은 고정된 디스플레이를 훑어볼 때 생긴다. 이것은 눈동자를 재빨리 관심 있는 물체로 향하게 하는데 사용된다. 예를 들어 페이지의 한 단어 군처럼 눈은 아이템에 고정되어있고, 그 다음에 다음 아이템으로의 빠른 안구운동(rapid eye movement)이나 단속성 운동(saccade)이 만들어진다. 그림같이 더 큰 영역을 훑어보기에서 눈은 처음에는 중앙에서 주위로 긴 단속성 운동을 만들고, 다음으로 그림의 세부사항에 고정시키기 위한 점점 더 짧아지는 단속성 운동이 뒤따른다. 신속안구운동은 이마엽의 보조운동영역(supplementary motor area)에서 기시한다. 이 영역은 반대편으로의 빠른 안구운동을 만들기 위해 외안근의 뇌간 핵을 활성화한다.

안구추적운동은 기능적 활동에서 우리가 물체 주위로 움직일 때 그 물체를 추적하기 위해 사용되고, 도로에서 움직이는 차를 눈으로 쫓을 때 사용된다. 이러한 안구추적운동은 스포츠 활동이나 컴퓨터게임에서 사용된다. 즉 눈이 공을 쫓아야 할 때 혹은 컴퓨터 게임에서 인물이 타깃을 향해 움직일 때 등이다. 우리는 읽기에서 글자들을 가로지를 때 신속안구운동을 만든다. 또한 단속성 운동은 우리가 버스나 기차로 하는 여행에서 계속 이어지는 표식자(landmark)를 볼 때

활동 (Activity)

- 파트너에게 당신이 연필을 왼쪽에서 오른쪽으로 움직이는 동안 눈동자를 그 연필의 끝에 고정하라고 하시오. 눈이 타깃을 따라가는 동안 어떻게 천천히 움직이는지 관찰하시오. 이것이 안구추적운동이다.
- 파트너에게 직선의 왼쪽에서 오른쪽으로 눈을 움직이라고 하시오. 당신은 눈이 왼쪽에서 오른쪽으로 경로를 훑어봄에 따라 고정점을 바꿔가면서 빠른 단속성 운동을 하는 것을 볼 수 있을 것이다.
- 검은 막대기에 색이 있는 작은 공을 사용하시오. 파트너에게 다음을 하라고 하시오:
  a) 당신이 공을 천천히 다른 방향으로 – 위로 아래로, 왼쪽에서 오른쪽으로, 오른쪽에서 왼쪽으로 – 움직이는 동안 눈으로 공 쫓기
  b) 한 위치에 있는 공에 눈 고정시키기
- 스캐닝에 문제가 있는 사람은 눈을 공에 고정시킬 수 없다.

도 일어난다. 몸 전체가 공간 내에서 움직일 때 응시를 지속적으로 유지시키는 능력이 중요하다. 걸어 다닐 때 머리는 매 걸음마다 움직이지만 눈은 앞쪽을 응시하며 지속적으로 유지한다. 안구운동시스템에 대한 방해는 안구운동의 속도를 늦추고 시각적 스캐닝의 약화로 이어진다. 외상성 뇌손상 후에 안구운동은 종종 무의식적이(spontaneous)며 산만(erratic)하다. 무작위 스캐닝 움직임(Random scanning movements)은 이미지 해석의 지연으로 이어진다. 타깃에 초점을 맞추는 두 눈의 움직임 협응의 상실은 복시로 이어질 수 있고, 깊이 지각의 약화로 이어질 수 있다. 신속안구운동의 약화는 읽기를 어렵게 한다.

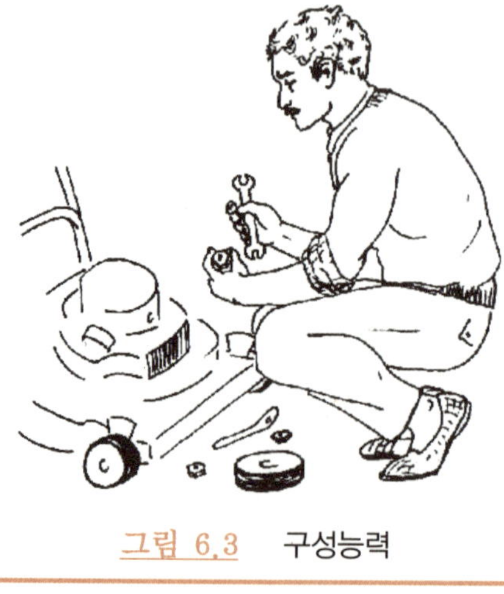

그림 6.3 구성능력

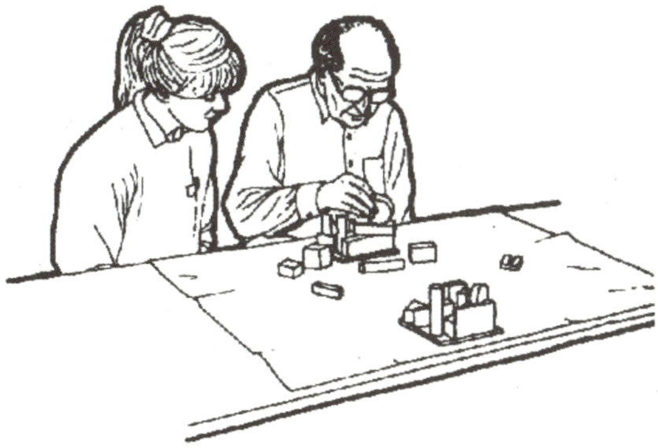

그림 6.4 구성능력평가 NFER-NELSON의 허락 하에 RPAB에서 발췌 (실제 크기 아님)(판권 소유)

2. 구성기술 Constructional skills

구성적인 활동에서 싱글유닛들은 전체적으로 이차원이나 삼차원으로 구성되어있다. 구성은 간단하게 아침에 옷을 입는 것일 수 있다. 식사준비는 샌드위치 만들기나 상차리기 같은 구성적 요소를 갖는다. 음식제조기나 진공청소기, 납작한 상자에 담은 조립식 가구를 조립할 때 더 복잡한 구성적 기술이 필요해진다. 보수 관리, 차의 엔진이나 잔디 깎는 기계 수리 같은 수선과제(repair tasks)에 구성적 요인이 많다(그림 6.3을 보시오).

하나의 전체로 만들기 위해 유닛들을 조립하는 동안 주위에 있는 아이템의 위치는 손 움직임의 범위와 방향에 통합되어야한다. 공간적 위치에 대한 정신적 작용은 Chapter 5에 기술되었듯이 두정엽(마루엽, parietal lobe)에서 끝나는 배측(dorsal)의 '어디에' 경로를 사용한다.

이러한 공간적 정보는 움직임의 계획과 집행을 위한 이마엽의 운동 영역으로 입력된다. 구성능력 평가에 있어서의 주된 어려움은 과제에서 구성적 요소와 운동요소를 분리하는 것이다. 왼쪽 반구에 병변이 있는(오른쪽 편마비) 사람이 비우세손을 사용해야할 때 문제가 더 많다. 구성과제에서 조립을 위한 설명서는 오른쪽 편마비가 있는 사람을 위해서는 시각적이어야 하고 왼쪽 편마비에는 언어적이어야 할 필요가 있다. 구성기술에 대한 검토는 두 가지 활동에 대한 분석을 위주로 집중되어 왔다. 그리기(drawing)와 짓기(building) / 조립하기(assembly). 그리기 과제에서 클라이언트에게 모델을 보고 정교한 선으로 그려진 그림을 모사(copy)하게 하거나, 기억해서 그리게 한다. 이차원이나 삼차원 과제에서 피험자에게 색이 칠해진 나무블록을 특정 디자인으로 조립하게 하거나, 다른 모양과 크기의 구성블록으로 삼차원 구성을 짓게 한다. 그림 6.4는 표준화된 Rivermead Perceptual Assessment Battery에서의 구성능력 평가를 보여준다. 결과는 에러를 명확하게 특징짓기 위해 검토되었다.
왼쪽 뇌손상이 있는 사람과 비교하여 오른쪽 뇌손상이 있는 사람이 그린 이차원적 선으로 그려진 그림에 있는 에러들은 다음과 같다.

◈ 오른쪽 뇌 손상이 있는 사람은 공간적 관계가 뒤틀린 혼란스러운 그림을 그린다. 추가적이거나 반복적인 획으로 윤곽이 붕괴된 그림을 그린다.

◈ 왼쪽 뇌 손상이 있는 사람은 그림을 간소화시키고 요소들을 빼먹는다. 때때로 전체적인 공간적 배치는 보존되지만 그림에서 디테일은 부족하다.

Chen(1995)은 의한 성인과 아동의 구성적 수행에 관한 문헌검토에서 왼쪽 뇌손상이 있는 성인과 아동의 수행과 비교하여 오른쪽 뇌손상이 있는 성인과 아동에서 수행이 두드러지게 더 나쁘다고 기술했다. 수행 측정은 완성하는 데 걸린 시간과 생략(omission), 추가(addition), 대체(substitution), 배치(configuration)에서의 에러 숫자를 포함한다. 주의와 기억은 복잡한 그리기와 조립구성에서 중요한 역할을 한다. 앞쪽에 병변이 있는 사람들은 계획하기와 순서정하기를 잘 못하는 것으로 보이는데, 이는 복잡한 구성적 과제에서의 집행기능(Executive functions)의 관련을 보여준다.

임상 실례(Donnelly, 1998)

과제분석을 사용하여 세 가지 구성적 과제의 구성적 요소들이 분리되었다. 세 과제들은 다음과 같다. 샌드위치를 만들어 점심도시락 싸기; 카디건 입기; 상차리기. 각각의 과제의 구성적 단계에 관한 체크리스트가 만들어졌다. 35명의 뇌졸중 환자들이 RPAB에 있는 표준화된 시공간적 평가를 완수했고, 또한 각 과제의 구성적 단계에 관한 체크리스트를 사용하여 기능적 평가도 완수했다. 이 연구는 표준화된 시공간적 검사의 점수와 기능적 과제에서의 단계수행점수 간의 상관관계를 보여주었다.

3. 신체도식 Body scheme

신체도식은 신체 부분들의 위치와 그것들 사이의 공간적 관계에 대한 지식이다. 이러한 지식은 우리가 여기 저기 돌아다닐 때 신체 모든 부분에서의 시각, 고유수용성감각, 촉각, 압 감각(pressure sensation)으로부터의 입력에 대한 지각과정의 통합에 근거한다. 위아래로의 움직임, 오른쪽 왼쪽으로 등 움직임의 방향에 대한 분별은 신체도식의 부분이다. 신체도식을 위한 표준화된 평가가 RPAB에 있는데, 여기에서 클라이언트는 도형보드에서 신체부분을 구성한다

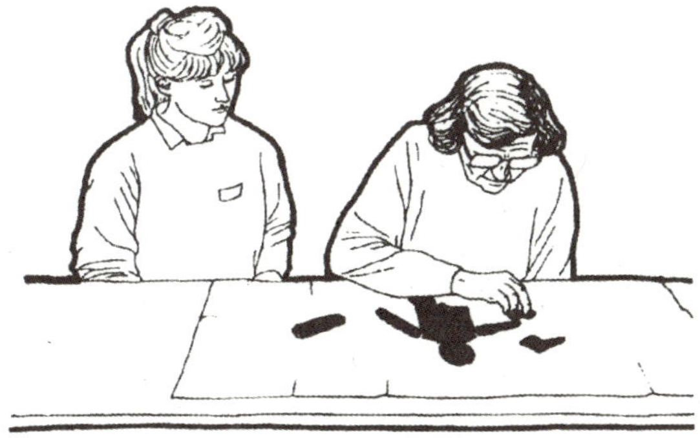

그림 6.5 신체도식평가 NFER-NELSON의 허가 하에 RPAB에서 발췌 (실제 크기 아님)(판권 소유)

(그림 6.5를 보시오). 이 검사를 사용하기 전에 시각적 지각손상(Chapter 5를 보시오)과 편측무시(Chapter 7을 보시오)를 스크린 하는 것이 중요하다.

신체도식의 개념은 문헌 속에 잘 정의되어있지도 않고, 신체도식을 위한 통일된 이론적 프레임워크도 하나도 발달되어있지 않다. 신체도식의 구성을 묘사하는 이론은 그것이 본질적인 심적표상(mental presentation)이든지 감각 피드백으로부터 발전된 것이든 둘 중의 하나를 뒷받침해왔다.

'신체이미지(body image)' 라는 용어는 신체도식으로부터 구별되어야 한다. 신체이미지는 신체도식을 정서적이고 환경적인 입력과 결합시킨다. 그리고 이러한 입력은 시각적 심상에서 자기 자신의 신체에 대한 표상을 만든다. 이러한 표상은 종종 우리 자신의 신체에 대한 물리적 외관과 정확히 같지는 않다. 정상적인 피검자에게 자기 자신을 그리라고 하면 몇몇 신체부위와 관련된 크기가 실제보다 크거나 작을 수 있다. 신체이미지 장애는 심리사회적, 정서적 요소들을 추가적으로 갖는다.

Sirigu(1991)는 몇몇 다른 심적 표상들이 신체에 관한 지식의 처리과정으로 통합된다고 주장한다. 이것들은 다음과 같다.

◈ 각 신체 부위의 어휘적(이름), 의미론적(기능) 표상. 손은 잡는데 쓰인다.
(The hand is used for grasping)

◈ 신체 각 부분의 위치에 대한 구조적 묘사. 손은 상지의 끝에 있다.
(The hand is at the end of the upper limb)

◈ 신체 부분의 변화하는 위치에 대한 시공간적 표상. 손이 몸을 가로질러 움직이고 있다.
(The hand is moving across the body)

1) 신체도식장애 Body scheme disorders

신체도식장애는 하나의 손상이 아니며, 다른 형태들로 나타날 수 있다. 기능적 손실은 양쪽에 올 수도 있고, 영향을 입은 신체의 한 쪽에만 올 수도 있다. 체성감각통합(몸 감각 통합, somatosensory integration) 부위이며 '어디에' 경로가 끝나는 마루엽의 손상이 신체도식장애와 관련 있다.

신체도식장애는 분류에 문제가 있다. 어떤 장애가 다른 지각손상이 포함되지 않은 순수한 신체도식과 관련이 있는지에 관해 의견의 불일치가 있다. 문헌의 기록은 혼란이 온 특정 인지과정 보다는 나타나는 증상과 관련이 있다.

◈ 신체인식 불능증(Somatognosia)은 신체의 부분을 인식하지 못하는 것과 공간에서 신체 부분의 관련된 위치를 지각하지 못하는 것이다. 신체인식 불능증이 있는 사람은 균형감각과 평형감각이 좋지 못하다. 고유수용감각이 정상임에도 움직임이 정확하지 않다.

◈ 오른쪽/왼쪽 변별 손상(Right/left discrimination deficit)은 신체에서 대칭되는 부위의 오른쪽과 왼쪽을 구별하지 못하는 것이다. 좌우혼동은 신체인식 불능증의 일부일 수 있다. 정상적인 피검자들 중에도 많은 사람들이 좌우 구분에 어려움을 갖는데, 특별히 항상 보이던 방향이 아닌 다른 방향으로 제시된 신체 형태에서 부위를 가리키라고 요구받을 때 그렇다.

◈ 질병 부인증(질병 인식 불능증, Anosognosia)은 질병의 심한 정도를 부인하거나 손상을 입은 팔 다리를 부인하는 것이다. 팔 다리를 움직여보라고 하면, 지시는 종종 무시되고, 여러 가지 이유들로 변명을 한다. 한 피검자는 자신의 팔을 직업이 없는 아들의 이름을 따서 '조지(George)'라고 불렀다! 이 사람은 그 팔에 부상을 입을 위험에 있다. 질병 부인증은 심각한 편측무시나 신체도식장애의 일부일 수 있다.

◈ 자기 신체인식 불능증(Autotopagnosia)은 신체의 부분을 식별하지 못하는 것이다. 손가락 실인증는 이런 실인증이 손가락에만 국한될 때를 말한다. 자기 신체인식 불능증은 실어증과 관련 있는 이름대기의 문제일 수 있다.

신체도식장애에 대한 검토에서 Corbett & Shah(1996)는 신체도식장애가 기능에 어떻게 영향을 주는지에 관한 명확한 연구가 더 많이 필요하다고 주장한다. 신체도식장애의 다른 양상들을 식별하기 위해 발달된 평가는 아직 타당성이 입증되지 않았다. 뇌졸중(CVA) 후의 신체도식장애 발생과 그것이 기능에 미치는 불리한 영향 때문에 신체도식이 작업치료 리서치에 있어 우선순위를 차지한다.

4. 길 찾기 Finding the way

삼차원의 세계에서 우리가 이 장소에서 저 장소로 움직일 수 있는 능력은 대규모의 공간적 지식에 따라 작동하는 복잡한 내비게이션 시스템에 의존한다. 내비게이션에서 우리를 둘러싼 넓은 지형적 환경(topographical environment)과 관련 있는 몸 전체의 방향은 개인 공간(personal space)(신체도식)에서의 신체 부분의 방향과 다르다. 지형적 환경은 다른 시간에 다른 측면으로 보인다. 우리는 주차장에서 들어가든지 인도에서 들어가든지 간에 동네 슈퍼마켓 안으로 들어가는 길을 찾아갈 수 있어야 한다.

우리가 주위를 둘러보는 동안, 작업기억(working memory)이 동시에 몇 초 동안 환경으로부터의 정보를 보유하고 있고 길을 따라 움직이는 순서를 계획하기 위해 장기 기억으로부터 공간적 정보를 인출한다(Chapter 8을 보시오). 표식자(landmark)에 대한 주의와 시각적 인식은 추가적인 정보를 제공하는 촉각적 지각과 더불어 길 찾기의 기초이다. 지형적 지남력(topographical orientation)은 환경에 관한 지식을 획득하는데 있어 세 단계를 갖는 인지능력이다.

◈ 서로 간 그리고 우리 자신과의 관계에 따라 코드화된 표식자(landmark)들의 구조적 표상(structural representation). 이 단계는 자기중심적(egocentric) 혹은 신체 중심적(body centred)으로 알려져 있다. 이것은 우리 자신에 대하여 표식자(landmark)의 근접정도(proximity), 깊이(depth), 방향(orientation)을 판단하는 능력을 포함한다.

◈ 경로형성을 위해 표식자(landmark)의 순서정하기(sequencing).

◈ 길을 따라 표식자(landmark)와 경로를 함께 인지적 지도화(cognitive mapping). 이 단계는 환경 중심적(allocentric 혹은 environment centred)으로 알려져 있다. 이것은 공간 내에서 우리가 어디에 있는 지나 혹은 신체의 방향으로부터 독립적이다. 이것이 실제 환경에서의 길 찾기와 경로의 지도 그리기의 기초이다.

이러한 세 단계들은 아동발달에서 연속적으로 일어난다. 어린 아이는 처음에는 '우리 집', '우리 집 앞 도로', '메리(역자 주: 자기 자신의 이름이나 가족의 이름)의 문'을 인식하기를 배운다. 그 다음으로 아이는 익숙한 길의 어디에서 코너를 돌아야 하는지 안다. 세 번째 단계는 나중에 발달하는데, 이는 우리가 아는 두 장소 사이의 다른 길을 찾거나 새로운 경로를 찾은 능력이다. 우리는 이 단계들을 새 집으로 이사할 때 혹은 대학이나 새 직장에 도착할 때 경험한다. 우리는 동네 슈퍼마켓이나 작업치료실, 도서관으로 가는 길의 표식자(landmark)를 배움으로써 시작한다. 이러한 짧은 경로는 그 지역의 다른 부분을 탐색하면서 넓어지고 길어진다. 마지막 단계는 두 장소를 가는 길을 다른 경로로 찾을 수 있을 때이다. 비가 오거나 클라이언트를 휠체어에 태우고 접근해야 할 필요가 있을 때에는 어떤 경로가 다른 경로보다 낫다. 찾아다니는 것이 자동적이 된다. 만약 우리가 길을 잃으면 우리는 지도를 들여다보거나 길을 묻는 시각적이거나 언어적인 전략을 사용한다. 어떤 사람들은 자신들이 방향 감각이 전혀 없다고 말하고, 다른 어떤 사람들은 그들이 지도를 읽을 수 없다고 말한다. 이것이 우리가 길을 찾는데 사용하는 전략에 있어서의 개인적 차이를 강조한다. 이것을 보여주는 기회는 캠퍼스에서의 첫 번째 주 동안에 신입생들에게 생기거나, 모르는 병원에서 열리는 회의나 스터디에 참가하는 치료사들에게 생긴다.

Maguire과 동료들은(1997) 숙련된 런던택시운전사와의 길 찾기 연구에서 양전자단층촬영(positron emission tomography: PET)을 사용했다. 그들은 런던의 한 장소에서 다른 장소로 갈 때 그들이 운전해 갈 경로를 묘사하라고 요구받았다. 신경영상의 결과는 활성화된 뇌 부위의 네트워크를 보였다. 베이스라인에서 활성화된 뇌 영역과 지형적 기억이 아닌 것을 감산했을 때 오른쪽 관자엽의 해마(hippocampus)가 지형적 기억 인출을 위한 것으로 확인되었다.

PET 스캔을 이용한 다른 연구에서 Maguire와 동료들은(1998) 다른 피검자들에게 복잡한 가상현실 마을을 내비게이트 하라고 요구했다. 마을의 배치에 익숙해지도록 하기위한 초기단계 후에 여러 내비게이션 과제를 수행하는 동안 신경영상이 기록되었다. 피험자에게 단순히 화살표를 따라 가상마을을 통과하라고 했을 때에는 관자엽과 비교하여 오른쪽 마루엽에 더 큰 활성화가 있었다. 다른 조건에서 직진경로가 장애물로 막혀있어서 우회해서 가야했을 때, 왼쪽 앞이마엽 겉질이 활성화를 보였다.

이러한 영상화 연구들은 내비게이션이 하나의 인지과정이 아니라는 것을 제안한다. 이것은 각각이 특정 역할을 갖는 뇌 영역들의 네트워크에 의해 뒷받침되는 것이다. 환경으로부터 뒤통수엽에 도달하는 시각적 정보는 내비게이션을 위해 지각과 주의, 기억을 포함하는 복합 시스템으로 변형된다. 오른쪽 관자엽에 있는 해마는 환경에 근거를 둔 공간표상을 처리한다.

그리고 이것은 보이지 않는 목표지점으로 가는 능력을 뒷받침한다. 오른쪽 마루엽은 신체를 바른 방향으로 돌리기 위한 신체중심표상에 근거해 작동한다. 왼쪽 측두엽의 기능은 덜 특정

활 동 (Activity)	· 피검자들을 세 그룹으로 나누시오. 각 그룹은 모르는 장소에 갔다가 시작 지점으로 되돌아오는 길 찾기 과제가 똑같이 주어진다. - Group 1은 경로에 대한 단순한 지도가 주어진다. - Group 2는 어떻게 그곳에 가는지 지시사항이 말로 주어진다. - Group 3은 그 건물을 아는 사람에 의해 가는 길만 경로를 따라 인도된다. · 어느 그룹이 먼저 되돌아오는지에 주의하시오(그리고, 어느 그룹이 돌아오지 못하는 지도!). 길에 있는 표식자(landmark)에 관한 정보가 얼마나 중요했는가? 각 그룹의 경험을 비교하시오.

화되어있다. 그러나 삽화기억(episodic memory)에서 이것의 알려진 역할은 기억하고 있는 가장 그럴듯한 경로를 회상하게 하는 것이다. 왼쪽 앞이마엽 겉질의 관련은 직로로 갈 수 없을 때 계획하고 변경하기 위한 집행과정과 연관이 있을 것이다(Chapter 10을 보시오).

1) 지형적 지남력 장애 topographical disorientation

지형적 지남력 장애는 대규모 공간적 환경에서 길을 찾는데 어려움을 갖는 것이다. 이것은 길 찾기의 하나나 그 이상의 인지요소에 방해가 있어서일 것이다. 환경에서의 지남력 장애의 원인은 다음과 같은 것일 수 있다.

◈ 지각적 손상(Perceptual deficit) - 전에 익숙하던 환경에서 표식자(landmark)나 건물들을 알아볼 수 없는 것은 지형적 실인증(지형적 인식 못함증, topographical agnosia)이라고 불린다. 깊이지각, 접근정도 판단, 좌우구별이 방해받을 수 있다. 지형적 지남력 장애는 종종 안면 실인증(얼굴 인식 불능증, prosopagnosia)과 함께 발생한다. 새로운 경로를 배울 때 표식자(landmark)에 대한 지각적 표상이 자기 자신과 관련하여(자기중심, egocentric) 부호화되어야 한다.

◈ 기억손상(memory impairment) - 시공간 지각이 정상임에도 표식자(landmark)와 건물들을 기억할 수 없는 것은 지형적 기억상실증(topographical amnesia)으로 알려져 있다.

◈ 공간적 관계 손상(Spatial relations deficit) - 표식자(landmark)와 건물들을 알아볼 수 있고 기억할 수는 있지만, 그것들의 공간 내에서의 위치와 그것들 간의 공간적 관계(환경 중심적(allocentric))에 대한 기억이 없다. 이러한 손상은 역행적(retrograde) (이전에 배웠던 경로)이거나, 선행적(anterograde) (새로운 경로 배우기와 관련 있는)일 수 있다.

임상 실례(Borst & Peterson, 1993)

67세 여자 분인 CG는 심장동맥성형술(coronary angioplasty) 후에 오른쪽 CVA로 왼쪽 불완전마비(부전마비, hemiparesis)와 왼쪽 반맹이 왔다. 9달 동안의 응급치료 후에 집으로 퇴원해서 남편과 가족과 함께 살았다. 딸이 그녀를 간호했는데, 쇼핑은 딸이 다 하고, 목욕하기나 옷 입기에 중등도의 보조(moderate assistance)를 제공했다. 그녀는 좌우구별이나 깊이, 거리지각에 손상이 없었다. 그녀가 12달 동안 외래환자로 재활치료를 받은 클리닉 같은 데서 길을 찾는데 심각한 어려움으로 그녀의 기능적 보행이 제한되었다. 그녀는 정신이 또렷했고(alert), 현실을 지각했으며(oriented) 작업치료에 참여하는데 의욕이 있었다(motivated).
치료를 시작하기 전에 그녀는 공간적 지시가 아닌 지시는 잘 따라할 수 있었다. 두 단계로 된 방향지시는 한 번 더 말로 교정해 주면 50% 정도 따라할 수 있었다. 4주 치료프로그램 후에 그녀의 경로 찾기 능력은 향상되었다. 시작하기 전에 지도를 보는 전략을 사용했고 교정해 주지 않아도 방향지시를 이용했다. CG클리닉에서 혼자서도 길을 찾을 수 있게 되었다. 다른 세팅으로의 전환효과(carryover effects)를 보이기 위해서는 더 많은 연구가 필요하다.

5. 시공간적 실인증(시공간 인식 불능증) Visuo-spatial agnosia

시공간적 실인증은 뇌졸중 후에 흔하게 발생하며 작업수행에 큰 영향을 미친다. 어떤 사람들은 시간이 지남에 따라 문제가 해결되지만, 다른 사람들은 문제가 지속적이고 재활가능성이 적다. 시공간적 실인증의 정의는 문헌에 따라 다양한데, 모든 시공간적 지각손상을 포함한다. 이것은 공간적 관계 증후군(spatial relations syndrome)이라고 불린다.
시공간적 실인증의 특징들은 다음에 있어서의 어려움을 말한다.

◈ 익숙한 물건이나 환경적 표식자(landmark)의 시각적 인식(visual recognition)
◈ 다른 물체들과 표식자(landmark) 간의 공간적 관계의 지각(perception of the spatial relationships)
◈ 신체도식의 지각(perception of body scheme)
◈ 환경 내에서의 길 찾기(finding the way)

임상 실례(Lampinen & Tham, 2003)

오른쪽 뇌혈관 사고 후 한 달에서 6개월까지의 기간 동안 여덟 명의 사람들이 연구되었다. 신경심리학적 검사와 일상적인 작업에 있어서 물리적 환경과의 상호작용에 대한 질에 있어서의 어려움(difficulties)에 대한 관찰에 의해 시공간적 실인증이 확인되었다. 각 사람은 말로 된 질문을 이해할 수 있었고 대답할 수 있었다.
각 피검자들과 30분에서 60분 걸리는 면담을 한 주에 두 번했다. 첫 번째 면담에서는 피검자들이 일상 활동에서 겪는 경험에 관해 그리고 문제들을 극복하기 위해 그들이 취하는 방법들에 관해 자유로이 생각하여 대답할 수 있는 비공식적인 질문이 주어졌다. 두 번째 면담 동안에는 예를 들어 상차리기와 샌드위치 만들기 같이 피검자에게 익숙한 일상 활동을 선택하라고 했고, 이것들은 작업치료주방에서 비디오로 찍으면서 수행되었다. 과제가 완수되었을 때 피검자들에게 그들의 경험과 그들이 직면했던 어려움들을 기술하라고 했다. 면담은 Empirical Phenomenological Perspective (역자 주: 임페리얼 현상학적 측면)(Karlsson, 1993) 방법을 사용하여 분석되었다.
이 연구에 참가한 참여자들은 물리적 세계가 익숙하지 않고, 낯설며 혼돈스럽다고 기술했다. 이전에는 당연한 일로 생각되던 일상 상황에서 집과 가족, 친구들을 알아보는데 계속되는 노력이 필요했다. 물건들은 도구라기보다는 장애물로 여겨졌고 물건과 상호작용하는 새로운 방법들이 모색되어야 했다. 한 피검자는 그녀 가까이 있는 물건에 손을 뻗어 잡을 수가 없었는데 이제 그녀는 자신의 팔이 너무 짧다고 느꼈다. 다른 한 사람은 차의 좌석과 자신의 몸과의 거리를 잴 수 없어서 차를 탈 수가 없었다.

이 연구의 결과는 시공간적 실인증에서 부딪히는 어려움을 극복하기 위한 전략발전의 중요성을 강조했다.

편측무시(unilateral neglect)는 공간적 능력의 손상과 관련 있는 또 다른 장애이다. 편측무시가 있는 사람은 한 쪽 공간의 자극을 보고하거나, 그 자극에 반응하거나, 그 자극으로 방향을 돌릴 지 못한다. 그리고 이것은 주로 왼쪽에 대해 그렇다. 이것은 오른쪽 마루엽에 병변이 있는 사람에게 가장 흔하게 발생한다. 편측무시는 공간의 한 쪽에 대한 심적 표상을 형성하는 능력이 없는 것으로 설명되어왔다. 다른 이론은 무시를 반쪽 공간(hemispace)으로 주의를 기울이는 것에 있어서의 손상으로 기술한다. 공간적 처리과정에 주의가 필요한 이상 공간적 표상이론(spatial representation theory)과 주의이론(attention theory)은 별개의 것이 아닐 수 있다. 문제는 또한 반대쪽 공간으로의 움직임을 시작하지 못하는 데에서 시작될 수도 있다. 편측무시에 대한 이론은 Chapter 7에서 더 상세하게 논의될 것이다.

1) 기능적 결과 FUNCTIONAL CONSEQUENCES

시야손상(visual field defect)이 있는 사람은 물체를 명확하게 보지 못한다. 많은 사람들이 부분적 시각손실을 극복하기 위한 전략을 발전시킨다. 보상전략으로도 읽기는 여전히 문제로 남는다. 왼쪽에서 오른쪽으로 스캐닝하기에서 오른쪽 시야손상이 있는 사람은 처음 몇 단어 후에는 본문의 내용을 이해하지 못한다. 왼쪽 시야손상이 있는 사람은 읽기를 시작하지 못하거나, 왼쪽으로 눈이 되돌아가 다음 줄을 읽는데 어려움을 갖는다.

안구운동조절상실(loss of control of eye movement)은 안구운동의 속도를 늦추고 시각적 스캐닝을 잘 못하는 것으로 이어진다. 외상성 뇌손상 후에 안구운동은 종종 무의식적이며 산만하다. 무작위 스캐닝 움직임은 이미지 해석의 지연으로 이어진다. 타깃에 초점을 맞추는 두 눈의 운동 협응 상실은 복시와 깊이 지각의 약화로 이어질 수 있다. 신속안구운동의 약화는 읽기를 어렵게 한다.

구성적 기술의 손상(deficits in constructional ability)은 모든 수단적 일상생활활동(instrumental activities of daily living)에 어느 정도는 영향을 미친다. 식사준비, 쇼핑, 집 청소에 문제를 보이는데, 특히 전기기구나 연장을 사용할 때 그러하다. 가사도구들은 근육의 작용력과 관절의 부담을 줄이기는 하지만 일을 덜어주는 이러한 기구들이 조립되어야할 때는 과제의 인지적 요소가 증가한다. 옷 입기는 옷을 신체에 맞는 방향으로 바로 잡는 것을 포함하는 구성적 과제이다. 정원 가꾸기는 씨 다루기와 화단식물의 배열을 계획하기를 위해 주요 공간적 구성요소를 갖는다. 현금지급기의 사용은 키패드의 배치에 대한 지식과 카드를 넣는 구멍의 위치에 대한 지식이 필요하다. 컴퓨터를 작동시키는 데는 모니터에 있는 다른 아이콘들과 웹사이트의 링크를 가동시키기 위해 프롬프트를 여기저기로 움직이는 것이 필요하다. 모든 공놀이를 포함한 많은 여가활동들이 움직이는 타깃을 좇는 능력과 팀의 다른 멤버들의 위치를 알아차리는 능력을 필요로 한다.

신체도식장애(Disorders of body scheme)는 모든 자기관리활동(personal care activities)에 영향을 미친다. 신체에 가까이 있는 물건을 다루는데 있어서의 어려움은 씻기(washing), 용변(toileting), 옷 입기(dressing)에서의 어려움으로 나타난다. 옷을 안팎을 바꿔서 입거나 앞뒤를 바꿔서 입을 수 있다. 신체의 한쪽만 옷을 입을 수도 있다. 질병 부인증에서는 무시되는 신체부위를 다칠 위험이 있다. 좌우구별에 손상이 있는 사람은 방향중심의 기구를 사용하는데 있어서 문제를 갖는다. 보행에 있어 계단이나 연석(역자 주: 인도와 차도 사이의 연석, kerbs) 오르내리기에는 매 걸음마다 다리가 움직이는 거리를 모르고서는 어려움이 있다. 이것은 특히 시각적으로 손상이 된 사람들에게 영향을 주는데, 그들이 계단의 깊이를 추정하는데 신체도식과 고유수용감각에 아주 많이 의존하기 때문이다.

지형적 지남력 장애(topographical disorientation)는 일상생활에서 독립적이지 못하게 하고 개인이 안전하다고 느끼는 느낌에 영향을 준다. 가게에 사는 길이나 여가 활동에 참여하기 위해 가는 길을 찾을 수 없을 때에는 사회적 상호작용이 제한된다. 자기 자신의 환경을 다루거나 이해할 능력이 없는 것은 무력감으로 이어진다. 지남력 장애로 야기되는 자기 주체성의 상실(loss of self-identity)은 인간작업(human occupation)으로부터의 철회로 이어질 수 있다. 어떤 사람들은 자신들이 경로찾기에 문제가 있다는 것을 인정하지 않는데 이것은 안전에 문제를 야기한다.

시공간적 실인증(visuo-spatial agnosia)을 경험하는 사람들에게는 자기 자신의 신체와 환경 두 가지 다에 물리적 사회적 차원에 대한 지각에 혼란이 있다. 그 개인의 수준에서는 연석과 계단에서 헛딛거나, 넘어질 위험이 있다. 기구는 작업대나 테이블 모서리에서 떨어진다. 옷 입기에서 옷의 위아래, 안팎을 구별하는데 어려움이 있을 수 있다.

휠체어사용자는 그 사람이 휠체어와 변기 혹은 침대와의 거리를 판단하지 못할 때 자리이동(transferring 역자 주: 침대, 의자, 휠체어, 변기, 욕조 등의 한 자리에서 다른 자리로 옮기기)에 문제를 갖는다. 휠체어운전연습은 그 사람이 거리를 추정할 수 없거나 오른쪽, 왼쪽으로 제대로 돌 수 없을 때에는 대단히 어렵다. 걸어 다니는 사람은 한 장소에서 다른 장소로 가는 길을 찾지 못할 수도 있다.

2) 평가와 치료적 중재를 위한 제안 Suggestions for Assessment and Intervention

평가(Assessment)

◈ 개인의 기능적 레벨에 적절한 다양한 과제와 활동에서 개인을 관찰하고, 만들어지는 에러의 타입과 빈도를 기록하시오.

◈ 상차리기, 샌드위치 만들기, 음식 조리기나 진공청소기 같은 조립식 기구를 포함하는 구성능력을 평가하는데 적절한 과제.

◈ 신체도식장애에서는 클라이언트에게 신체부위를 가리키라고 하거나 다른 손으로 신체의 한 부분을 만져보라고 하시오. 기능적 활동에서는 씻거나 옷을 입을 때 신체부분을 무시하고 있는지 하는 징후를 관찰하시오.

◈ 지형적 지남력 장애는 익숙한 경로를 사용하여 클라이언트에게 한 장소에서 다른 장소로 가는 길을 찾도록 요구하시오. 미로 찾기같이 연필과 종이를 사용하는 정적인 과제를 사용할 수는 있지만, 이것이 삼차원인 환경에서 다닐 때 나타나는 문제를 보여주지는 않을 것이다.

◈ 많은 시공간적 과제들은 복합적이며 기억력과 주의력, 문제해결기술(집행기능)을 요구한다. 이러한 것들이 평가되어야 할 필요가 있을 것이다.

3) 평가도구자료 Assessment resources

표준화된 평가는 RPAB, COTNAB, LOTCA를 포함한다. RPAB에서의 점수와 세 가지 기능적 과제의 단계들의 수행에서의 점수 간의 상관관계를 지지하는 몇몇 근거가 있다(Donnelly와 동료들, 1998). Zoltan(1996)은 신체도식을 위한 비표준적인 기능적 검사 시리즈를 그것들의 신뢰도와 타당도에 대한 언급과 더불어 기술했다.

치료적 중재(Intervention)

◈ 시공간적 손상은 종종 한쪽 공간무시와 주의에 있어서의 문제와 함께 생긴다. 이러한 손상을 다루는 치료적 중재방법이 이런 경우에는 가장 효과적일 것이다(Chapter 7을 보시오).

◈ 읽기나 물건 찾기 같이 특정 활동을 위한 시각적 스캐닝테크닉 훈련이 효과적일 수 있다(Cicerone와 동료들, 2000).

◈ (언어적, 시각적) 단서의 사용과 안전에 관한 문제점의 자각에 있어서 가족과 간병인의 교육은 성공적인 과제 완성을 가능하게 할 수 있다.

◈ 보상적 전략은 과제를 성공적으로 완성했는지 체크하도록(내가 얼굴 양쪽을 다 면도했나?) 배우기, 일일체크리스트 사용하기나 중요한 장소에 놓아두고 시각적으로 생각나게 하는 것

사용하기를 배우는 것을 포함한다. 학습 잠재력과 연습은 보상적 테크닉을 성공적으로 사용하기 위해 중요하다.

4) 근거의 출처 Sources of evidence

특정 시공간적 손상을 교정하기 위한 훈련이 효과적이라는 일관된 증거는 없다. Quintana (2002)는 시각적 스캐닝과제를 보조하기 위한 '고정시키기(anchoring)' 테크닉을 기술했다. 이 테크닉은 전환되지 않거나 일반화되지 않는 것으로 보이기 때문에 각각의 특정 활동과 배경에서 학습되어야한다. Cicerone과 동료들은(2000) 인지재활테크닉에 대해 체계적으로 문헌을 검토했다. 그들은 증거의 질에 근거한 임상표준과 임상가이드라인을 제안했다. Zoltan은(1996) 신체도식장애를 위한 일련의 교정적, 적응적 테크닉을 기술했지만, 그것들의 효력은 나타내지 않았다.

요약 (Summary)

1. 시력, 시야영역, 안구운동조절은 기초적 시각기능으로 알려져 있다. 우리를 둘러싼 공간의 특징을 스캐닝 하는 능력은 다음과 같은 것을 필요로 한다. 정상적인 시야의 적절한 영역; 안구추적운동과 신속안구운동; 주의의 이동.
2. 공간적 처리과정은 마루엽에서 종결하는 공간적 위치를 위한 '어디에' 흐름과 상호작용하는 깊이 지각, 방향감각, 움직임을 포함한다. 구성적 기술은 전체적으로 이차원이나 삼차원을 형성하기 위해 싱글 파트들을 구성하는 것이다. 구성적 활동에서 손을 뻗어 닿을 수 있는 공간에 있는 물체들의 위치는 손 움직임의 공간적 시간적 구성요소와 통합된다.
3. 신체도식은 신체부위 위치와 그것들 간의 공간적 관계에 대한 심적 표상이다. 신체 부위에 대한 구조적, 의미론적, 어휘적 표상은 신체도식 속으로 통합된다. 신체도식장애와 그것들이 기능에 주는 영향 간의 관계는 아직까지 명확히 정의되지 않았다.
4. 지형적 지남력은 다음과 같은 세 단계의 인지과정을 포함하는 복합적 능력이다. 표식자(landmark)와 그것들의 공간적 위치인식; 경로에 대한 심적표상을 형성하기 위한 표식자(landmark)들의 순서 정하기; 표식자(landmark)와 경로가 결합된 '외부 세계에 근거를 둔' 지식의 인지적 지도그리기. 뇌 영상 연구는 본 적이 없는 위치로 가는 경로를 따라가는데 있어 오른쪽 관자엽에 있는 해마의 역할을 보여 왔다. 지형적 지남력 장애는 환경의 사회적 물리적 차원을 통합시키는 능력이 없는 것이며, 안전하지 못하다는 느낌과 인간작업으로부터의 철회로 이어진다.
5. 시공간적 실인증은 사공간적인 지각의 전체적 손상으로 정의되며, 이것은 사람들이 물건과 물리적 환경의 구조와 하는 상호작용을 방해한다. 모든 일상과제에는 노력이 필요하게 되고 자신의 자아감을 되찾기 위해서는 끊임없는 투쟁해야 한다.

Chapter 7. 주의와 편측무시
Attention and Unilateral Neglect

'주의(attention)'란 단어는 일상적인 어휘 중의 하나다. 우리는 행동을 준비하기 위해 쉬지 않고 계속해서 주의를 집중 한다. 다른 사람들이 들었으면 하는 것이 있으면 우리는 그들에게 주의를 집중하라고 한다. 우리는 식당에서 종업원들의 '주의를 끈다.' 이러한 예들은 우리가 우리의 행동과 행위의 일부로서 주의가 우리에게 얼마나 익숙한가를 보여준다. 주의를 보는 것과 감지하는 것으로 생각하기 쉽지만, 주의는 그것 보다 더한 의미가 있다. 인지과정 초기에 역할을 하는 주의는 환경 속에서 다른 모든 정보를 무시하고 중요한 특징을 골라낸다. 미팅이나 모임을 녹음하여 들어보면 그 당시에는 있는 줄도 몰랐던 온갖 소음이 배경에 들어있다. 다시 말해 뇌는 매 순간 무엇을 들을지, 무엇을 볼지를 선택한다. 여러 대화가 동시다발적일 때, 우리는 그 중 하나에 주의를 집중한다. 그렇지만 우리는 우리가 참여하는 대화를 듣고 있다가도 자신의 이름이 거론되면 거기에 반응한다(그림 7.1을 보시오).

우리는 때때로 예를 들어 쾅하는 큰 소리나 높아진 언성 같은 예기치 않은 자극에 의해 주의가 흐트러질 수 있다. 다른 곳으로 주의를 이동할 때 머리와 눈도 같이 움직일 수 있고, 눈 움직임 없이 은밀히 일어날 수도 있다. 전화가 울리면 전화를 받으려고 주의를 전체적으로 이동한다. 주의의 이동은 행위와 행동에 있어서 유연성을 위해 중요하다.

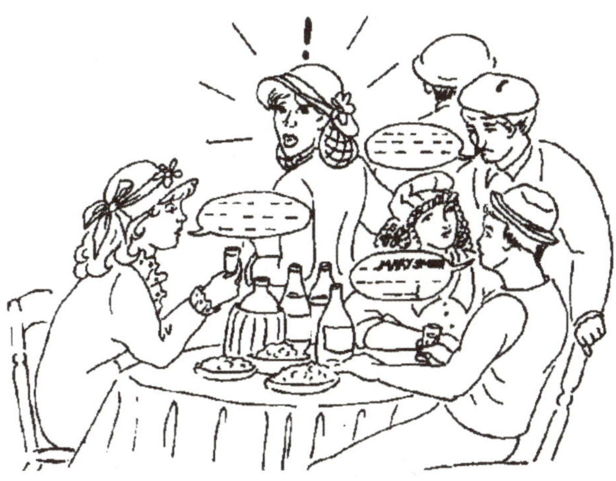

그림 7.1 칵테일파티현상

우리는 습득된 활동은 '자동조종장치(autopilot)'에 따라, 낮은 레벨의 주의과정으로도 잘 수행한다. 하지만 만약 같은 활동이 잡음이 많은 방이나 익숙하지 않은 환경에서 수행될 때는 높은 레벨의 주의집중이 필요하다. 어떤 이들에게는 배경의 음악이 주의집중레벨을 높이지만, 다른 사람들에게는 그것이 주의를 산만하게 하는 것이 된다. 두 가지나 그 이상의 과제들 사이에서 주의를 분할하는 것은 각각의 과제에 관련된 감각의 종류와 뇌의 주의용량한계에 따라 성공정도가 달라진다. 많은 사람들이 운전 중에 라디오를 듣고, 어떤 이들은 타자를 치면서도 동료와 대화를 할 수 있다. 그렇지만 동일한 감각양상이 충돌할 때는 어려움이 있다. 예를 들어 텔레비전 프로그램을 보면서 대화를 들을 때는 청각적 감각의 충돌이다.

주의는 우리가 생각이나 계획에 집중할 때 내부적으로 생성될 수 있고, 의식화된다. 문제해결 능력이나 지적인 기능은 모두 큰 주의적 구성요소를 갖는다. 기억에 있어서 아이템의 입력과 그 후에 그것들의 재생은 주의의 집중을 요한다. 주의과정은 각 레벨이 더 낮은 레벨에 의존하는 계층구조로 이해될 수 있다. 기본적인 레벨은 각성(arousal)과 각성상태(vigilance), 즉 행동을 위한 준비상태이다. 이것이 우리가 환경 속에서 관련 정보를 선택하는 능력을 뒷받침하고 한 초점에서 다른 것으로의 주의이동을 뒷받침한다. 가장 높은 레벨은 조절된 인지처리과정이다. 이것은 주의를 지속시키고 경쟁하는 반응의 선택을 억제한다. 그 손상이 모든 인지기능에 영향을 주기 때문에, 주의가 재활초기에 있어 우선순위를 갖는다.

1. 일상적 주의의 구성요소 Attention components

주의는 다른 레벨들에서 작동하는, 뇌의 모든 정보처리의 기초이다. 각성과 깨어있는(alertness) 상태는 주의를 긴 시간동안 지속시킨다. 주의의 선택과 이동은 우리가 우선순위를 두는 문제에 집중하게 하고 우리의 주의를 그것들로 향하게 한다.

1) 각성과 각성상태 Arousal and vigilance

각성(Arousal)은 우리가 행동을 하기 위해 준비할 때, 뇌간(뇌 줄기, brain stem)에서 기인하는, 대뇌겉질의 생리적 활동이다. 오름그물활성시스템(하행성 망상 활성계, ascending reticular activating system: ARAS)은 뇌간을 관통하여 시상(thalamus)을 거쳐 대뇌겉질의 모든 영역에 투사하는 엉성하게 짜인 회색질(gray matter)의 핵심이다. 감각정보는 겉질로 가는 동안 그물체(망상체, reticular formation)와 시상에 의해 조절되어지고, 그것이 각성레벨을 결정한다. 그물체의 손상은 돌이킬 수 없는 혼수상태를 초래한다.

긴장성 각성(tonic arousal)은 주간리듬(diurnal rhythm)과 일치하여, 수면에서 깨어날 때의

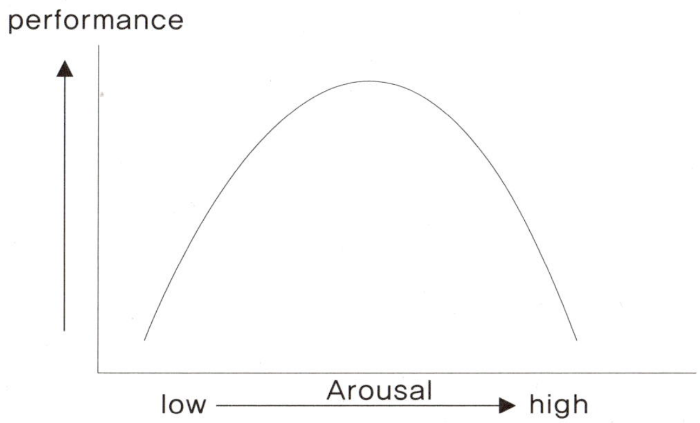

그림 7.2 각성과 수행사이의 관계

각성레벨의 변화이다. 알람시계소리와 방에 비취는 햇살, 사람들의 움직임, 차 소리와 기차소리, 이 모든 것들이 겉질활동을 자극해서 깨어나는 상태까지 각성레벨을 높인다. 환경 내에서 자극이 줄어들고, 잠을 자러 가면 그 반대현상이 일어난다.

위상성 각성(phasic arousal)은 활동요건(activity demands)에 반응하여 일어나는 각성에 있어서의 빠른 변화이다. 각성레벨은 과제의 복잡성과 환경적 조건에 좌우된다. 미세운동조절이나 중요한 결정하기 등의 구성요소를 가지는 과제들에는 더 높은 레벨의 각성이 필요하다. 예를 들어 복잡한 도로건너기 등, 환경적 자극이 위협적이거나 빠른 반응을 요구될 때, 각성은 높아진다. 오랜 시간동안 매우 높은 레벨로 각성을 올리는 것은 스트레스로 이어진다.

각성과 수행사이의 관계는 뒤집어진 U-모양 커브로 설명된다(그림 7.2.를 보시오). 각성레벨이 극단적으로 낮을 때에는 극소한 겉질활동이 환경변화에 잘 반응하지 못하는 것으로 이어지고, 행동의 운동조절을 잘 못하는 것으로 이어진다. 중간정도레벨의 각성에서 우리는 정신이 깨어있으며 행동을 위한 준비가 되어있다. 이러한 적정수준을 넘어서면 신경계는 과도하게 반응하게 되며 행동은 혼란스럽게 된다.

각성상태(vigilance)는 오랜 시간 동안이나 반복적인 활동 동안 지속되어야 하는 주의(attention)이다. 이러한 지속적 주의(sustained attention)는 종종 '계속해서 주의 하는 것(keeping watch)'으로 불리며 각성과는 본질적으로 연계되어있다. 개인이 지속적으로 주의를 집중할 수 있는 최대한의 시간을 종종 주의지속기간(attention span)이라고 부른다.

지속적 주의의 레벨은 비록 같은 과제라 할지라도 매우 다양하다. 고속도로 운전에서 오랜 시

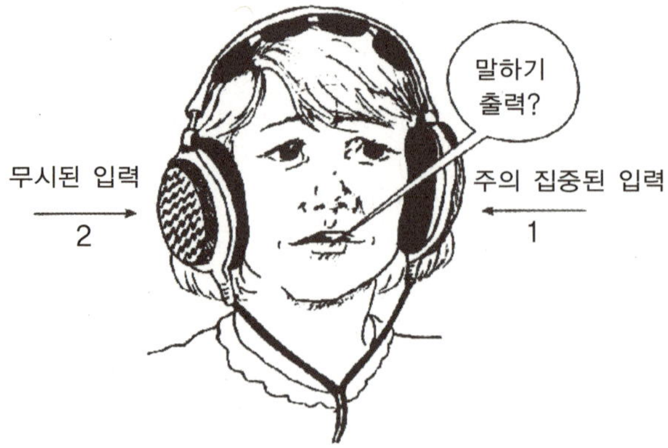

그림 7.3 이분청취

간 동안 지속되는 주의는 도로를 모니터하고 행동이 필요한 변화를 감지한다. 차선이 막혔다는 위험표시나 앞에 천천히 가는 차가 있을 때 주의의 레벨이 올라가서 결정을 하게 하거나 선택한 것에 반응하게 한다.

2) 선택적 주의 Selective attention

뇌는 몸 전체로부터 그리고 환경으로부터 정보의 홍수를 맞는다. 만약 이 모든 것이 처리된다면 뇌의 역량은 곧 과부하 될 것이다. 선택적 주의는 우리로 하여금 무엇이 중요한 것인지를 다루게 하고 나머지는 무시하게 한다. 이것은 '우리가 어떻게 특징들을 선택하고는 지 그리고 다른 모든 입력에는 무슨 일이 일어나는지?' 하는 질문으로 이어진다. 초기연구들은 소리와 시각에 있어서의 선택적 주의를 탐구하기위해 이분청취(dichotic listening)와 시각적 탐색(visual search)을 사용했다.

방 안 가득히 모두 다른 대화를 나누고 있는 사람들이 있을 때, 우리는 관심 있는 대화에만 집중할 수 있고 같은 시간에 진행되는 다른 말이나 음악을 모두 무시할 수 있다. 이러한 '칵테일파티현상(cocktail party phenomenon)'은 1950년대 실험실 실험으로 연구되었는데, 이 때 피검자들에게는 헤드폰을 통해 각각의 귀에 다른 말이 흘러나오는 것이 제시되었다(그림 7.3). 피검자는 오른쪽이든 왼쪽이든 하나의 채널에만 주의를 기울여 무슨 말을 들었는지 반복하라고 요구받았다. 예를 들어 말하는 사람의 성별이나 목소리의 세기 같이 목소리 사이에 물리적 차이가 있을 때에는, 피검자가 선택된 청각적 메시지에 주의를 기울여 무슨 말을 들었는지 큰 소리로 반복할 수 있었다. 두 개의 흐름이 같은 목소리일 때에는 두 가지 메시지의 의미를 구별하는 게 어려웠다. 이러한 초기실험은 선택이 임시저장 후 그리고 의미를 위한 처리과정 전에 일어난다는 것을 시사한다. 나중의 시험은 주의를 기울이지 않은 채널로부터 특히 그 내용이 관련이 있는 것이거나 우선순위가 높은 것일 때 어느 정도의 회상을 보였다. 단어와 숫자가 섞여서 제시되었을 때 주의를 기울이거나 주의를 기울이지 않은 채널들로 부터의 메시지가 의미를 위해 그룹화 되었다. 선택이 의미론적 처리과정 후에 일어날 때의 대안적 모델이 그 후에 제안되었다. 이 '후기선택이론(late selection theory)'은 더 발전해서 주의를 기울이지 않은 채널이 걸러진 것이 아니라 라디오나 TV의 볼륨을 낮추는 것처럼 약해진 것이라고 주장한다. 다른 정보가 약해져있는 동안 주 메시지가 통과한다.

주의를 기울이지 않은 정보의 처리레벨은 관련이 있는 지 없는 지에 달려있고, 그 때의 지각적 하중(load)에 달려있다. 지각적 하중이 낮을 때에는 더 많은 여유분의 주의역량이 선택 전에는 주의를 기울이지 않은 정보의 의미론적 분석에 이용가능하다. 파티 아날로지로 돌아가, 이것은 우리의 주의가 현재의 대화가 지루해질 때 방 안의 다른 대화에 초점이 맞춰질 수 있다는 것을 의미한다.

활 동 (Activity)	집에서 라디오를 틀어놓고 교과서를 읽거나 강의 혹은 임상노트를 써보시오. 라디오에서 당신의 주의를 끌어 당신을 일로부터 주의를 흩트리는 어떤 아이템이든 기록하시오. 이것이 라디오에서 익숙하지 않은 소리인가요? 아니면 아는 목소리인가요? 좋아하는 곡인가요? 당신의 경험은 선택적 청각주의이론(theories of selective auditory attention)에 어떻게 맞아 들어갑니까?

다음으로는 시각세계에서의 선택적 주의에 대해 생각해 볼 것이다. 우리는 하고 있는 일과 관련 있는 정보를 찾는데 많은 시간을 보낸다. 쇼핑할 때는 슈퍼마켓 진열대에서 특정 시리얼 묶음을 찾고, 버스정류장에서는 집으로 가는 버스를 찾는다. 선택적 시각주의(selective visual attention)는 1970년대에 시각적 탐색과제를 사용하여 실험실에서 연구되었다. 피검자들은 혼란자극(distractors)이 30개까지 있는 배열에서 타깃자극을 찾도록 요구받았고, 타깃에 반응하는 시간이 기록되었다. 예를 들어 형태나 색깔 같이 타깃의 시각적 특징과 혼란 자극의 수는 매 시도마다 다양했다.

한 조건에서는, 예를 들어 흰 동그라미로 된 타깃이 검정 동그라미로 된 혼란자극과 함께와 같이 타깃과 혼란자극이 한 차원에서만 달랐다(그림 7.4a를 보시오). 한 가지 특징 차이는 색깔 대신에 형태가 될 수도 있음에 주의하시오. 이 경우에 있어서는 타깃에 반응하는 시간이 빨랐고 이것은 배치 속에 있는 혼란자극의 개수에 영향을 받지 않았다. 이것은 주의집중 전 메커니즘(pre-attentive mechanism)이라고 불리는 신속한 병렬적 선택과정(fast parallel selection process)을 시사한다.

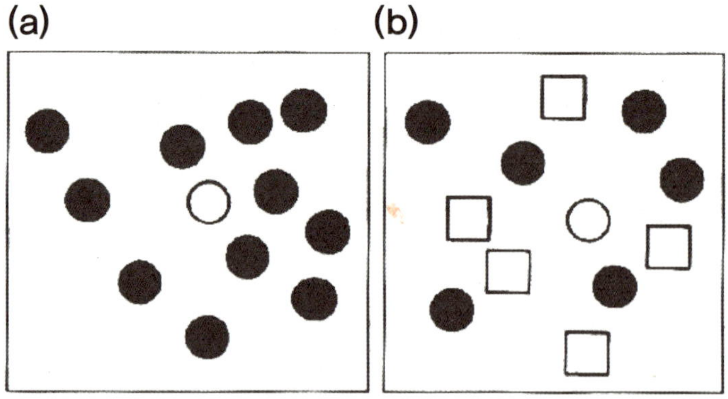

그림 7.4 타깃을 쫓는 시(흰색원)
a) 단순형태 – 신속한 병렬적 선택과정,
b) 형태의 결합 – 느린 연속적 선택과정

두 번째 조건에서는, 예를 들어 색깔과 형태 같은 특징들의 결합에 의해 규정되었고, 여러 다양한 혼란을 주는 자극들이 이러한 특징 중의 하나를 공유했다. 이것은 그림 7.4b에 나와 있으며, 여기에서 타깃은 흰 동그라미이며 환각을 주는 자극들은 흰 네모와 검은 동그라미이다.

이런 경우에는 반응시간이 더 길었으며, 배열에 있는 혼란을 주는 자극의 개수와 관련이 있었다. 이것은 주의처리과정이 타깃이 찾아질 때까지 한 번에 하나씩 아이템들을 연속적으로 탐색하도록 지휘한다는 것을 시사한다.

기술된 시각적 탐색 패러다임은 전철역의 군중 속에서 친구들 찾는 것과 비교될 수 있다. 만약 그 친구가 회색 정장을 입은 수많은 통근자들 속에서 유일하게 녹색 재킷을 입은 사람이라면, 신속한 병렬적 탐색이 일어난다. 만약 군중이 균질적이지 않다면, 머리 스타일이나 키, 몸 무게 같은 추가적인 특징들이 연속적으로 친구를 찾는데 사용되며, 만약 군중이 많다면 이것은 더 오랜 시간이 걸린다. 이러한 실험은 시각적 주의의 Feature Integration Theory(역자 주: 특징 통합 이론)를 낳았다(Treisman & Gelade, 1980). 여기에서 시각적 주의는 예를 들어 색깔이나 크기, 방향 같은 한 가지 특징의 신속한 병렬처리과정과 이것을 뒤따르는 더 느린 연속적 처리과정(slower serial process)을 나눈다. 이 느린 연속적 처리과정은 물체를 형성하기 위한 특징들을 통합한다. 시각적 주의는 '접착제(glue)'를 제공하고, 이 접착제는 우리로 하여금 특징들의 의미 없는 세트보다는 한 물체로 지각하도록 한다. 연속적 처리과정은 물체나 공간을 탐색하는 자동스포트라이트로 기술되어 왔다. 시야의 작은 영역 내에 있는 모든 것은 스포트라이트의 빛 바깥에 있는 어떤 것과 비교하여도 선명하게 지각된다. 이러한 아날로지는 나중에 과제요건과 일치하여 스포트라이트의 영역을 증가시킬 수 있고 감소시킬 수 있는 줌렌즈를 포함하도록 확장된다. Feature Integration Theory의 발달은 선택이 다른 레벨들에서 작동할 수 있고 시각적 탐색이 병렬적이거나 연속적인 하나로만 작동하지 않는다는 것을 시사한다. 연구들은 탐색이 타깃의 특징을 공유하지 않는 자극을 무시함으로써 더 효과적일 수 있다는 것을 보여 왔다. 이것은 혼란자극이 매우 다양한 현실세계를 반영한다. 시각적 탐색과제에서 가장 중요한 요인은 타깃과 혼란을 주는 자극 사이를 분간하는 능력이라는 관점에 대한 지지가 있다. 주의집중(Focused attention)이 타깃과 타깃이 아닌 자극 간의 구별이 어려울 때 필요하다. 예를 들어 복층 주차장에서 빨간 스포츠카 찾기 같이 타깃을 구별하기 쉬울 때에는 각각의 차를 연속적으로 탐색할 필요가 없다.

시각적, 청각적 선택주의에 대한 더 나아간 연구는 하향식 처리과정의 역할을 고려해왔다. Desimone & Duncan(1995)은 선택적 주의의 하향식 처리과정은 우리를 행동적으로 관련있는 정보를 다른 입력을 희생하여 받아들이도록 준비시킨다고 제안했다. 경쟁이론이 제시되었는데, 그것에 의하면 과거경험이 혼란을 주는 정보가 억제되어 있을 동안 우선순위 자극의 탐지를 지휘한다. 이것의 한 예가 밤에 시끄러운 차 소리에도 잠을 자는 부모가 아기의 울음에는 언제나 반응한다는 것이다.

3) 주의이동 Shifting attention

우리 주의의 초점은 환경의 특징과 일치하여 그리고 하고 있는 과제와 일치하여 끊임없이 변하고 있다. 우리는 방 건너편이나 그 건너의 자극, 우리 자신의 몸 같이 다른 위치들에 우리의 주의를 향하게 한다. 현재의 초점에서 다른 위치로 주의를 돌리는 것은 주의이동(attention shifting)이나 공간적 지남력(spatial orienting)으로 알려졌다.

주의이동은 주변자극에 반응하여 일어난다. 주변자극은 소음이나 우리 눈 가장자리에서 움직이는 물체를 보는 것일 수 있다. 예기치 못한 소리는 소음이 나는 쪽으로 고개를 돌리는 반사운동을 야기한다. 시각에 있어서는 움직이는 물체가 주의를 빼앗고, 눈은 그 이미지를 망막의 중심 오목초점으로 옮기기 위해 그 방향으로 움직인다. 새 위치로의 이러한 신속한 주의이동은 자동적이며 안구운동이 있거나 없거나 상관없이 일어난다. 주의가 새 위치로 이동이 된 이상 하향식 처리과정이 주의의 초점을 그곳에 유지시킨다.

물체에 근거를 둔 주의이동은 여러 물건을 가지고하는 과제수행에서 일어난다. 주전자에서 컵으로 물을 따르는 간단한 움직임조차도 주전자로의 주의몰입(engaging)과 컵으로 주의를 이동시키는 것을 포함한다. 어떤 상황에서는 은밀한 주의이동이 일어난다. 예를 들자면 강의를 듣는 동안 강사로부터 눈을 움직이지 않고 늦게 도착하는 사람을 위해 길을 내어 줄 수 있다.

활 동 (Activity)	· 이것은 버스나 전철에서의 승객 관찰훈련이다. · 학교나 직장으로 가는 길에 같은 방향으로 가는 승객 네 명을 선택하시오. 이 사람들을 빨리 한 번 보고는 이름과, 예를 들어 그들 앞에 쥐고 있는 신문같이 그 당시에 그들이 주의를 집중하는 것의 위치를 노트하시오. 다음으로는 길을 가는 동안 각 사람의 주의의 초점이 어떻게 변화든 다 기록하시오. – 매번 주의를 이동시키는 자극은 무엇이었나? – 반응은 어땠나? · 책을 읽는 동안 MP3의 트랙 바꾸기, 혹은 친구와 이야기하는 동안 노선도 보기 등과 같은 분할 주의(dividing attention)가 있으면 다 기록하시오. · 이 그룹에서 개인들의 각성레벨에 차이를 관찰할 수 있었나? · 일상생활의 이 예에서 주의의 역할에 대한 프로파일을 만들기 위해 당신의 노트를 동료의 노트와 비교하시오.

주의이동에 대한 연구는 정상적 피검자와 뇌손상이 있는 사람들 두 다에 있어 각각이 다른 뇌 영역을 필요로 하는 이탈(disengagement), 이동(shifting), 몰입(engaging)의 세 단계를 기술했다. 뇌손상이 있는 사람들에게 명백히 주의이동이 상실이 있을 때에는 손상위치에 따라 무작위적인 안구운동이나 시선의 고정, 수의적 안구 운동 불가능이 있을 수 있다.

2. 한 번에 두 가지 일 하기 Doing two things at once

1) 주의분할 Divided attention

일상생활에서 우리는 종종 한 번에 한 가지 이상의 일을 한다. 멀티태스킹(multi-tasking)은 많은 사람에게 있어 직장에서 그리고 집에서의 삶의 한 특징이다. 이런 경우 우리는 두 개나 그 이상의 경쟁하는 활동 사이에서 우리의 주의를 나누어야 한다. 우리 중 몇몇은 두 가지로 이루어진 과제에 전문가이고, 다른 이들에게는 이것이 어렵다. 이것은 두 가지 과제가 어떤 것이냐에 달려있을 수 있다. 숙련된 운전자는 도로에서 차들을 뚫고 나가는 동안 승객과 대화를 잘 할 수 있다. 운전자가 휴대전화를 사용할 때는 상황이 달라진다. 운전자가 휴대전화를 사용하는 모의실험 연구에서 빨간불을 지나치는 것으로 측정된 에러 수가 휴대전화로 듣기를 할 때보다 말하기를 할 때 더 높았다. 말하기와 듣기 둘 다 동안의 에러가 운전하면서 라디오 듣기 때보다 더 많았다.

임상실례(Spelke et al., 1976)

두 학생에게 어려운 이중과제가 주어졌다. 즉, 그들에게 들려주는 단어들을 받아쓰는 동시에 짧은 이야기를 읽고 이해하는 것이었다. 그들의 진척은 17주 동안, 합계 85시간의 훈련에 걸쳐 기록되었다. 처음에는 읽는 속도가 느렸고, 글씨가 엉망이었다. 한 주에 5시간씩 6주간 훈련 후 글씨체가 나아졌으며 본문에 대한 이해도 보였다. 더 많은 훈련 후에는 받아쓰기 목록에서 운율(rhymes)과 의미적으로 관련이 있는 단어들을 탐지할 수 있었다.

이러한 종류의 이중과제 실험은 두 가지 활동 사이에서 주의를 분할시키는 비범한 능력을 보여준다. 이중과제에서 수행을 결정짓는 것으로 보이는 요인은 과제의 유사성, 훈련, 과제의 난이도이다. 두 과제의 전체 인지요건이 우리의 주의역량을 넘어설 때 실패한다. 만약 주의과정이 한 가지보다 더 많은 자원에 근거를 둔다면 성공이나 실패는 관련된 특정 처리자원에 달려있다. 성공에 대한 더 자세한 설명은 과제들 사이의 마찰을 해결하기 위해 각각의 과제를 수행하는 새로운 전략의 형성에 있을 것이다.

다음과 같이 하여 당신이 한 번에 한 가지 이상을 할 수 있는 능력을 평가하시오.

활동 (Activity)

- 다음을 동시에 수행하시오.:
  - a) 예를 들어 간단한 조각그림 맞추기(jigsaw)를 하면서 외우고 있는 시나 운율 외우기 같은 언어적 과제와 시각적 과제
  - b) 신문을 읽으면서 라디오 듣기 같은 두개의 언어적 과제
- 어느 것이 더 쉬운가? 왜 그런가?
- 친구와 함께 좋아하는 드라마나 시트콤을 TV로 보시오. 같은 시간에 그 날 있었던 강의나 회의 노트를 베껴 쓰시오. 프로그램이 끝났을 때 친구에게 TV 프로그램에서 일어났던 일을 자세히 이야기 하시오, 그리고 친구에게 당신에게 강의내용에 대해 질문하게 하시오.

2) 주의공유 Shared attention

우리의 일과 여가활동의 어떤 것은 두 사람이나 그 이상의 사람들 간에 주의를 공유하는 것을 필요로 한다. 직장에서의 회의, 여가활동에서 팀으로 하는 게임, 가족식사시간은 모두 개인의 주의자원을 사회적 구조 안에서 공유하는 곳이다. 이러한 활동들의 요건은 우리가 홀로 기능할 때의 지속적 주의와 비교하여 다른 시간에 다른 방식으로 각 멤버들에게로 주의를 이동하는 것을 포함한다. 예를 들어 가족이나 친구들과 식사를 준비하기 위해 그룹에 참여하는 것과 비교하여 혼자서 식사를 준비하는 것은 다른 레벨의 주의를 필요로 한다. 실질적인 과제의 요

건과 아울러 다른 사람들과의 추가적인 시각적 언어적 상호작용이 잠재적으로 수행에 영향을 미친다. 뇌손상이 있는 사람과 활동을 할 때 치료사가 이것을 깨닫는 게 중요하다. 활동을 공유하는 것이 개인의 각성레벨과 지속적 주의레벨을 관찰하는 데는 유용하지만, 두 사람 간에 추가적인 주의이동이 과제요건을 늘인다는 것을 인식해야 한다.

3. 주의 시스템 Attention systems

주의는 모든 인지기능의 부분이다. 심리학자들은 인지에 있어서의 주의를 William James가 주의의 두 가지 양식을 구별했을 때인 19세기 말까지 거슬러 올라가서부터 고려해왔다. '능동적(active)' 양식은 개인의 목적과 기대에 관련이 있는 하향식 처리과정을 말하고, '수동적(passive)' 양식은 외부자극에 반응하는 상향식 방법이다. 그 때부터 주의에 관한 많은 리서치는 우리가 외부 환경에서 자극을 어떻게 식별하고 반응하는지를 연구해 왔다. 뇌 영상의 도입이 결과적으로 주의 시스템을 보여주었고, 활동적인 뇌 영역을 확인해왔다.

1) 주의역량 Attention capacity

주의과정에 대한 초기연구들은(Kahneman, 1973) 제한된 역량의 중앙처리기를 가진 역량모델(capacity model)을 기술했다. 이것은 진행 중인 활동과 병행하여 주의를 융통성 있게 할당한다(그림 7.5를 보시오). 중앙처리기의 총 역량은 각성레벨에 의해 영향을 받는다. 과제들의 전체 요건이 주의역량을 초과할 때 문제가 생긴다. Styles(1997)는 역량이론을 가스공급량이 제한되어있는 집에 비유했다. 중앙난방보일러가 작동할 때 가스레인지가 켜 있다면, 가스레인지의 불꽃은 작아질 것이다. 두 개의 기구가 함께 가스를 필요로 할 때 가스레인지에 사용가능한 가스의 양이 줄어든다. 집으로의 가스압력을 높이는 것이 가스레인지의 문제를 해결할 것이고, 같은 방법으로 각성을 높이는 것이 총 주의역량(total attention capacity)에 영향을 준다. 주의역량에 대한 요건은 여러 가지 방법으로 다양하다.

- ◈ 정신적 노력(Mental effort) – 새롭고 복잡한 과제는 총 주의역량의 큰 몫을 필요로 한다.
- ◈ 기술(Skill) – 훈련의 결과인 과제에서의 기술습득은 주의요건을 줄인다. 익숙한 일상과제는 다른 활동을 위해 더 많은 역량을 남긴다.
- ◈ 동기와 각성(motivation and arousal) – 할당 가능한 총 역량을 증가시킨다. 수행이 각성과 더불어 최적수준까지 증가한다.

역량모델은 두 활동 간의 주의분할을 설명하는 간단한 방법이다. 하지만 이것은 다양한 난이도

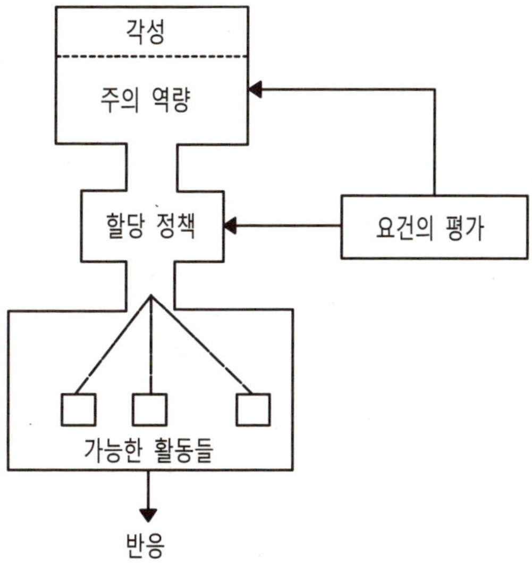

그림 7.5 (Kahnema, 1973에 근거한) 주의에 대한 역량모델(Capacity model of attention)

를 갖는 과제들 사이에서 주의가 어떻게 중앙처리기에 의해 할당되는지는 기술하지 설명하지 않는다. 이 모델의 발전은 과제특정적인 다양한 주의자원에 의한 단일처리(single processor)를 대신해왔다. 이것은 비슷한 과제 두 개 사이에서 주의를 분할하는 것이 왜 어려운지를 설명할 것이다. 즉 같은 자원이 경쟁하기 때문이다. 현재까지는 여러 자원 풀(multiple resource pools)의 자극의 특성을 분리시키는 것의 어려움을 증명해 왔다.

역량모델은 종종 전체적으로 주의역량이 줄어들 때인 뇌손상의 영향을 설명한다. 정신적 노력을 많이 요구하는 과제는 너무 어려워지고, 잘 학습되고 익숙한 과제는 이제 노력이 필요해진다. 전반적인 각성 또한 줄어들어서 모든 활동에서 수행이 느려지고 주의집중이 필요하다. 이런 경우에는 한 번에 하나의 과제를 수행하는데 최적화 되도록 환경이 조절되어야 할 필요가 있다.

2) 자극에 의해 유도된 주의와 목표에 의해 유도된 주의
Stimulus-driven and goal-directed attention

주의과정에 대한 Kahneman의 역량모델의 시대 이후로 대부분의 이론들이 William James의 아이디어와 두 시스템으로의 주의분할로 돌아왔다. 뇌 영상테크닉은 관련된 뇌 영역을 확인해 왔다. Posner와 Peterson(1990)은 두 시스템을 기술한다. 개인의 의도에 의해 조절되는 내부시스템과 우선순위를 가진 자극으로 움직이는 주의의 자동정위(지남력) 시스템이다. Posner

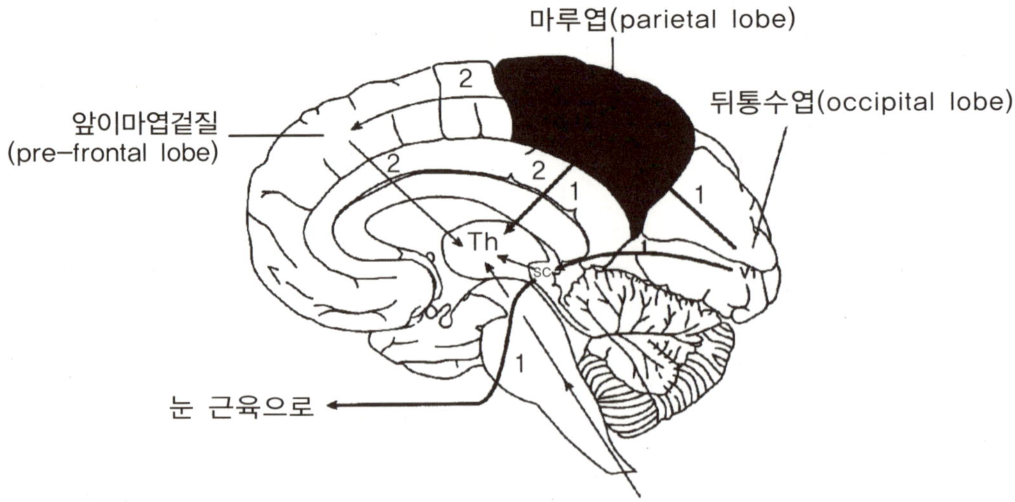

그림 7.6 두 가지 주의시스템
1. 자극에 의해 유도된
2. 목적에 의해 유도된
Th-시상(thalamus), SC-위둔덕(상구, superior colliculus)

와 Peterson의 기술은 나중에 다음과 같이 기술한 Corbetta와 Shulman(2002)에 의해 발전되고 화장되었다.

◈ 자극에 의해 유도된 시스템(stimulus-driven system)은 환경 내에서 두드러진 자극을 추적하고 그것들로 주의를 자동으로 이동시킨다. 이 상향식 시스템은 중요하면서도 예기치 않은 자극이 있을 때 활성화된다. 이 시스템의 손상은 편측무시가 있는 사람들이 왜 왼쪽에 있는 자극은 무시하지만 그쪽으로 수의적으로 주의를 기울일 수는 있는지를 설명한다.

◈ 목적에 의해 유도된 시스템은 개인의 의도에 의해 조절되며, 뇌로 들어오는 특정 감각정보에 주의의 초점이 지속적일 때이다. 이 하향식 시스템은 기대와 지식 목적에 의해 영향을 받는다. 이것은 환경 속에 혼란스럽거나 경쟁하는 요인이 있을 때에는 자극에 의해 유동된 자동시스템을 능가한다. 이 시스템의 손상은 주의산만으로 이어진다.

마루엽(두정엽, parietal lobe)과 시상(thalamus)은 이 시스템 둘 다에 중추적인 역할을 한다. 예기치 않은 관련 시각자극이 있을 때, 처리과정이 일차 시각 영역 V1에서 일어나며, 이것은 두 경로를 거쳐 마루엽으로 투사한다. '어디에' 경로에서의 직접투사는 환경 내에서 자극의 위치를 알아낸다(Chapter 5를 보시오). 중간 뇌(중뇌, midbrain)에 있는 둔덕(구, colliculi), C, 와 시상, Th를 거쳐 마루엽으로 가는 간접경로는 자극의 위치로 향하는 안구의 신속한 운동을 활성화시킨다. 계속되는 주의조절이 지속되어야할 때는 이마엽(전두엽, frontal lobe)으로부터의 출력이 시상을 거처 마루엽과 상호작용하고, 안구운동은 제한된다. 목적에 의해 유도된 시스템에 의한 주의조절 또한 조직적인 탐색전략이 필요할 때 중요하다. 앞이마엽 겉질에서의 목적에 의해 유도된 주의과정이 집행기능(executive functions)에서의 작업 기억과 주의감독 시스템에서 중앙집행기(central executive)와 일부 일치한다는 관점에 대한 몇몇 뒷받침이 있다(Chapters 8과 chapter 10을 순서대로 보시오). 그림 7.6은 이 두 시스템에 관련된 뇌 영역들을 보여준다.

4. 주의손상 Impairment of attention

주의손상은 인지기능의 모든 영역에 영향을 준다. 주의 없이는 지각(perception)이 손상되어 우리를 둘러싼 세상이 혼란스럽고, 아무 의미 없게 보일 것이다. 주의는 어떤 것을 장기기억(long-term memory)에서 부호화하기 전에, 작업 기억에서 마음에 새길 수 있도록 한다. 장기기억 저장고로부터의 아이템 회상(recall)과 인출(retrieval) 또한 주의를 필요로 한다. 기억과 주의 간의 밀접한 링크(close link)는 기억에 문제가 있다고 말하는 사람들이 종종 잠재적으로 주의에 문제를 가지고 있다는 것을 의미한다. 집행시스템에서의 주의감독통제(supervisory attention control) 상실은 선택하기에 문제와 융통성 있는 문제해결에 있어서의 문제로 이어진다(제10장을 보시오). 주의는 모든 인지기능과의 이런 광범위한 상호작용 때문에 뇌손상 환자의 재활을 위한 임상추론(clinical reasoning)에서 우선순위를 갖는다.

낮아진 각성(Reduced arousal)은 혈관장애(vascular disorders)와 대뇌출혈(cerebral haemorrhage), 종양(tumour)과 관련 있으며, 이러한 것들은 각성시스템(arousal systems)이 위치한 뇌간에 압력을 가한다. 외상성 뇌손상(traumatic brain injury: TBI) 후 혼수상태에서 깨어나고서도 각성레벨이 낮은 것은 흔히 있는 일이다. 각성레벨이 높아지거나 낮아지는 것은 감정상태(motional state)와 동기(motivation)의 변화에 따라 일어난다.

낮은 각성레벨은 움직임의 시작(initiation of movement)을 어렵게 한다. 주의지속기간(attention span)이 짧아서 과제를 끝까지 하지 못한다. 지속적 주의는 시각적 또는 언어적 암시주기(cueing) 같이 주위로부터의 빈번한 외부자극에 의해 유지될 수 있다. 지속적 주의가 안 좋다는 것은 한동안 자동적으로 수행되던 과제가 이제는 통제된 노력이 필요하다는 것을 의미한다. 명확히 정해진 목표와 짧은 시간 내에 해낼 수 있는 단순한 과제만이 가능하다.

선택적 주의(selective attention)가 손상된 사람은 잡음을 여과하지 못하고 관계없는 시각적 자극을 여과하지 못한다. 관계없는 시각적, 청각적 자극에 끊임없이 주의를 기울인다. 주의산만(distractability)은 선택적 주의 손상에서 흔히 볼 수 있는 특징이며, 특히 환경 속에서 경쟁하는 요소가 많을 경우 더욱 두드러진다. 모든 과제수행은 물체 사이와 이 공간에서 저 공간으로의 주의이동이 필요하다. 주의이동 없이, 고정된 시선을 유지할 수도 있다. 예기치 않은 자극에 머리나 눈을 움직이지 않을 수도 있다.

희귀한 신경계질환인 발린트 증후군(Balint syndrome)에서는 주의조절하지 못해, 한 번에 한 물체에만 주의를 기울인다. 전체 시야에 걸쳐 시력이 정상임에도 불구하고, 예를 들어 숟가락과 포크가 앞에 놓여있을 때같이 두 가지 물체가 있을 때, 두 물체들 중 하나만이 보고된다(report). 이렇게 하나만 보고하는 것은 두 물체가 겹쳐져 있을 때와 하나가 다른 것 보다 그 사람에게 더 가깝게 놓여있을 때 일어난다. 한 물체에 주의가 기울여져 있는 이상 다른 물체로 주의가 이동되지 않는다.

가. 주의손상의 기능적 결과(FUNCTIONAL CSONSEQUENCES OF ATTENTION DEFICITS)

주의에 손상이 심한 사람들은 외부로부터 반복적인 조언이 없으면 일상의 일과를 따라할 수가 없다. 일반적으로 자동적으로 수행되던 일상적인 과제, 예를 들어 머리를 빗는 것 등이 노력이 필요한 일이 된다. 줄거리를 따라갈 수 있을 만큼 주의가 지속되지 않기 때문에 책을 읽는다거나 TV 드라마를 보는 것에 재미를 잃는다. 짧은 주요뉴스만 있는 대중 신문을 읽는 것이 더 쉽다. 단어나 이미지는 라디오나 TV 프로그램의 세부적인 내용이나 전화

임상실례

레이첼은 28세의 마케팅 매니저인데, 자전거에서 떨어졌다. 얼굴에 찰과상을 입었고, 요골(노뼈, radius)이 골절되었다. CT 스캔에는 이마엽 양쪽에 중등도의 타박상을 입은 것으로 나타났다. 그녀가 치료를 받던 병원은 MRI 스캐너를 구입하기 위해 기금을 모으고는 있었지만, 그때에는 이용 가능한 더 세밀한 스캔이 없었다. 병원에 있는 동안 레이첼은 인쇄물과 신문을 매일 읽었고, 직장에서 오는 이메일과 개인적 이메일에 답 메일을 보내는데 노트북을 이용했다. 5주 후 그녀는 직장으로 복귀했는데, 프레젠테이션을 준비하고 발표하는데 있어서 어떤 어려움을 느끼기 시작했다. 프레젠테이션이 정보를 전달만 하는 것이라면, 그녀는 혼자서도 준비를 잘했고, 내용도 성공적으로 전달할 수 있었다. 그런데 그녀의 프레젠테이션이 대화식이거나 발표 도중 질문에 답해야할 경우, 그녀는 자신이 생각의 흐름을 놓쳐버린다는 것을 발견했다. 그녀는 또한 다른 동료와 공동으로 프레젠테이션을 준비하는데 아주 많은 어려움을 경험했다. 그녀는 주의의 이동과 공유에 손상이 있는 것이다.

번호를 찾아볼 수 있을 만큼 오랫동안 마음에 남아있지 않는다. 새로운 기억은 최근 삽화 기억(episodic memory) 속에 부호화되지 않아서, 그 날의 앞전에 혹은 며칠 전에 무슨 일이 있었는지 기억할 수가 없다. 단 한 사람과의 대화는 아무 문제없이 할 수 있을지 몰라도, 여러 사람들과의 대화 시 주의가 이동되어야 하거나 공유되어야 할 때는 커뮤니케이션이 안 될 수도 있다.

부모로서 혹은 보모로서 어린아이들을 돌보는 것은 어떤 레벨에 주의손상이 있든지 간에 많은 문제를 보인다. 어린아이들의 놀이는 주의를 산만하게 하고, 안전을 위해 어린아이를 끊임없이 모니터하는 것은 오랜 시간동안의 지속적 주의와 아이들과 하고 있는 과제 사이에서 주의의 대상을 바꿀 수 있는 능력 둘 다를 필요로 한다.

5. 편측(편측)무시 Unilateral neglect

무시(neglect)는 손상된 뇌의 반대쪽에서 공간에서 오는 자극을 보고하거나(report), 반응하거나(respond), 그 쪽으로 주의를 기울이지(orient) 못하는 것으로 정의된다. 편측무시는 여러 가지 각도에서 발생하는 복합적인 혼성(heterogeneous) 장애이다. 무시는 시각적, 촉각적, 청각적, 후각적으로도 일어날 수도 있고, 다른 공간영역에서 일어날 수도 있다. 개인 공간(personal space), 개인주변 공간(peri-personal space), 개인 외 공간(extra-personal space). 대부분의 임상보고는 왼쪽 공간을 무시하는 오른쪽 마루엽(parietal lobe)에 관한 것이지만, 오른쪽 무시도 보고된 바 있다. 시각적 무시에 관한 연구가 신경심리학에서 큰 비중을 차지한다.

편측무시는 일차적 시각감각손상과 혼동되어서는 안 된다. 감각과 시야, 일차적 운동손상에 대한이 스크린 이후에만 무시로 진단된다. 편측시각무시가 있는 사람들 중에 시야손상이 있는 이들이 있는데, 이러한 시야손상은 고개를 돌리는 것으로 보완이 된다. 하지만 다른 종류의 편측시각무시는 이렇게 보완되지 않는다. 무시는 오른쪽 반구 뇌졸중 후에 가장 흔히 보이고, 보고된 발생률은 12%에서 90%로 추정된다(Hartman-Maeir & Katz, 1995). 어떤 경우에 있어서는 무시가 몇 주 후에 해결이 되지만, 그렇지 않고 계속되는 편측무시는 오른쪽 손상 환자들이 재활 치료에 반응하는데 실패하는 주된 원인이다.

무시에 대해 연필과 종이로 하는 검사는 소거과제(cancellation task)를 포함한다. 피검자는 페이지 양쪽 면에 걸쳐 다른 크기와 모양의 혼란자극들 중에서 예를 들어 큰 별 같은 특정한 타깃 모양을 줄을 그어 지우도록 요구받는다(그림 7.7a를 보시오). 편측무시가 있는 사람은 전형적으로 페이지의 오른쪽에 있는 표적모양은 소거하지만 왼쪽에 있는 것은 소거하지 않는다. 선 이등분 검사(line bisection test)에서는 피검자에게 페이지를 가로질러 그어진 선의 중앙을 추정해서 표시하도록 한다. 무시는 주로 오른쪽으로인, 뇌 병변 쪽으로 향한 이등분 표

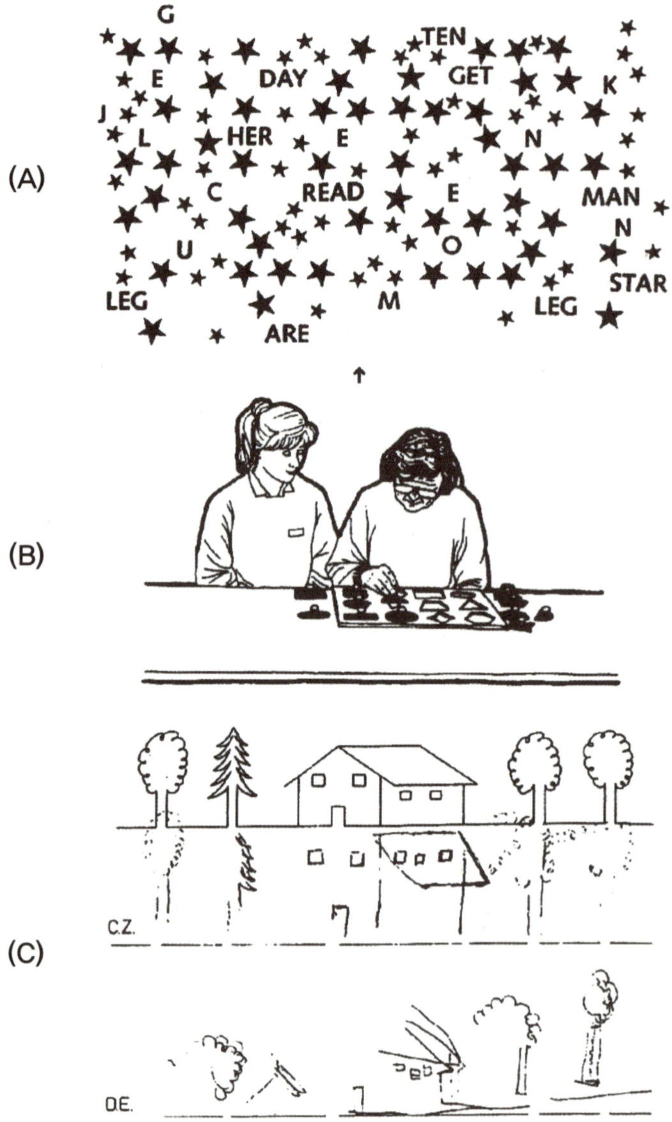

그림 7.7 편측무시 검사:

a) 별 소거

– BIT에서 발췌, Thames Valley Test Company의 허락하에 작은 크기로 재생

b) 도형 보드

c) 선으로 된 그림(맨 위에 보임) 따라 그리기

– Oxford University의 허락하에 Gainotti와 동료들(1986)로 부터 재생

시의 편(deviation)에 의해 보인다. 무시가 있는 사람에게 간단한 도형보드 검사(form board test)를 완성하도록 시키면, 보드의 오른쪽에 있는 모양들만 완성한다. 만약 모양들이 시작 시부터 양쪽으로 펼쳐져있으면, 오른쪽에 있는 모양들만이 시도될 것이다(그림 7.7b를 보시오). 선으로 그리기에서는, 왼쪽은 주로 생략된다(그림 7.7c를 보시오).
소거(extinction)는 무시에서 보통으로 보이는 현상이다. 이것은 피검자로 하여금 눈을 감게 한 다음, 두 손을 동시에 건드려보면 알 수 있다. 그러면 한 쪽만 건드려졌다고 보고된다. 어느 한 쪽이 그것만 따로 분리해서 건드려지면, 피검자는 건드려졌다고 보고하지 않는다. 소거는 시각적, 청각적, 촉각적 자극에 반응하는데 일어날 수 있다.

1) 공간분할 Fractionation of space

실제 세계에서 주의는 세 개의 뚜렷한 공간영역에서 작용한다. 이 영역들은 아래에 설명되어 있다.

- 개인(personal) 혹은 신체공간은, 예를 들어 용변보기와 옷 입기에서 우리 자신의 몸과 접촉하여 물건을 사용하는 공간이다.
- 개인주변(peripersonal) 혹은 팔이 뻗치는(reaching) 공간은, 예를 들어 일상생활에서 도구를 사용하는 활동에서 손에 쥔 도구가 몸 주위에서 여기저기로 움직이는 공간이다.
- 이동(locomotor) 혹은 먼(far) 공간은 신체 전체로 어떤 장소에서 이리 저리로 돌아다니거나, 무엇을 가리키거나, 던지는 공간이다. 이 공간은 집에서와 직장에서 혹은 여가활동에서의 이동성과 관련 있다. 이 영역은 개인 외 공간(extra-personal space)으로도 알려져 있다.

그림 7.8은 공간분할을 세 영역으로 보여 준다. 무시가 있는 환자들에 대한 연구는 주의처리 과정에 해리(dissociation)가 있음을 보여준다.
Zoccolatti와 Judica(1991)는 오른쪽 뇌손상이 있는 26명을 대상으로 개인주변공간에서의 물건사용과 비교하여 개인공간에서의 자기관리활동의 수행을 연구했다. 결과는 무시된 쪽의 개인공간에서의 물건사용, 예를 들어 용변보기와 옷 입기, 팔이 뻗치는 공간에서의 도구조작보다 덜 손상된 것으로 보인다. 같은 저자의 한 단일임상사례는 반대 결과로, 팔이 뻗치는 공간에서의 손상 없이 개인공간의 편측무시를 보여준다. 더 나아가 Halligan과 Marshall(1991)은 먼 공간에서 이등분하는 과제를 고안했다. 팔이 뻗치는 공간에서 무시가 있는 사람에게 라이트포인터(light point)를 이용하거나,(다트를 잘 던지는 사람이면) 다트를 던져서 먼 공간에 있는

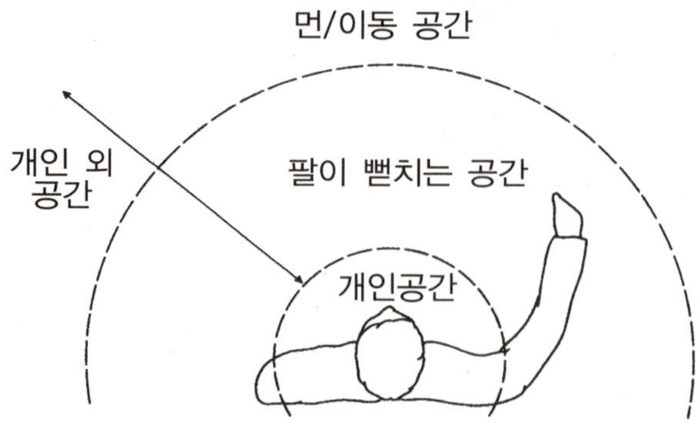

그림 7.8 개인(personal), 개인주변(peri-personal), 이동(locomotor) 공간으로의 공간분할

선을 이등분하라고 요구했을 때 아무 문제도 보이지 않았다. 이러한 연구들은 세 가지 다른 공간영역들에서 편측무시가 분리되어 일어날 수 있다는 것을 암시한다.

2) 무시는 주의 장애인가? Is neglect a disorder of attention?

편측무시가 있는 사람은 공간의 한 쪽(주로 왼쪽)을 무시하고, 그 쪽이 존재하지 않는 것처럼 행동한다. 이러한 행동을 아래에 열거된 영역의 손상으로 설명하기 위한 이론들이 개발되었다.

◈ 공간적 주의(spatial attention)
◈ 지각적 표상(perceptual representation)
◈ 전-운동 프로그래밍(pre-motor programming)

가. 공간적 주의(Spatial attention)

정상인에 있어서 오른쪽과 왼쪽 반구는 양쪽 다 균형 있게 반대편 공간에서 오는 단서에 주의를 기울인다(Heilman & Valenstein, 1993). 오른쪽 마루엽 손상 후 무시가 더 흔하다는 사실이 왼쪽 마루엽 병변을 보완할 수 있는 부가적인 주의처리과정이 있음을 암시한다(그림 7.9를 보시오). 이것은 PET 스캔 연구에 의해 확인되었는데, 오른쪽 마루엽 겉질은 주의가 오른쪽과 왼쪽으로 이동되었을 때 모두 활동을 보이는 반면, 왼쪽 마루엽 겉질은 주의가 오른쪽으로 이동되었을 때만 활동이 보인다. Heilman에 의해 주의에 있어서의

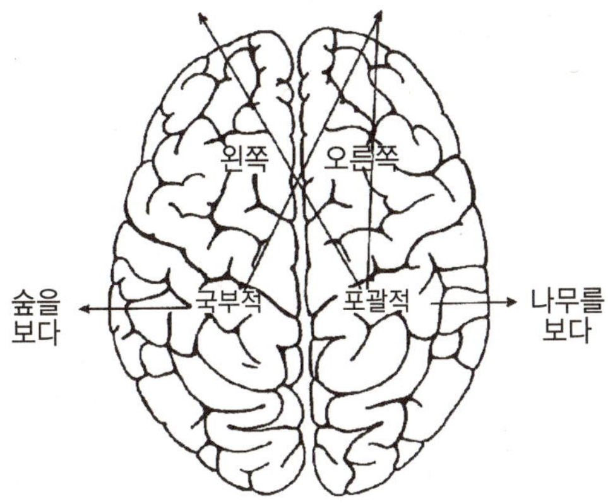

그림 7.9 공간적 주의, 오른쪽 왼쪽 마루엽.

오른쪽 뇌 우세에 대해 더 한층 지지가 보내졌는데, Heilman은 오른쪽 반구가 뇌간의 그물체에서 비롯되는 각성의 컨트롤 센터라고 명시했다. 오른쪽 뇌손상에서 왼쪽 반구가 충분하게 각성되어있지 않고, 이것은 주의가 왼쪽을 한층 더 무시하게 하는데 치우치게 하다.

주의의 포괄적 이동과 국부적 이동에 관하여 오른쪽과 왼쪽 마루엽 간의 차이점도 이미 보여져왔다. 오른쪽 마루엽은 주변 환경에서 아이템 그룹들을 동시에 처리하면서 주의를 아이템의 포괄적인 특징에 기울이게 하는 반면, 왼쪽 마루엽은 국부적인 특징들을 하나하나 순차적으로 처리하도록 지각/과정을 지휘한다(Robertson & Lamb, 1991). 오른쪽 손상이 포괄적 특징으로의 주의를 중단시키는가하면, 무시가 있는 사람은 오른쪽 반공간(hemispace)에 있는 국부적 세부사항에 주의가 고정되어서, 그 주의를 왼쪽으로 이동하기 위해 중단시킬 수가 없다. 이것이 나무는 보는데 숲은 볼 수 없는 것으로 불려진다.

편측무시의 많은 특징들이 오른쪽, 왼쪽 반구 간의 주의처리과정의 차이만으로는 설명될 수 없다. 테이블 탑 과제(table-top task)에서 환자에게 왼쪽으로 주의를 기울이도록 신호를 주는 것에 대한 연구가 신호주기가 무시가 있는 환자에게 도움이 된다는 것은 보여주지만, 이것이 일상생활로 일반화되지는 않는다.

이러한 예들은 오른쪽 반구 손상에서 왼쪽 외부공간에 대한 심적 표상이 활성화될 수 없다는 것과, 그리고 이것이 편측무시의 특징을 설명한다는 이론은 지지한다.

임상 실례 Bisiach와 Luzatti(1978)

왼쪽무시가 있는 두 사람에게 이들이 잘 알고 있는 밀란(Milan)에 있는 피아자 델 두오모 성당에 그들이 있다고 상상하도록 했다. 그들이 성당을 바라보고 있는 광장의 끝에 서있다고 상상했을 때, 그들은 광장의 오른쪽에 있는 모든 건물들을 상세하게 묘사했지만, 왼쪽에 있는 건물들은 누락되었다. 다음으로 그들이 광장의 반대편 끝, 즉 성당 계단에 서있다고 상상하게 했다. 이번에는 앞전에 무시되었던 모든 건물들을 묘사했고, 이제 왼쪽에 있게 된 빌딩들이 누락되었다. 각각의 경우 Bisiach와 Luzatti는 이것을 왼쪽 공간에 있는 건물들의 심적 표상을 활성화하는 능력이 없음과 결과적으로 왼쪽에 있는 특징에 대한 시각적 심상의 상실로 설명했다. 최근의 임상적 연구에 의해 비슷한 설명이 기술되었다. 예를 들어, 한 화물자동차 운전사에게 M1(역자 주, 영국의 남북을 가로지르는 고속도로)을 운전해서 올라가고, 내려간다고 상상하도록 했다. 북쪽으로 운전하고 있다고 했을 때, 그 운전사는 고속도로의 오른편에 있는 표식자(landmark)를 모두 기술했지만 왼쪽에 있는 것들은 누락했다. 남쪽으로 운전하고 있다고 했을 때는, 앞전에 누락되었던 표식자(landmark)를 모두 생각해 냈지만, 이제 왼쪽에 나타나는 표식자(landmark)를 무시했다.

나. 지각적 표상(Perceptual representation)

우리를 둘러싼 세계에 대한 지각은 외부공간에 대한 공간적 표상의 형성과 저장에 달려있다(제 6 장을 보시오). 또한, 눈을 감고서도 이미 알고 있는 외부공간을 상상할 수 있는데, 예를 들어 휴가 때 경험한 장면을 떠올려 볼 수 있다. 훈련 중 육상선수는 특정 종목에서의 자신들의 동작을 시연하기 위해 심적 시각적 심상을 이용하기도 한다. 심적 표상의 형성은 기본적인 지각적 해석 후에, 그리고 그 공간에서 행동을 실행하기 전에 일어난다. 또한 무시가 있는 모든 사람들이 심상무시를 보이는 것은 아니라 할지라도, 무시가 있는 사람들은 공간의 한쪽에 대한 심적 표상을 형성할 수 없는 것으로 말해져왔다.

무시가 있는 사람들에 대한 고전적 연구에서, Bisiach와 Luzatti는(1978) 오른쪽 반구 손상이 있는 사람들이 반대편 반구에 제시되는 아이템의 시각적, 공간적 표상을 활성화할 수 없다는 이론을 내놓았다. 이것은 왼쪽 공간에 대해 묘사하거나 생각할 수 없다는 것을 의미한다.

다. 전-운동 프로그래밍(pre-motor programming)

무시에 있어서, 무시되는 쪽에 놓인 물건들은 사용되어지지 않고 그쪽으로의 움직임도 없다. 이것은 무시가 손상된 쪽으로의 움직임을 개시하는 운동 앞 영역(전-운동영역)에서의 처리과정의 상실에서 기인한다는 가능성을 높인다. 이 손상은 전-운동무시(pre-motor neglect) 또는 운동감소증(hypokinesia)이라고 불린다.

이 이론에 대한 지지는 왼쪽 반공간에서의 신체의 왼쪽 팔다리의 능동적인 움직임이 무시의 징후에 영향을 줄 수 있다는 논증으로부터 나왔다(Robertson과 North, 1992; Robertson과 동료들, 1998; Maddicks과 동료들, 2003). 이러한 팔다리 활성화이론의 결과는 왼쪽 팔다리의 움직임이 손상된 오른쪽 반구의 운동 앞 영역을 활성화하고, 이것이 왼쪽 반공간으로의 움직임 개시를 촉진한다고 예측한다. 다른 설명은 왼쪽 팔다리의 움직임이 오른쪽 반구에서의 포괄적 주의과정의 지지로써의 역할을 한다는 것이다.

팔다리 활성화치료연구는 무시에 대한 평가도구로 연필과 종이를 사용하는 검사와 기능적 활동을 이용해왔다. 치료의 효과는 무시의 단기적 감소는 보였지만, 일상생활에서 기능적 기술로의 장기적 일반화는 아직 증명되지 않았다.

무시의 교정에 대한 팔다리 움직임의 효과를 조사하려면 더 많은 연구가 필요하다. 왼쪽 편마비(hemiplegia)가 있는 환자들에게 능동적인 왼쪽 움직임이 가능하지 않다는 것을 염두에 두면서 실험실을 기지를 둔 과정(Laboratory based procedures)은 집을 기지로 둔 세팅(home-based settings)으로 조정되어 적용할 필요가 있다(Lin, 1996).

지금 현재로서는 편측무시에 대한 단독적인 이론적 설명이 없다. 무시에 대한 표준화된 평가에 있어서 상태의 주의, 지각, 전-운동적 측면을 분리하기가 어렵다. 표상이론이 상위레벨 공간적 처리과정의의 상실로 무시를 연계한다. 전-운동무시는 영향을 받은 반공간으로의 움직임 개시를 위한 전-운동시스템의 손상에 근거한다. 그렇지만 공간처리과정과 움직임의 개시는 둘 다 그 공간으로의 주의회복에 의지한다. 가장 설득력 있는 설명은 주의집중손상이 일차적이거나 이차적 원인으로서이다. 신경심리학에서의 편측무시에 대한 연구의 전반적인 검토는 Halligan과 Marshall에서(1994) 찾을 수 있다.

라. 편측무시의 기능적 결과(FUNCTIONAL CONSEQUENCES IN UNILATERAL NEGLECT)

편측무시가 사람들은 있는 그들의 환경에서 한쪽 반에서만 살고, 행동한다. 초기에는 자신들의 문제에 대한 통찰력(insight)이 거의 없어서 세상이 그렇게 되어있다고 보고할 것이다. 어떤 이들은 몸의 왼쪽 반을 불완전하게 느낀다. 왼쪽 손에서 무의식적이고 사용이 없는 움직임이 있을지 모르지만 기능적 움직임이 만들어지지는 않는다. 스웨터 입기와 바지 입기에서, 오른쪽 팔과 오른쪽 발만 입는다. 무시가 있는 남자들은 얼굴의 한쪽만 면도를 하고, 여자들에게 있어서는 화장하는 것이 문제이다. 음식장만이 어렵고, 접시의 오른쪽에 있는 음식만 먹어진다. 페이지의 왼쪽에 있는 단어들이 무시될 때 책을 읽는 것이 어렵다. 지면에 수직으로 나와 있는 신문기사에서 내용을 따라가는 것이 더 쉬울 수 있다.

걸어 다니는 사람이나 휠체어사용자는 항상 오른쪽으로 꺾어지는 경로만 따라갈 것이고, 왼쪽에 있는 것들에 부딪힐 것이다. 왼쪽에서부터 다가오거나 앉아있는 사람이 무시될 때 사회적 상호작용에 문제가 생긴다. 심한 경우에는 독립적인 자기관리(self-care)를 향한 진행 하나만으로도 재활에 있어서 주요 장애물이고, 직장으로의 복귀에 대한 전망은 좋지 않다.

Rham과 동료들은(2000) 편측무시가 있는 네 사람과 그들의 경험에 대해 면담했다. 어느 때라도 무시가 있는 사람들은 그들이 사는 세상의 반쪽에서만 생각하고, 생활하고, 행동하고 있었으며, 왜 수행에 있어서 어려움이 있는지 이해하지 못한다는 것을 발견했다. 그들은 자신들의 몸의 왼쪽에 대하여 소원한(alienation) 감정을 나타냈으며, 나중에서야 일상활동에 왼쪽 팔을 통합시키기기 시작했다. 보상전략은 그들이 그들을 둘러싼 전체 세계에 대한 이해와 자각을 높였을 때 가장 유용하다.

마. 평가와 치료적 중재를 위한 제안(SUGGESTIONS FOR ASSESSMENT AND INTERVENTION)

평가(Assessment)

◈ 일련의 활동을사용, 환자에게 익숙한 것 몇몇과 새로운 것 몇몇, 이것들은 주의에 다른 요건들(demands)을 만들 것이다.

◈ 평가를 진행하는 환경은 과제에 대한 주의집중을 촉진하기 위해 변경될 수 있다. 예를 들어 시각적 주의 산만을 최소화하기 위해 병동에서 커튼을 치거나 창문을 등지고 앉게 하는 것 등이다.

◈ 평가자 자신의 행위가 평가진행에 영향을 줄 수 있다. 평가자는 피검자들에게 주의산만을 줄이기 위해 피검자가 활동을 수행하는 동안 그들에게 말을 걸지 않을 거라고 조언할 수 있다.

바. 평가도구자료(Assessment resources)

표준화된 평가도구 또한 다른 타입의 주의나 무시를 측정하는데, 이러한 것들에는 TEA, LOTCA, BIT, RPAB, COTNAB 등이 있다.

치료적 중재(Intervention)

◈ 주의 지속시키기를 돕기 위해 치료사가 암시를 주거나 셀프 프롬프트(self-prompting) 이용을 고려하시오.

◈ 치료사는 프롬프트를 주거나 방향을 가이드하기 위해 환자가 무시하는 쪽에 앉을 수 있다.

◈ 반복과 연습은 수행을 향상시킬 수도 있고, 지속되는 어려움에 대한 자각을 높일 수도 있다.

◈ 무시에서 팔다리의 활성화와 실수 없는 학습(errorless learning)의 이용을 뒷받침하는 시험적인 증거가 있다.

사. 근거의 출처(Sources of evidence)

Lincoln과 그 동료들은(2000) 뇌졸중 후에 따라오는 주의손상의 인지재활에 대한 증거를 탐구하면서, Cochrane 데이터베이스(Cochrane database, 역자 주: Cochrane Library라는 데서 의학 보건 의료에 관련 데이터를 수집 · 정리 · 통합해 접속 이용토록 하는 곳)를 위한 체계적인 검토를 행했다. 그들은 훈련이 지속적 주의와 각성을 향상시킨다고 결론 내렸지만, 손상에 대한 교정과 관련된 기능적 수행의 향상을 보여주는 증거는 찾을 수 없었다.

Maddicks와 동료들은(2003) 단일 임상 연구를 발표했는데, 이것은 무시가 있는 각각의 클라이언트들에 대한 종전의 연구들을 반복했다. 그들의 발견은 향상이 일상의 과제들로 일반화되지는 않는다 하더라도, 회복초기단계에서의 팔다리 활성화의 사용에 대한 시험적 지지를 보여준다.

Wilson과 Manly는(2003) 만성적이고, 지속적인 무시가 있는 사람에게 자기관리기능을 촉진하기 위한 지속적 주의집중훈련과 실수 없는 학습의 이용에 대한 상세한 보고를 제공한다. 단일임상연구라는 한계에도 불구하고, 이 연구의 발견들은 치료 후 향상된 기능적 수행이 지속되는 것을 보여줬다. 즉 지속적 손상에도 불구하고 기능적 수행이 향상되었다.

요약 (Summary)

1. 각성은 행동을 하기 위한 수행의 내적 상태이다. 이것은 뇌간의 그물체에서 기인하여 대뇌겉질의 모든 영역으로 투사한다. 각성상태는 각성에 근거한 지속적 주의이고, 이것은 계속되거나 반복적인 활동 동안 오랜 시간 유지된다. 지속적 주의의 조절에 있어서 이마엽은 중요한 역할을 한다.
2. 선택적 주의는 다른 감각입력은 무시하는 동시에 주변 환경에서 두드러진 자극에 집중한다. 주의가 기울여지지 않은 자극의 처리레벨은 그 당시의 지각적 하중과 그것들의 행동적 연관성에 달려있다.
3. 주의이동은 주의를 현재의 초점으로부터 다른 물체나 장소로 다시 돌리는 능력이다. 주의이동은 눈 움직임과 함께 혹은 없이 일어날 수 있고, 이것은 세 단계를 포함한다. 주의이탈, 주의이동, 우선순위가 높은 자극에 주의몰입.
4. 두 가지나 그 이상의 과제들 사이에서의 주의분할은 뇌의 전체적 주의자원에 대해 각각의 과제가 만드는 요건에 달려있다. 결과는 감각입력양상에 의해 영향을 받는다.; 반응결과의 성격; 연습량.
5. 주의시스템은 다른 뇌 영역들에 의해 뒷받침되는, 자극에 의해 유도된 시스템과 목적에 의해 유도된 시스템으로 나뉜다. 특히 오른쪽 마루엽이 시상과 더불어 중심 역할을 하며, 이것은 주의과정을 위한 복합적인 감각입력을 여과한다. 목적에 의해 유도된 시스템에서의 주의조절은 앞이마엽과 마루엽의 상호작용을 거쳐 작동한다. 이것이 자극에 의해 유도된 행동과 행위위로 집행기적 통제를 발휘한다.
6. 주의손상은 모든 일상생활에 영향을 미친다. 과제를 시작하고, 지속하며, 종결하기 위해서는 외부 프롬프트가 필요하다. 목적에 의해 유도된 시스템의 통제를 잃었을 때, 주 손상이 있는 사람들은 무관한 자극에 의해 주의가 산만해진다. 주의이동에 손상은 시선이 고정되는 결과를 가질 수 있다.
7. 편측무시는 주로 왼쪽인, 한 쪽에 있는 자극을 보고할 수도, 반응할 수도, 주의를 기울일 수도 없는 것이다. 편측무시에 관한 연구는 일차적이거나 이차적인 원인으로서의 주 손상을 뒷받침한다. 다른 설명은 영향을 받은 반공간에서의 지각적 표상을 활성화시킬 수 없는 것이나 그 쪽으로의 움직임을 시작할 수 없는 것을 포함한다.

Chapter 8. 기억과 기억 상실증 Memory and Amnesia

기억은 어떤 것을 마음에 새기고 그것들을 나중에 떠올리는 능력이다. 우리는 사람들의 이름과, 날짜, 쇼핑 목록, 익숙한 장소로 가는 길을 기억한다. 일상적 기억은 저녁에 식사를 준비하는 것과 대화를 놓치지 않고 따라가는 것, 책이나 TV 드라마의 줄거리를 따라가는 것에 관한 것이기도 하다. 미래의 행동과 할 일 계획하기와 실행하기는 기억의 또 다른 중요한 기능이다. 만약 우리가 미래의 어느 날 친구를 만나기로 계획한다면, 이것은 정확한 요일과 정확한 시간, 장소로 기억되어져야 한다. 우리는 다른 이들과 함께 나눌 수 있는 과거에 일어났던 일들과 경험들을 기억해왔다. 이것은 우리의 자아감(sense of self)을 위해 중요하다. 기억의 어떤 측면들은 우리가 하는 거의 모든 것에 연관되어있으며, 우리가 그것을 어떻게 이용하는가는 우리 자신의 라이프스타일과 경험에 달려있다.

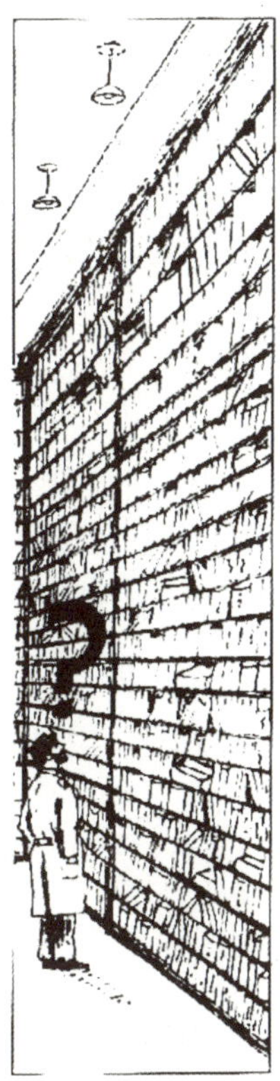

그림 8.1
정보저장과 인출

기억은 종종 많은 양의 정보를 체계화시키고 저장하는 시스템과 비교된다. 도서관은 특정 방식으로 체계화된 정보의 고정된 저장고이지만, 인출(retireval)이 느리다(그림 8.1을 보시오). 정보기억장치에 대하여 컴퓨터시스템들이 인출은 빠르지만, 그것들이 계속해서 유용하려면 자료의 끊임없는 갱신에 의존한다. 기억은 시간이 지남에 따라 발전하고, 조절되는 역동적인 시스템이며, 뇌 속에는 싱글 액세스 영역이 없다.

인지심리학에서 기억에 관한 연구는 주로 실험실연구에 근거를 두고 있고, 여기서는 기억하고, 나중에 회상할 아이템들의 제시를 위한 조건이 미리 계획된 방법으로 신중히 통제될 수 있고 다양화될 수 있다. 숫자, 철자, 단어, 시각적 이미지의 리스트를 이용하는 기억에 대한 이런 정밀한 조사는 기억에 관련된 시스템과 처리과정을 설명하는 모델들로 이어진다. Tulving(1997)에 의해 제안된 모델에서 정보는 처음에는 연속적인 처리과정에 의한 하나의 기억시스템에 부호화된다. 예를 들어 전화번호는 사람과 직장과 링크된 번호로 부호화될 수 있다. 번호는 그다음에 하나 이상의 기억시스템에 병렬적으로 저장된다. 번호의 인출은 이러한 병렬 시스템의 하나로부터 독자적으로 이루어진다. 이것이 연속적(serial),

병렬적(parallel), 독자적(independent) 모델(SPI)로 알려져 있다.

몇몇 기억손상이 뇌손상이 있는 대부분의 사람들에게 일어난다. 개인의 라이프스타일에 따라 기능에 미치는 영향을 판단하는 것이 중요하다. 또한 표면적인 기억상실이 잠재적인 지각적 문제나 주의문제와 관련이 있을 수 있다. 기억손상이 있는 사람도 기억하는 기술이 남아있으며, 전반적인 기억상실증은 매우 드물다. 재활에 관한 전망은 남아있는 기억을 확인하는 것과 손상된 기억을 보좌하는 전략의 발전에 크게 좌우된다.

환경으로부터 뇌로 들어오는 정보는 감각기억으로서 감각기관 내에 잠시 동안 등록된다. 이것은 양상 특정적(modality specific)이며, 감각손상에 의해 심각하게 영향을 받았다. 이런 과정은 주의를 필요로 하며 그것 없이는 감각기억이 퇴화한다. 기억에 관한 초기 연구들은 기억저장에 대한 두 가지 타입을 제안했는데, 일차적 기억과 이차적 기억으로 불렸다. 이것이 지금은 단기(short-term) 기억과 장기(long-term) 기억으로 불린다. 감각기억으로부터의 정보는 장기기억저장으로 전환되거나 새로 들어오는 아이템으로 부터의 방해 때문에 사라지기 전에 짧은 시간동안 단기기억에 붙들려있다. 장기기억은 몇 분에서 몇 년까지 정보를 보유한다. 장기기억에서 잊는 것은 시간경과에 따른 쇠퇴일 수 있고, 기억은 저장되어 남아있지만 인출이 될 수 없어서일 수 있다.

활 동 (Activity)

1. 추상적인 단어나 형용사보다는 구상명사를 선택하여 15 단어로 된 리스트를 만드시오. 다른 방법으로는 예를 들어 동물, 물건, 도구 등의 선으로 그려진 그림 15개를 사용할 수 있다. 동료들로 이루어진 그룹에게 한 단어에 약 일 초씩 정도 되게 리스트를 읽어주시오. 그들에게 리스트에서 기억할 수 있었던 아이템들을 써내려가게 하시오. 그룹의 각 사람이 회상한 단어나 그림들의 디테일을 살펴보시오. 회상된 아이템들 각각의 리스트에서의 위치에 주의하시오.
2. 다른 리스트로 이 과정을 반복하시오. 그리고는 이번에는 그룹에게 그들이 회상할 수 있는 단어들을 써내려가기 전에 암산연습을 짧게 할 시간을 주시오. 다시 한 번 더 회상된 아이템의 각각을 리스트에서의 위치를 확인하시오. 각각의 연습에서의 결과를 비교하시오. 리스트에서 처음, 중간, 마지막에 있는 단어들을 얼마나 잘 회상하였나? 차이를 설명할 수 있겠습니까?

1. 작업 기억 Working memory

처음으로 우리는 장기기억과 뚜렷이 다른 단기기억에 대한 근거를 생각해 볼 것이다. 그런 다음 작업 기억 시스템으로 발전하는 단기기억이 뒤따를 것이다. 단기기억은 제한된 역량을 가지고 있으며 수초나 수분 간 정보를 유지한다. 단기기억 저장소의 존재는 숫자나 단어, 그림의

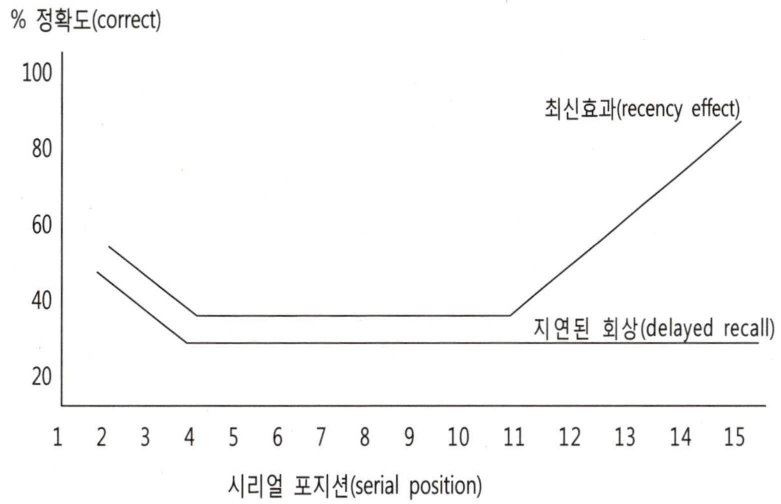

그림 8.2 단어의 즉각적인(위)과 지연된(아래) 회상에서의 시리얼 포지션 효과

자유 회상(free recall)을 기록했던 실험에 의해 처음으로 보였다.

실험실에서 처음으로 이 실험이 행해졌을 때, 아이템의 위치에 대비해 회상된 아이템의 퍼센티지 플롯은 리스트의 끝에 있는 아이템들이 가장 잘 회상되는 아이템인 것으로 나타났다. 이것은 최신 효과(recency effect)로 알려져 있으며, 이것은 가장 최근의 몇 아이템을 잡고 있는 단기기억저장의 존재에 의해 설명된다(그림 8.2를 보시오). 회상 전에 암산과제의 추가로 인해 회상이 지연됐을 때, 최신효과는 사라졌다. 추가된 과제는 가장 최근의 몇몇 숫자들과 충돌을 일으켰다. 리스트에서 일찍 제시된 아이템들의 회상은 다른 과제에 의해 지연됐을 때 아무런 변화도 보이지 않았다. 이것은 이런 아이템들이 이미 장기기억으로 들어갔다는 것을 가리킨다.

단기기억을 빨리 측정하는 방법은 디지트 스팬 검사(Digit Span Test)이다. 숫자 열이 일 초에 한 숫자씩 순서대로 읽혀지고, 피검자는 그것들을 동일한 순서로 되풀이 하라고 요구받는다. 숫자 열의 숫자 개수는 매 번 하나씩 늘어간다. 디지트 스팬은 당신이 한 번에 정확하게 회상할 수 있는 가장 많은 숫자의 개수이다. 디지트 스팬이 단지 단기기억 시스템의 작은 한 부분만을 탐구한다는 사실에 주의해야 한다. 단기기억은 처음에는 작은 양의 정보를 영구적인 장기기억에 들어가기 전에 더 깊이 분석하기 위해 마음에 담아두는 임시적 기억저장으로 기술되었었다. Baddeley와 Hitch에 의한 1970년대에 단기기억에 대한 연구는 더 역동적인 작업 기억(working memory) 시스템으로의 단기기억 구조 확장으로 이어졌다. 작업 기억으로

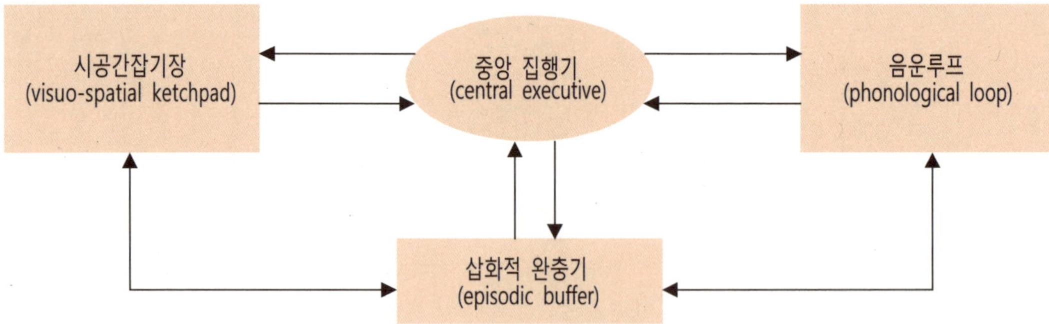

그림 8.3 작업기억모델

들어가는 정보에는 두 개의 출처가 있다. 하나는 감각기억으로부터이고 다른 하나는 장기기억으로부터이다. 기억회상에서 장기기억에 저장되어 있는 정보는 새로 들어오는 정보의 해석을 위해 작업 기억으로 다시 전환된다. 작업 기억은 작업대처럼 역할 한다. 이곳에서는 새로운 기억과 오래된 기억 두 가지 다의 언어적, 시각적, 공간적 정보가 장기기억과 다른 인지시스템으로 넘어가기 전에 짧은 시간 동안조작되고 통합된다. 작업 기억에는 네 가지 주 구성요소가 있다. 음운루프(phonological loop), 시공간잡기장(visuo-spatial sketchpad), 삽화적 완충기(episodic buffer), 중앙 집행기(central executive)(그림 8.3).

◈ 음운루프(phonological loop)는 임시적 저장이나 '내이(inner ear)'에서 말에 기반(speech-based information)을 둔 정보를 저장한다. 아이템들은 쇠퇴하거나 장기기억으로 넘어가기 전에 언어적으로 같은 순서로 암송된다. Baddeley와 Hitch는 음운루프가 기억될 수 있는 아이템의 개수에 의해 제한받지 않고, 오히려 그것들을 암송하는데 걸린 시간에 제한받는다는 사실을 발견했다. 이것은 재생할 수 있는 짧은 오디오 테이프 루프와 비슷한 방법으로 작동한다. 말하기와 읽기에서 몇몇 단어는 따라오는 단어들을 이해하기 위해 충분할 정도로 유지된다. 단어들은 귀에서 바로, 써진 혹은 말해진 단어들의 암송으로부터, 혹은 장기기억으로부터 음운저장으로 들어갈 수 있다.

◈ 시공간잡기장(visuo-spatial sketchpad)은 눈으로부터 뇌로 들어오는 시각적 공간적 정보의 임시적 저장이다. 작업 기억의 구성요소인 '내안(inner eye)'은 크기, 형태, 색채, 거리 같이 언어적으로 암송될 수 없는 정보를 짧은 시간동안 유지한다. 시공간잡기장도 또한 장기기억으로부터 들어오는 시각적 이미지를 조사하고 조작하는데 사용된다. 만약 우리가 잃어버린 열쇠를 찾는다면, 가능한 위치에 시공간적 이미지가 '스냅 사진'처럼 조작되고, 장기기억으로부터 인출된 정보와 비교된다.

- ◈ 삽화적 완충기(episodic buffer)는 작업 기억의 또 다른 구성요소이며, 더 최근에 Baddeley(2000)에 기술됐다. 삽화적 완충기는 음운루프와 시공간적 잡기장, 장기기억으로부터 작업 기억에서의 모든 처리과정을 유지하고 통합한다. 이 구성요소는 시각적 아이템과 소리에 근거한 아이템의 일반적 저장에서 하나의 삽화로의 틈새를 채운다. 예를 들어 삽화적 완충기는 우리가 TV를 보고 있을 때 사람들의 시각적 이미지를 그들의 말과 통합시킨다.
- ◈ 중앙 집행기(central executive)는 주의를 각각에 할당함으로써 작업 기억의 다른 구성요소들 내에서의 처리 과정을 지휘하고 통제한다. 중앙 집행기는 과제의 인지요건(cognitive demands)이 높거나, 우리가 두 가지나 그 이상의 일들을 동시에 하고 있을 때 특히 중요하다.

작업 기억 모델은 뇌로 끊임없이 들어오는 감각정보의 홍수가 어떻게 인지시스템의 다른 구성요소들로 넘어가질 수 있는 형태로 정보를 조직하고 연합시키기 위해 짧은 시간 동안 시연되는지에 대한 설명을 제공한다. 뇌 영상 연구는 작업 기억 기능에 있어서 활발한 뇌 영역이 해부학적으로 광범위하게 분포되어있다는 것을 보여준다. 언어적 과제를 수행하는 정상 피검자에 대한 PET 스캔 연구에서, 음운루프는 왼쪽 마루엽(두정엽, parietal lobe)의 변연 각이랑(연상회, supra-marginal gyrus)에 위치하고, 암송을 위한 조음 루프(articulatory loop)는 이마엽(전두엽, frontal lobe)의 브로카 영역(Broca's area)에 있다(Paulescu와 동료들, 1993). 공간기억과 관계된 또 다른 연구에서, 오른쪽 마루엽과 오른쪽 앞이마 겉질(pre-frontal cortex)에서의 혈류량 증가가 기록되었다(Jonides와 동료들, 1993). 주의감독시스템과 겹쳐지는 이마엽에 중앙 집행기가 위치한다는 증거가 있다(Chapter 10에서 집행기능을 보시오).

1) 작업 기억 손상 Working memory deficits

작업 기억 손상이 있는 사람들은 과제가 인지요건을 과다하게 필요로 하지 않는 한 일상생활에서 기능할 수 있다. 두 가지나 그 이상의 출처로부터 동시에 정보를 처리하는 역량이 감소되었고, 다중과제(multi-tasking)는 어렵다. 작업 기억의 구성요소들이 선택적으로 손상되어서 뇌손상이 있는 어떤 사람들은 들은 숫자나 단어를 회상할 수 없을지 모른다. 하지만 그들도 같은 정보가 시각적으로 제공됐을 때 회상할 수 있다. 장기기억에 심각한 손상이 있을 때 작업 기억은 정상으로 남을 수 있고, 그 반대도 가능하다.

가. 작업 기억 손상의 기능적 결과 (FUNCTIONAL CONSEQUENCES OF DEFICITS IN WORKING MEMORY)

작업 기억 손상은 의사소통에 영향을 미친다. 말하기에서, 긴 문장은 이해될 수 있을 정도로 충분히 오랫동안 음운루프에 유지되거나 암송될 수 없다. 같은 문제가 읽기에 영향을 준다. 신문의 긴 기사는 이해하는데 어려울 수 있지만, 그것들이 짧은 청키들(chunks)로 나뉠 때 이해가 향상된다. 약 11개의 숫자가 다이얼을 돌리기전에 암송되어야할 때 전화사용이 어렵다. 작업 기억이 정상일 때, 장기기억이 심하게 손상된 사람은 보거나 듣고 지연이 없다면 대화를 유지할 수 있고 전화번호를 회상(recall)할 수 있다.

쇼핑할 때 계산대에서 지갑 속에서 맞는 동전을 찾아 골라내는 게 어렵거나 잔돈을 체크할 수 없을 때 문제가 발생한다. 만약 표식자(landmark)에 대한 시각적 이미지가 경로에 대한 인출된 장기기억과 통합될 수 없다면 슈퍼마켓에 가는 길을 찾기가 어려울 수 있다. 작업 기억 손상이 있는 사람은 치료사가 자신과 동시에 행할 때만 치료사의 움직임을 모방할 수 있다. 만약 시작 전에 지연이 있으면, 치료사로부터의 시각적 언어적 입력은 사라진다. 많은 사람들에게 동시에 두 가지 일을 하는 것이 어렵다. 이것은 일상생활의 과제들이 아이들이 노는 것을 모니터하는 동안 행해져야 할 때, 어린 아동들의 부모와 돌보는 이들에게 영향을 미친다. 아이템들의 시각적 공간적 체계화나 득점 기록과 관련된 여가활동은 어려울 수 있다.

2. 장기기억 시스템 Long-term memory systems

장기기억은 제한된 역량을 가지고 있으며 끊임없이 업데이트 되는 다양하고 막대한 양의 정보를 처리한다. 작업 기억으로부터의 아이템들은 의미와 배경(context)을 위해 처리되는 곳인 장기기억으로 들어간다. 반대로, 장기기억에 저장된 기억들은 관련된 반응들이 활성화되기 전에 조작과 반향을 위해 작업 기억 속으로 인출된다. 그림 8.4는 감각, 작업 기억, 장기기억시

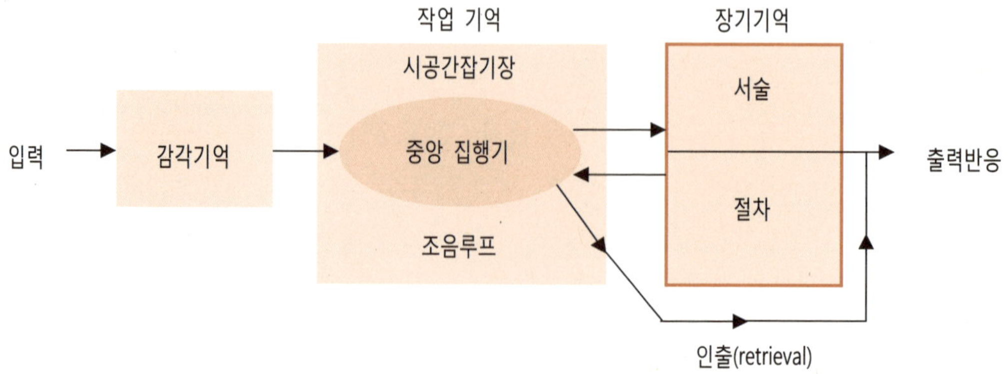

그림 8.4 세 가지 기억 시스템

스템들이 어떻게 상호작용하는지를 보여준다. 장기기억은 하위시스템들로 나뉘어져 왔다. 다른 타입의 기억을 확인하는 것이 기능적 문제를 예측하게 하고 기억손상이 있는 사람을 위한 도움을 선택하는 것을 가이드 할 수 있다. 어쨌든, 장기기억에서의 분류와 그것들이 어떻게 상호작용하는지에 대하여는 인지심리학에서 논쟁이 계속되고 있다.

1) 절차기억 – 어떻게? Procedural memory – how?

절차기억은 학습되고 숙련된 활동의 획득과 관련된 저장된 지식이다. 우리가 배워온 모든 운동과 언어기술은 절차기억의 일부이다. 위리는 모국어를 문법의 복잡한 규칙을 모르고도 말할 수 있다. 우리는 수영하는 법, 자전거 타는 법, 골프공을 정확하게 드라이브로 힘껏 치는 법을 기억하지만, 어떻게 그렇게 하는지 자세히 설명할 수는 없다. 또한 일상생활은 옷 입기에서부터 채소 껍질 벗기기, 이름 사인하기, 타이핑하기 까지 광범위한 기술과 관련되며, 이 모든 것은 기억 속에 저장돼있다. 절차기억은 '어떻게 하는지를 안다(knowing how)'로 불릴 수 있다. 절차기억은 암묵적(implicit)이며, 반복과 연습을 통해 발전한다. 이것은 의식적으로는 조사될 수 없으며, 그래서 회상과 인식으로 검사가 불가능하다. 절차에 대해 저장된 기억은 일과로 발전하며, 이것은 특정 자극에 반응하여 자동으로 인출된다. 운동기술의 수행에서, 진행되는 절차는 겉질운동영역에 의해 프로그램 되며, 바닥핵(기저핵, basal ganglia)와 소뇌(cerebellum)에 의해 조정된다. 기억손실이 있는 대부분의 사람들에 있어, 절차기억은 보존된다. 대뇌손상 전에 잘 학습된 운동기술은 남아있다. 기억상실증이 있는 피검자에 대한 연구들은 그들이 외현기억(explicit memory)에서는 저조한 수행을 보이지만, 그들도 새로운 기술을 배울 수 있다는 것을 보여 왔다. 이것은 기억손상이 있는 사람들에 있어서 직장으로의 복귀와 지속적인 여가 활동을 위해 중요한 연관을 갖는다. 언어기술이 손상됐을 때, 어떤 사람들은 최근에 배운 유창한 제 2 외국어는 잃어버려도 모국어는 유지한다.

절차기억의 암묵적 성격은 기억상실증이 있는 사람들에게서 보였는데, 이들은 깨닫지 못하면서도 여가 과제의 수행에 향상을 보였다. 같은 퍼즐 맞추기를 매일 했을 때, 기억상실증이 있는 사람들이 전 날 그 퍼즐을 보았다는 것을 깨닫지 못한다 할지라도, 성취 레벨은 반복으로 인해 향상된다. 암묵기억에 대한 문헌에서의 고전적 예는 1911년 Clarapede으로부터 나온다. 그는 자신의 기억상실증 환자 중의 하나와 악수를 하기 전에 그의 손 안에 핀을 하나 숨겼다. 그녀는 다음부터는 그와 악수하는 것을 꺼려했지만, 왜 그러는지는 말할 수 없었다. 이것이 이전에 무슨 일이 있었는지에 대한 의식적 자각이 없는 학습에 대한 증거이다. 기억손상이 있는 사람에 있어서 암묵적 기억이 과제수행에서 활용될 수 방법으로의 더 많은 연구가 필요하다.

2) 서술기억 – 무엇? Declarative memory – what?

서술기억은 인물, 물체, 장소, 사건에 관한 지식이다. 이 기억은 우리가 어떤 사실이 진실인지 거짓인지를 말할 수 있게 한다. 서술기억은 '무엇인지를 아는 것(knowing what)'으로 불릴 수 있다. 이것은 외현적이다. 우리가 예를 들어 "어디에서 태어났습니까?" 같은 구체적인 질문을 받으면, 우리는 장소의 이름을 회상하기 위해 서술 기억을 의식적으로 조사한다. 실험실에서 서술기억은 주로 단어나 그림 같은 검사 아이템을 피검자에게 제시함으로써 평가된다. 이것은 나중에 자유회상이나 단서가 주어진 회상 또는 새로운 아이템들과 함께 다양한 방법으로 조작됐을지 모르는 다시 제시된 검사 아이템의 인식이 따라온다.

임상실례(Wilson과 Wearing, 1995)

CW는 바이러스 감염인 단순헤르페스뇌염(herpes simplex encephalitis) 후에 중증 기억상실을 경험했다. 뇌 스캔은 그의 왼쪽이 파괴된 것과 오른쪽 관자엽 일부가 파손된 것으로 보였다. 그는 이전에는 전문적인 음악가로서 성공적인 경력을 가졌었다. 그는 발병 이후 심각한 기억상실증을 나타냈고, 새로운 기억을 획득할 수 없었다. 또한, 그는 어렸을 적 몇몇 기억을 제외하고는 발병이 전 그의 삶에서 어떤 에피소드도 기억할 수 없었다. 그는 아내는 알아볼 수 있었지만 일상적인 물건들을 인식할 수 없었고 몇 분 전에 일어난 일을 기억할 수 없었다. 다른 사람과 나눈 어떤 대화도 바로 잊혀졌다. 그가 밖에 나가면, 길을 잃었고, 돌아오는 길을 찾을 수 없었다. CW의 심각한 기억상실에도 불구하고, 그의 절차기억은 보존되어서, 여전히 악보를 보고 뛰어난 기술로 즉석 연주를 할 수 있었다.

서술기억은 두 가지 타입으로 나뉜다.

- 의미기억(Semantic memory)은 세계에 대한 지식이며, 정보가 언제 학습되었는지는 관계없다. 당신은 로마가 이태리의 수도이고 바나나가 노란색이라는 걸 안다. 의미기억은 개념과 복잡한 지식 기반 속으로의 연합에 의해 조직화되며, 이것들은 배경 없이 인출된다.
- 삽화기억(Episodic memory)은 배경 속에서 사실과 사건에 대한 기억과 관계있다. 이것은 우리의 삶에서 특정 시간과 장소에서 일어난 특정 에피소드나 사건에 관련된다. 이것은 우리가 예를 들어 동료와 반시간 전에 동료와 나눈 대화를 기억하게 했고, 어제 버스에서 만난 사람을 기억해낼 수 있게 했다. 삽화기억으로부터의 인출은 그것이 일어난 시간과 장소에 대한 배경적 정보를 회상하는 능력에 달려 있으며, 이것은 그것이 학습된 동일한 배경에서 더 쉽게 일어난다. 다른 때 같은 버스를 타는 것이 우리가 이전에 버스를 탈 때 만났던 사람에 대한 지식을 인출하는 것을 도울 수 있다.

몇몇 임상가들과 심리학자들은 최근 삽화기억(recent episodic memory)과 먼 삽화기억(remote episodic memory)을 구분한다(Levy, 2001). 최근 삽화기억은 사람과 장소, 짧은 시간 전에 일어났던 사건을 기억하는 능력이며, 이것은 새로운 기억을 학습하기 위한 개인의 잠재력을 반영한다. 작업치료부서(역자 주: 영국의 작업 치료부서는 사무실과 치료실들이 따로 있음)를 방문하는 사람은 방의 배치와 스태프들의 이름에 대한 최근 삽화기억을 형성한다. 최근 삽화기억은 기억의 모든 타입 중에서 가장 영속성이 없으며, 이것의 손상은 종종 기억손실의 첫 번째 징후이다. 노인들은 종종 잘못된 최근 삽화기억을 경험하며, 예를 들자면 이층에 올라와서는(역자 주: 영국에는 2층으로 된 주택이 많음) 왜 그랬는지 기억하지 못하거나, TV 편성표를 읽기에 맞는 안경을 찾지 못할 수 있다. 젊은 사람들도 같을 수 있는데, 특히 스트레스를 받을 때 그렀다.

몇 년 전에 일어났던 사건에 대한 먼 삽화기억(Remote episodic memory)은 더 영속적이다. 몇 년 전부터 생일, 결혼, 출생 같은 개인의 가족역사와 관련 있는 장소와 이름은 먼 삽화기억을 형성한다. 최근 삽화기억이 손상될 때, 이러한 사건들에 대한 기억은 아주 자세하게 보존된다. 인지기능이 심각하게 손실된 몇몇 사람들이 어린 시절로까지 되돌아가는 먼 삽화기억을 유지한다.

일상적 기억에서 의미적 기억과 삽화적 기억은 상호작용한다. 삽화적 기억으로 시작된 지식이 시간이 지남에 따라 의미기억으로 일반화된다. 당신이 누군가를 처음 만났을 때, 그 사건은 삽화기억에 저장된다. 시간이 지난 뒤, 예를 들어 눈과 머리카락 색깔 등 그 사람에 관한 지식이 의미기억에 저장된다. 이 예는 다른 기억 시스템 내의 아이템에 대한 병렬적 저장을 보여준다. 의미기억과 삽화기억 간의 구분에 대한 지지는 기억손실이 있는 사람들에 대한 연구로부터 온다. 이 사람들은 삽화기억의 손상은 보이지만, 그들이 발병 전에 학습했던 의미지식에 대한 회상에서는 아무런 어려움을 갖지 않는다. 더한 지지가 뇌 영상 연구에서 오며, 이것은 삽화기억과 비교하여 의미기억과 관련 있는 과제 동안 다른 뇌 영역들이 활동적임을 보여준다.

3) 전향기억 – 언제? Prospective memory – when?

전향기억은 무엇을 하고 언제 할 것인가를 기억하는 것이다. 실험실연구는 주로 후향(retrospective) 기억을 연구해 왔지만, 일상적인 기억의 대부분은 전향적(prospective)이다. 행동을 위해 저장된 계획은 미래에 적절한 시간에 활성화될 필요가 있다. 시간은 특정적일 수도 있고(2시에 미팅에 가야지), 혹은 어떤 기간 내(비가 그치면 화초를 심어야지)일 수도 있다. 전향기억은 시간을 모니터하고 진행 중인 행동들을 놓치지 않고 따라가는 능력과 관계있다. 이것은 또한 예를 들어 '점심먹자' 나 '리포트 쓰기를 마치자' 같이 경쟁하는 계획에 대한 우선순위에 관한 결정도 포함한다. 전향기억은 '언제인가를 하는 것(knowing when)'으로 기술될 수 있다.

일상적 루틴 과제는 대부분 자동적이며, 암묵적 절차기억에 좌우된다. 루틴이 아닌 활동은 한 개씩 기억해야 하며, 전향기억이 정확한 시간에 계획을 활성화시킬 필요가 있다. 예를 들어 집으로 오는 길에 편지를 부칠 것을 상기시키는 편지통처럼, 계획을 활성화시키는 외부단서가 때때로 있다. 단서가 없을 때에는, 작업 기억에서의 주의 요건(attention demands)이 전향기억의 성공과 실패에 영향을 줄 수 있다. 우리의 주의집중을 많이 요구하는 때인 바쁜 날에는 중요한 전화를 하는 것을 잊어버린다.

전향기억에 대한 조사는 자기평가질문지를 포함해 왔는데, 이것은 사람들에게 그 날의 계획에서 누락이 발생한 것을 기록하도록 요구한다. 어쨌든, 자기평가의 신뢰도는 피검자의 전반적 인식에 달려있다. 우리의 연구는 기억해야 하는 행동의 숫자를 다양화 하고, 지시가 주어진 시간과 행동을 집행하는 시간 사이의 시간 간격을 다양화하여, 특정 시간에 전화를 걸도록 하거나 특정한 날에 편지를 부치도록 하는 것 같은 특정 과제를 피검자에게 부과해왔다. 미래의 행동수행에 있어서 후향 기억요소도 있다. 예를 들어 하루 중에 이따금씩 약 복용할 것을 기억하기는 전향적이고, 반면에 약을 몇 개 복용해야 하는지, 각각의 알약이 무슨 색인지를 기억하는 것은 후향적이다.

전향기억을 향상시키기 위한 보상전략의 성공은 자의식(self-awareness)의 발달에 크게 좌우된다(Fleming과 동료들, 2005). 기억손실이 있는 사람은 문제가 있다는 것을 인지할 필요가 있고, 손상된 자의식은 어떠한 외부적 보조기구가 도입되기 전에 다뤄져야 할 필요가 있다. 자의식이 확립되면, 더 오랜 기간 동안 조직화하는 장치(organisational devices)를 사용하고자 하는 동기가 생긴다. 전향기억에서의 실패는 외상성 뇌손상으로부터 회복하는 사람들에게서 종종 보인다.

임상실례(Fleming과 동료들, 2005)

19세인 BC는 교통사고로 두개골이 여러 군데 골절되어서 전향기억에 문제를 가지게 되었다. 작업치료 입원환자로 4 개월을 지낸 후 부모와 살러 돌아갔다. BC는 일상의 일과를 그에게 상기시키는 가족에게 의지했다. 그가 집을 나설 때면, 지갑이나 휴대전화를 두고 나왔고, 친구를 만나기로 한 약속을 잊어버렸다. 그는 다이어리를 사용해보려고 여러 번 시도했지만 실패했고, 나중에는 알람을 포함하여 전자수첩을 보상 도구로 선택했다. 알람이 그에게 매일 해야 할 일과 약속(appointment), 지불해야할 것에 대한 세부사항을 위해 수첩을 참고하도록 프롬프트 했다. 그의 집과 사회생활을 위한 수첩의 이로움은 그로 하여금 그것을 계속해서 사용하도록 동기를 부여했다.

활 동 (Activity)

- 다음의 질문을 하시오.
  - 마가렛 대처를 뒤이은 수상은 누구입니까?
  - 당신의 초등학교와 중학교에서 얼마나 많은 선생님들의 이름을 댈 수 있습니까?
  - 자전거를 배울 때를 기억하십니까?
  - 만약 당신이 누군가에게 자전거 타는 법에 대한 지시사항을 준다면 그 사람이 자전거를 탈 수 있을까요? 그렇지 않다면, 왜 그렇지 않을까요?
- 만약 당신에게 어머니께 다음과 같이 전화 드리라는 메시지가 주어진다면
  1. 두 시간 후에　　2. 내일 아침에　　3. 다음 수요일에
- 어떤 요인이 당신이 그렇게 할지 안할지를 결정할까요?
- 이러한 문제들에 관련된 기억시스템에 대해 토의하시오.

이제까지 기술되어 온 장기기억시스템은 그림 8.5에 요약되어 있다.

3. 기억에서의 처리과정 Processes in memory

기억력 3Rs로 알려진 세 단계 처리과정을 수반한다. 그리고 이것은 장기기억시스템을 작동시킨다.

◈ 등록(Registration) 혹은 학습되는 시간에의 부호화(encoding)

◈ 유지(Retention) 혹은 시간이 지남에 따른 저장(storage)

◈ 인출(retrieval)과 필요할 때 정보의 회상(recall)

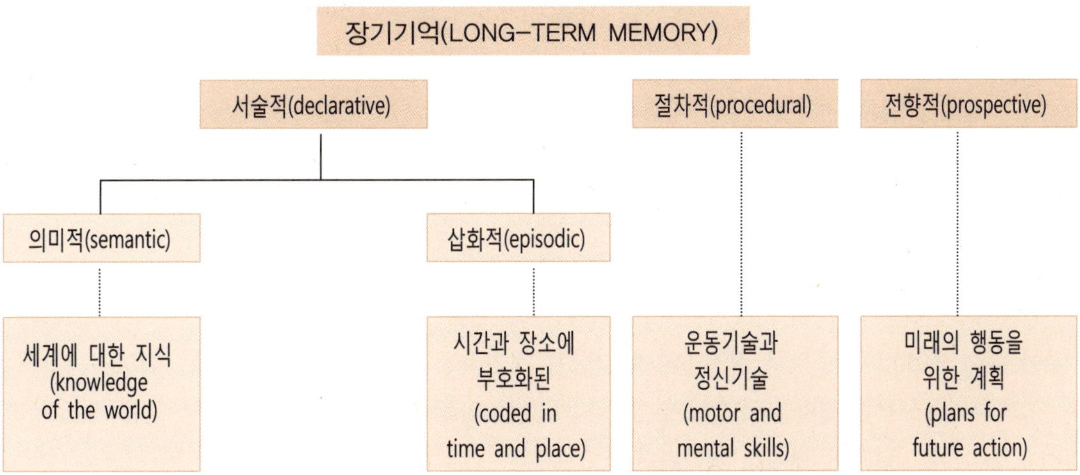

그림 8.5 장기기억 요약

등록(Registration)은 학습된 정보의 특징과 배경조작하기와 어떤 요인이 가장 중요한 가를 보기위한 후속적인 회상검사로 탐구되어왔다. 등록될 때의 의미와 함께 다듬어지고 처리된 정보가 나중에 더 잘 인출될 가능성이 높다. 예를 들면, 우리가 무엇을 어디에 두었는지 기억하기 위해 우리의 걸음을 되돌아가 보기나, 혹은 사람의 유일한 특징에 대한 시각적 이미지와 함께 그 사람의 이름을 연상시키기 같이, 우리의 기억력을 향상시키기 위해 사용하는 몇몇 전략들은 다듬기(elaboration)와 연상(association)을 이용한다.

보유(Retention)는 역동적 과정이다. 저장된 지식은 시간이 지남에 따라 작업 기억으로 들어오는 새로운 정보에 의해 변형되고 업데이트 된다. 아이템이 기억에 등록이 되고나면, 후속적인 망각이 시간경과에 따른 쇠퇴의 결과일 수도 있고, 혹은 나중의 학습에 의한 간섭 때문일 수도 있다. 사건에 대한 회상이 경과되어 온 시간보다는 비슷한 사건이 일어난 횟수에 좌우된다는 것은 새로운 기억이 과거에 대한 지식(knowledge) 경험에 간섭한다는 것을 제시한다.

인출(retrieval)은 능동적인 인지과정을 필요로 한다. 여기에는 두 가지 타입의 인출이 있다. 회상은 결정과정에이 뒤따르는 탐색과정이며, 반면에 인식(recognition)은 결정과정만을 포함한다. 따라서 인식이 회상보다 더 쉽다. 인출은 배경(context)에 의해 영향을 받으며, 아이템은 그것이 학습됐을 때와 동일한 환경에서 더 잘 인출될 가능성이 있다. 병원 작업치료실에서의 새로운 학습이 집 환경으로 일반화되지 않을 수 있다.

외부단서는 기억으로부터의 아이템이나 사건을 인출하는데 중요하게 도움이 된다. 사람의 이름에 대한 회상은 이름이 시작하는 철자나 그 사람에 대한 다른 정보가 단서로 주어지면 향상된다. 한 그룹의 이름이나 사진들에서 사람을 알아보는 것은 성공적인 인출을 보조할 것이다. 우리는 모두 '말이 입안에서 돈다는 현상(tip of the tongue phenomenon)'에 익숙하며, 이것은 우리가 기억 속에 어떤 아이템을 알고는 있지만 그것을 인출할 수 없을 때를 말한다. 한 가지 설명은 현재의 처리과정이 저장된 그 정보와 매치가 되지 않아 기억에 단서를 주는데 실패한다는 것이다. 나중에 활성화되고 인출되는 몇몇 암묵적 인출이 일어날 수 있다.

1) 처리과정레벨 Levels of processing

1970년대 기억에 대한 초기 연구는 처리과정레벨이론으로 귀착됐다. 이것은 정보가 부호화되는 깊이(depth)가 무엇이 장기기억에 저장될 것인지를 결정한다고 제안했다. 정보는 예를 들어 단어에서 특정 철자를 추적하기 같은 얕음(shallow)으로부터, 의미를 위한 깊은(deep) 의미 분석까지, 다양한 레벨로 처리된다.

단어회상에 관한 연구에서 Craik과 Tulving(1975)은 세 그룹으로 이루어진 다른 피검자 그룹에게 60개 단어로 된 리스트를 제시했다. 각각의 그룹은 그들의 지각적 처리과정이 특정 레벨로 행하도록 맞춰진 질문을 추가로 받았다.

구조적(structural) 그룹은 단어의 물리적 특징에 관한 질문을 받았다,
'단어가 대문자로 되어있습니까?'

음향적(acoustic) 그룹은 단어의 소리를 처리하도록 요구받았다,
'단어가 ...과 음률을 이룹니까?'

의미적(semantic) 그룹은 다음과 같이 질문을 받았다,
'단어가 주어진 문장에 맞습니까?'

결과는 더 깊은 의미 처리과정을 수행한 그룹이 가장 많은 단어를 인출하는데 성공하는 것을 보였다. 깊이 처리과정의 영향은 언어적 아이템 뿐만 아니라 시각적 인식에도 보였다. 피검자에게 각 얼굴이 기쁜 얼굴인지 보고하게 했을 때가 각 얼굴의 구조적 특징을 보고하게 했을 때와 비교하여 얼굴인식 점수가 더 높았다. 치리 과정 레벨이론은 처음부터 처리 과정의 깊이가 무엇을 의미하는지에 관한 적절하지 못한 정의 때문에 비판받았다.

나중에 나온 기억에 관한 모델은 구조적, 음향적, 의미적 정보의 병렬적 부호화를 제안했는데, 그 때문에 기억흔적의 다듬기가 세 도메인에서 동시에 일어난다고 했다. 이 더 다듬어진 기억이 아이템의 인출을 위한 추가적 경로를 창출할 수도 있다. 다른 설명은 대규모의 입력과정이 저장소에서 다른 아이템들 중 독특한 더 많은 특유의 기억흔적을 만들어 낸다는 것이다. 다듬기(elaboration)와 특유성(distinctiveness)이 함께 기억에서 인출을 촉진하는 것이 가능하다. 우리는 처리과정의 다른 레벨들을 우리 자신의 기억을 향상시키기 위한 내적전략으로써 사용할 수 있다. 우리는 종종 그들의 이름을 학습할 필요가 있는 곳인 전에는 만난 적이 없는 사람들과 그룹이 되는 상황에 맞닥뜨린다. 그들의 이름을 기억하는데 있어서의 성공은 만약 우리가 예를 들어 그 사람이 앉아있는 그룹에서의 위치, 신체적 특징과 그들의 행동적 특성 같이 여러 방법으로 각 사람에 대한 우리의 지각적 과정을 향하게 하면 증가된다. 이런 방법으로 우리는 피터의 이름을 그룹의 뒤쪽에 앉아서 질문을 많이 하는 수염이 있는 사람으로 기억할 지도 모른다. 처리과정 레벨에 근거한 다른 기억장치들은 암기법(mnemonics), 연상, 그룹으로 나누기(grouping)의 사용이다. 비빌 번호와 암호의 번호들은 늘어가고, 그래서 우리는 예를 들어 친구나 가족의 첫 글자들이나 집 번호를 사용함으로써 회상이 더 쉽게 만드는 방법을 취할 필요가 있다.

과거사건에 대한 기억은 예를 들어 학교 가는 첫 날에 대한 디테일처럼 그 때의 정서적 상태에 의해 종종 영향을 받는다. 더 극적인 예는 그 때의 모든 배경적 특성에 대한 자세한 기억을 남긴다. 한 예가 2005년 런던 지하철에서 테러리스트의 폭탄 폭발에 대한 뉴스를 들었을 때이다. 런던에 있던 대부분의 사람들은 언제 어디에 그들이 있었는지, 누구에게 그 사건을 얘기했는지를 기억할 수 있다. 섬광전구기억(flashbulb memories)로 알려진 이러한 사건은 기억에 있어서 독특한 등록(registration)을 가질 수 있다. 그러나 특별한 메커니즘보다는 그 사건에 대한 빈번한 암송과 개작된 이야기가 회상에 대한 디테일의 원인이 될 수 있다.

4. 도식이론 Schema theory

매일의 기억은 막대한 양의 복잡한 지식의 체계화와 저장과 관련된다. 우리의 회상성공 정도는 다양하다. 몇몇 우리의 경험은 기억되는 반면, 다른 경험은 잊히며, 때때로 회상이 부정확하거나 완전하지 않다. 지식의 체계화를 처음으로 주창했던 심리학자들 중의 하나가 1930년대의 Bartlett이다. 그는 서구인에게 전혀 생소한 북 아메리카의 민간설화를 영국인 피검자들에게 제시했다. 나중에 피검자들에게 그 설화를 회상하라고 했을 때, 그들의 진술은 그들 자신의 경험에 비추어 더 잘 뜻이 통하게 재구성되어 있었다. 그는 새로운 정보의 하향식 처리과정(top-down processing)이 사전예측에 맞도록 이미 저장된 지식에 통합된다고 주장했다.

Bartlett은 도식(schema)라는 용어를 도입했는데, 이것은 일반적 지식을 나타내는 기억에 저장된 정보의 패킷(packet, 역자 주: 한 번에 전송하는 정보 조작 단위)이다. 도식들은 시간이 지남에 따라 변형되며, 업데이트 되고, 전형적인 형태로 전환된다. 우리 자신의 경험으로부터 일반화가 된다.

도식은 단순할 수도 있고, 복합적일 수도 있으며, 물체, 상황, 사건 혹은 행동과 연관될 수도 있다. 단순한 지식의 표상은 철자 'A'를 위한 도식일 수 있다. 복합적인 도식은 시네마 가기에 관련된 지식일 수 있다. 이 복합적인 도식은 한 세트의 하위도식(sub-schemas)을 가질 수 있다. 여기서의 하위도식은 티켓구입, 자리 찾기, 팝콘 먹기이다. 시네마 도식은 극장이나 축구경기 보러가기와 함께 '외출하기'를 위한 더 큰 도식의 부분일 수 있다. '쇼핑하기'를 위해 가능한 도식이 그림 8.6에 나와 있다. 도식은 슬롯(slots)으로 알려진 장소, 기구, 사람, 행동 같이 모든 쇼핑에 공통적인 지식을 특정화한다. 각각의 슬롯은 만약 정보가 이용가능하지 않으면 디폴트값(default values, 역자 주: 이용자가 값을 지정하지 않는 경우 자동으로 선택되는 것, =기본 값)과 함께, 그것과 관련된 개념이나 행동을 담고 있다. 옵션 값(optional values)은 쇼핑의 특정 에피소드로부터 얻어진다.

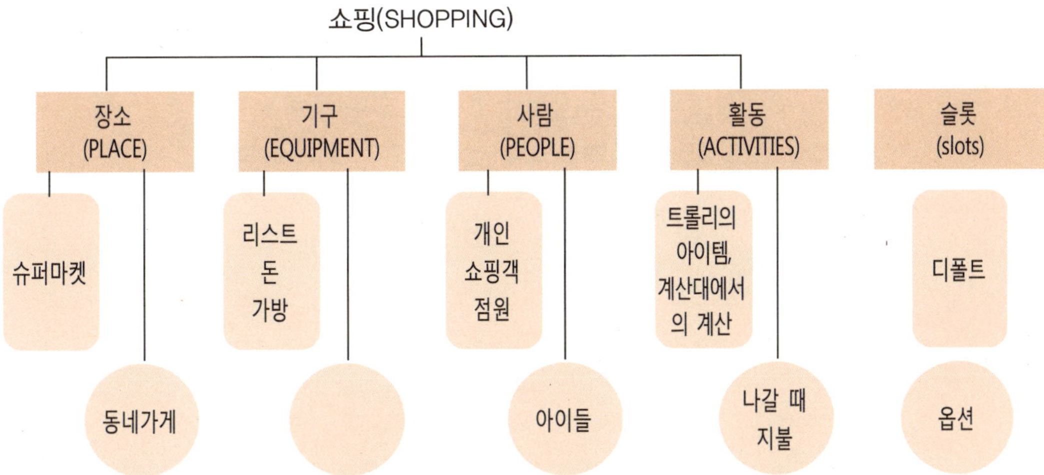

그림 8.6 쇼핑을 위한 도식(Cohen과 동료들 근거함, 1993).

우리의 지식이 체계화되는 법이 여러 방면으로 기억에 영향을 준다. 도식은 등록 시에 무엇을 부호화할 것인지에 대한 선택을 가이드 한다. 시네마에 간 어떤 특별한 경우를 위한 도식은 티켓 가격에 대한 지식은 포함하는 반면, 그 때 무엇을 입고 갔는지는 무시할 수 있다. 도식은 정보를 특정한 것에서 일반적인 것으로 전환하며, 이것이 특정 에피소드에 대한 디테일보다는 경험의 공통된 특성에 대한 회상으로 유도한다. 하향식 처리 과정은 우리가 경험한 사건을 보고할 때 만드는 에러(errors)를 설명한다. 이러한 에러는 우리가 실제로 무엇을 보느냐보다는 무엇을 볼 것인지 예측한 것을 기억할 때 만들어진다.

도식이론은 일상적인 기억의 특성에 대해 많은 것을 설명하며, 저장되어 있는 복합적인 지식이 다른 타입의 기억과 통합하는 방법들을 위한 프레임워크를 제공한다. 이것은 너무 단순해서, 그리고 기억의 부정확성을 너무 강조해서 비판받아 왔다. 이것은 어떻게 몇몇 복합적인 사건이 아주 상세히 회상될 수 있는지는 설명하지 않는다. 행동 순서의 체계화로의 도식(schema) 접근법은 Chapter 9에서 논의될 것이다.

5. 장기기억손상 Impairment of long-term memory

기억은 외상성 뇌손상(traumatic brain injury), 뇌졸중(stroke), 바이러스 감염(viral infection), 퇴행성 장애(degenerative disorders), 몇몇 권투선수나 축구 선수들에 있는 누적뇌손상(cumulative brain damage) 등 많은 신경학적 상태에서 영향을 받는다. ECT와 우울증에서 일어나는 심인성 기억상실증(psychogenic amnesia)은 논의되지 않을 것이다.

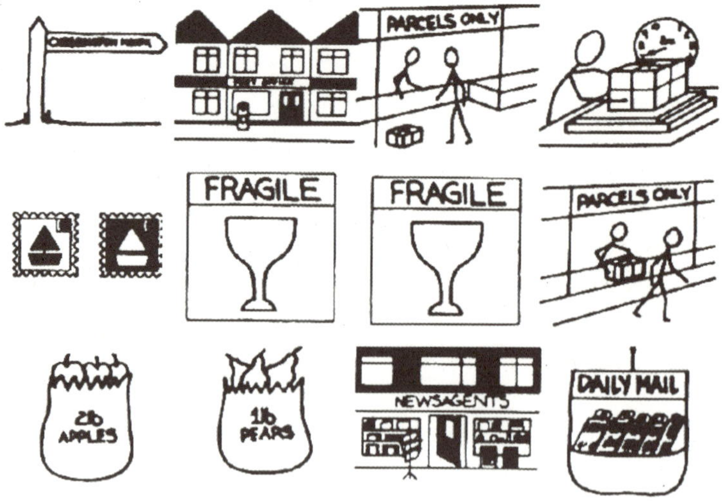

그림 8.7 그림을 보고 이야기 회상 – COTNAB에서 발췌, Nottingham Rehab의 허가 하에 축소된 크기로 재생.

시각기억손상은 오른쪽 뇌손상이 있는 사람에게, 언어기억은 왼쪽 뇌손상에 있을 가능성이 더 있다. 시각기억과 언어기억과 관련된 손상은 클라이언트의 환경에 대한 개조(adaptation)와 치료사가 사용 할 효과적인 단서의 선택 둘 다에 영향을 준다. 전반적인 기억역량이 감소할 수 있다. 이것을 평가하는 한 가지 방법은 기억 손상된 사람에게 짧은 이야기를 하나 읽어주고 나서 그 이야기를 보여주는 그림 카드를 고르게 하는 것이다(그림 8.7을 보시오). 이런 간단한 검사가 누락과 에러의 타입과 위치의 관찰로부터 그 사람의 기억기능의 특성을 보여줄 수 있다. 이것은 또한 전체 기억역량과 마찬가지로 순서정하기에 있는 문제를 나타낸다.
의미기억과 절차기억은 둘 다 영속성이 있으며, 노화에 의해 가장 영향을 덜 받는다. 하지만 최근 삽화기억에서는 노화와 함께 눈에 띄는 변화가 일어난다. 개인의 저장된 의미적 지식과 관련 없는 새로 획득된 정보처리에 어려움이 있다. 사람 이름, 쇼핑 아이템, 물체의 위치를 잊는 것을 경험한다. 노인들은 종종 단기기억손실을 보고하지만, 사실 그들의 문제는 최근 삽화기억과 연관이 있다(Levy, 2001).

1) 기억상실증 Amnesia

기억상실증은 인지능력이 비교적 보존되어 있음에도 종종 장기기억손상이 있는 것을 기술할 때 사용되는 용어다. 순행성 기억상실증(anterograde amnesia: AA)이라는 용어는 발병 이

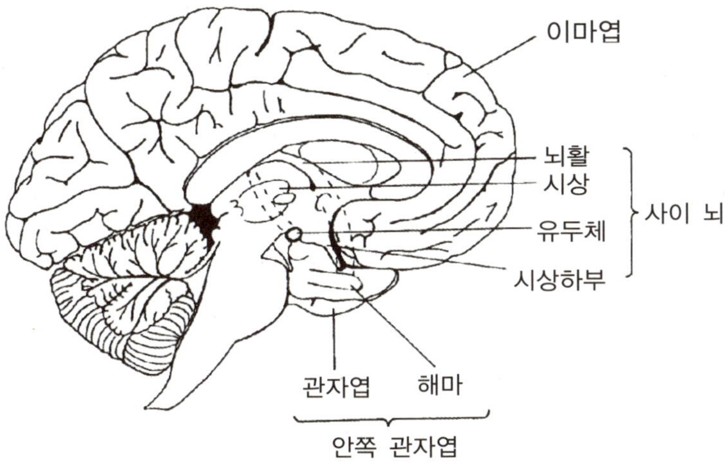

그림 8.8 간뇌와 안쪽 관자엽의 위치를 보여주는 뇌의 시상면 절단.

후에 사건과 경험에 대한 기억손상을 말한다. 역행성 기억상실증(Retrograde amnesia: RA)은 발병이전 기간 동안에 대한 기억의 손실을 말한다. 두 가지 타입으로의 이러한 구분은 문제가 새로운 도구 학습에 연관된 것인지 아니면 과거의 정보인출 불능과 관련된 것인지를 정하는 방법을 제공한다. 만약 기억상실증이 학습에 장애라면, 그 사람은 순행성 기억상실증(AA)을 가질 것이지만 역행성 기억상실증(RA)은 갖지 않을 것이다. 만약 기억상실증의 원인이 인출손상이라면, 기억손실은 순행성과 역행성 둘 다일 것이다. 현실적으로 기억상실증은 순행성과 역행성 손실의 심각성과 관련하여 대단히 다양하다.

기억상실증의 잠재적인 원인이 뇌의 두 다른 영역에 있어서의 손상과 연결되어 있다는 몇몇 증거가 있다(그림 8.8을 보시오).

◈ 사이 뇌(간뇌, diencephalon)은 앞 뇌(전뇌, forebrain)의 베이스에 위치한 겉질 아래(피질 하, sub-cortical) 영역이다. 이것은 시상(thalamus)의 등쪽안쪽 핵(배안쪽 핵, dorsomedial nucleus)과 유두체(mamillary)를 포함한다. 이 뇌 영역은 기억흔적저장에 있어서의 쇠퇴와 인출 문제 때문에 순행성과 역행성 기억 상실증 둘 다와 관련된다. 간뇌 기억상실증은 만성 알코올중독(chronic alcoholism)과 그와 관련된 티아민 결핍(thiamine deficiency)의 결과로서 일어난다. 코르사코프 기억상실증(Korsakoff's amnesia)에서는 전형적으로 이마엽이 손상되었다.

◈ 안쪽 관자엽(내측 측두엽, temporal lobe)과 해마(hippocampus)는 새로운 도구를 학습하고 저장하는 능력이 없음으로 특성화되는 중증 순행성 손실과 관련 있다. 관자엽 기억상실증은 바이러스성 뇌염(viral encephalitis)과 알츠하이머병(Alzheimer's disease)에서의 진행성 위축(progressive atrophy) 때문에 중증 관자엽 손상 후에 일어난다. PET 스캔 연구는 해마가 삽화기억에서 중요한 역할을 하는 것을 보여왔다.

관자엽 기억상실증의 몇몇 특성은 절차기억에 대한 섹션에서 주어진 Wilson과 Wearing (1995)의 임상실례에 기술되어있다. 모든 기억손상에 관한 더 자세한 설명이 Baddeley와 동료들(2002)에 나와 있다.

2) 작화증(말짓기증) Confabulation

작화증은 기억상실증과 연관된 기억에 대한 사실의 곡해이다. 이것은 '정직한 거짓말(honest lying)'로 불려왔다. 특발성 작화증(spontaneous confabulation)은 자극되지 않아도 나타나며(unprovoked), 그 사람은 거짓된 기억에 따라 행동할 수 있다. 현재 시간에 끼어드는 현재로서는 관련이 없는 기억을 억제하는데 실패한다. 예를 들어, 전직이 기업의 중역이었던 기억상실증 환자는 정기적으로 회의에 참석하기 위해 병원을 나가도록 허락해줄 것을 요구했다.

특발성이 아닌 작화증(Non-spontaneous confabulations)은 질문에 대한 답에서 자극된다(provoked). 그럴싸 하지만, 틀린 정보가 '이것을 본적이 있습니까?'나 '자녀가 몇이나 있습니까?' 같은 질문에 대한 반응으로 주어진다. 기억의 디테일과 배경 둘 다 혼동되어있으며, 사건과 시간 간의 관계가 혼란되어 있다. 작화증은 기억의 단순한 손실이 아니며, 이것은 병식(insight, 역자 주: 병이나 상태에 대한 통찰이나 인식)의 손실과 일치한다.

정상적인 기억에서의 인출은 그럴듯함에 대한 입증과 다른 정보와의 일관성과 마찬가지로, 특정 시간과 공간 차원과 함께 저장된 지식을 활성화하는 전략의 발전을 필요로 한다. 만약 이러한 체크과정(checking procedures)이 손실되었다면, 여기에는 아무런 병식이 없다. 작화증은 이마엽 손상이 있는 사람들에게서 가장 빈번하게 발생한다. 과정의 공통적인 특성과 해부학적 위치는 작화증이 집행기능장애 증후군(dysexecutive syndrome)과 중복되는 기억손상일 수 있음을 시사한다(Chapter 10을 보시오).

가. 장기기억 손상의 기능적 결과
(FUNCTIONAL CONSEQUENCES OF LONG-TERM MEMORY DEFICITS)

물체와 얼굴, 표식자(landmark)를 인식할 능력이 없는 것은 장기기억 손실의 결과일 수 있다. 일상생활에서 집에서 익숙한 물건이 일식될 가장 높다. 기억손상이 있는 사람은 예를 들어 부엌 기구를 욕실 테이블 위에 놓듯이, 집에서 물건을 일반적이지 않은 장소에 놓을 수 있다.

일상의 일과는 제 시간에 활성화되지 않거나 아니면 전혀 활성화되지 않을 수도 있다. 전향기억이 심각하게 손실된 사람은 독립적으로 살 수 없다. 더 이상 의미기억이 아닌 정보나 단어와 관련이 있을 때를 제외하고는 전 날의 일과나 약속은 정상일 수 있다. 예를 들어 쓰레기 비우는 날 같은 매일 혹은 주간 시간표는 회상되지 않을 수 있다. 어린 아동을 돌보는 부모는 아이가 수영하러 가는 날이 언제인지, 언제 점심값을 가져가야 하는지 기억할 필요가 있다. 만약 그 사람이 문이 잠겼는지, 아니면 렌지의 가스를 껐는지를 기억할 수 없다면, 개인이나 가족 안전이 위협받을 수 있다. 사회적으로 회합 등의 약속을 잊으면 친구들이 속상해 할 수 있다.

기억기능장애는 전체성과 독립성의 상실로 이어질 수 있다. '우리는 우리가 기억하는 것'이라는 말은 우리에게 자아감(sense of self)을 주는 과거에 대한 기억의 중요성을 명백히 표현한다. 우리가 경험해온 사건과 마찬가지로 사람, 장소, 물체는 자서전적 기억의 부분이다. 선반 위의 꽃병이나 서랍 속의 엽서는 사람과 사건에 모두 연관된 먼 과거의 휴가에 대한 기억을 생생하게 기억나게 한다. 이런 기억이 사라졌을 때, 사람과 마찬가지로 가족과 친구를 잃은 것 같이 상실감이 크다. 과거에 그들이 함께 즐겼던 사건에 대해 얘기할 수 없을 때 가족과 친구들과의 사회적 상호작용이 어렵게 되고, 이것은 자아존중감 상실로 이어진다. 잔존하는 작업 기술과 여가활동 기술의 확인이 자아존중감을 회복시킬 수도 있고, 뒤따르는 기억훈련에 대한 동기를 부여할 수도 있다.

줄거리를 따라갈 수 없다면, TV보기, 시네마 가기, 신문읽기를 즐길 수 없다. 스포츠팬은 경기에서 무슨 일이 있었는지를 기억할 수 없다. 잔존하는 절차기억은 예를 들어 점수 매기기 같은 의미기억에 의존하는 활동부분을 위해서는 기억 장치가 필요할지라도, 과거에 배운 스포츠 활동을 수행하는 능력을 유지한다.

기억손상은 가족과 간병인에 의해 잘 보호된 사람에게는 최소한의 영향만을 줄 수 있다. 다른 사람들에게는 이런 손실이 일상생활, 사회적 상호작용, 여가활동과 직업에 광범위하게 영향을 줄 수 있다. 뇌손상 후에 몇몇 사람들은 새로운 환경이 기억에 요구하는 요건이 거의 없기 때문에 자신들이 기억에 문제를 가진다는 것을 부인한다. 퇴행성 질환에서는 기억의 악화가 전진적일 수 있고 다른 인지변화로부터 분리하는데 어려움이 있을 수 있다.

나. 평가와 치료적 중재를 위한 제안 (SUGGESTIONS FOR ASSESSMENT AND INTERVENTION)

평가(Assessment)

- 일 초에 하나씩 짧은 숫자 열을 읽고, 클라이언트에게 그 숫자들을 동일한 순서로 반복하라고 요구하시오. 숫자의 개수를 에러가 생길 때까지나 여덟 개에 달할 때까지 증가시키시오. 이 과제를 반복하되, 이번에는 클라이언트에게 숫자를 거꾸로 반복하도록 요구하시오.
- 클라이언트가 전화 거는 것을 관찰하시오. 혹은 예를 들어(만약 클라이언트에게 의미가 있다면) 축구 스코어를 찾도록 그리고 만약 클라이언트가 팀의 결과를 기억할 수 있는지를 보기 위해 나중에 대화에 끼어 넣기 같이 일간신문의 기사에 대하 논하는 것을 관찰하시오.
- 평가 내에 여러 가지로 이루어진 과제활동(multi-task activities)의 사용을 고려하시오. 차와 샌드위치를 동시에 만드는 점심 준비를 포함하는 평가를 고려하시오.
- 평가가 행해지는 환경의 영향을 고려하시오. 작업치료실의 낯선 주방은 최상의 기능수행을 방해할 수 있다.

다. 평가도구자료(Assessment resources)

표준화된 평가도구 또한 다른 타입의 기억을 측정하며, 이것은 Doors and People(장기기억), RBMT(일상적 기억), COTNAB을 포함한다.

치료적 중재(Intervention)

- 에러 없는 학습 접근법 사용이 새로운 실수를 배우는 것을 방지하는데 도움이 될 것이다.
- 수행을 돕기 위해 언어적 시각적 단서와 함께 반복하고 연습하시오.
- 예를 들어 전화기에 번호를 저장하거나 다이어리를 확인하도록 프롬프트 하는 알람 같이, 기억의 어려움에 의해 야기되는 불안과 좌절감을 다루는 보상전략을 도입하시오.
- 만약 적절하다면, 기억손상에 대한 지식과 이해를 높이기 위해 클라이언트와 가족에게 교육과 정보제공을 고려하시오.
- 보상전략으로 다이어리 시스템을 확립하시오(만약 할 수 있다면). 클라이언트가 그것을 채우도록 격려하고, 가족과 친구가 정보를 덧붙일 수 있다. 예를 들어 '당신 부인이 어젯밤에 다녀갔었고, 당신이 커피를 마시러 나갔었다는 걸 이것 보니 알겠군.' 같이 지남력을 돕기 위한 검사가 아닌 상기시키는 것으로 이것을 사용하시오.

라. 근거의 출처(Sources of evidence)

Evans와 동료들은(2000)은 기억손상이 있는 사람들을 위한 에러 없는 학습과 시행착오 방법(trial and error methods)을 비교하는 실험을 유럽의 9개 센터와 아르헨티나의 한 센터에서 실행했다. 결과는 예를 들어 이름회상 같은 학습된 물건을 위한 암묵적 기억을 촉진하는 과제를 위해서는 에러 없는 학습을 지지한다. 반대로 예를 들어 경로 배우기 같은 새로운 과제의 외현적 회상이 요구됐을 때는 이 접근법이 시행착오보다 더 낫지는 않았다. 더욱이 중증 기억손상이 있는 사람들은 더 많이 확장된 에러 없는 학습 사용에 득을 보았다.

특정 기억손상에 상관없이, Niemeier와 동료들은(2005) 뇌손상이 있는 사람들이 회복의 초기단계에서조차도 교육과 정보로부터 득을 볼 수 있음을 나타내는 모의실험 결과를 제시했다. 첫 단계로, 신경 행동적 그룹 치료가 고안되었다. 이는 환자와 가족, 간병 제공자에게 외상성 뇌손상과 관련된 인 손상의 범위에 대한 기본 정보를 제공하고, 보상전략을 가르치며, 개인들을 능력 있게 하고, 퇴원을 위해 예비적으로 언급하는 것을 목적으로 고안되었다. 이 프로그램은 여러 전문인으로 구성된 접근법을 이용하며, 중증 인지손상이 있는 사람들에게도 적용될 수 있다.

요약 (Summary)

1. 작업 기억 이론은 장기기억으로 넘어가기 전에 의미를 위해 몇몇 능동적인 처리과정이 일어나기 전에 감각저장이 짧은 시간동안 유지되는 언어정보와 시공간적 정보에 대해 설명한다. (말에 근거를 둔) 언어적 아이템은 음운루프에서 암송되어진다. 주의가 중앙 집행기에 의해 시각적 구성요소와 언어적 구성요소 간에 할당된다. 시각적 자료와 언어적 자료는 삽화적 완충기에 의해 통합된다. 장기기억에서 인출된 정보는 말과 행동으로 반응하기 전에 작업 기억에서 처리된다.
2. 작업 기억 손상은 말과 문자화된 텍스트에 대한 이해에 영향을 줄 수 있다. 알고 있는 루트 찾기와 쇼핑에서의 금전처리 또한 어려울 수 있다. 시각과 언어처리과정을 위한 작업 기억에서의 제한된 자원을 위한 경쟁이 이중과제 수행에 있어서의 어려움으로 이어진다.
3. 장기기억의 구조는 외현적으로 인출되는 사실과 사건을 위한 서술 기억과 의식적 접근 없이 암묵적인 운동 기술과 언어기술을 위한 절차 기억으로 나뉜다. 전향기억은 일반적으로 외부단서 없이 활성화되어야하는 미래의 행동과 행위를 위한 기억의 저장이다.
4. 장기기억에서의 처리 과정은 세 단계로 일어난다. 첫 번째 단계는 학습시의 등록이며, 이것은 처리과정 레벨과, 다듬기, 배경에 좌우된다. 두 번째 단계는 시간 경과에 따른 보존이며, 이것은 새로운 기억으로부터의 변형과 간섭에 의해 영향을 받는다. 세 번째 단계는 인출이며, 이것은 의식하면서 혹은 의식 없이 달성되며, 배경과 기분에 의해 영향을 받는다.
5. 도식이론은 하나의 상황(물체, 사람, 행동, 사건)과 관련된 저장된 지식이 어떻게 체계화되는지를 설명한다. 도식은 경험 때문에 발달하며, 새로 들어오는 정보의 처리과정을 하향식 기대에 맞도록 가이드 한다.
6. 기억에 관련된 주요 뇌 영역은 사이뇌(간뇌), 안쪽 관자엽(내 측두엽), 이마엽(전두엽)이다. 관자엽 내의 해마는 기억 시스템에서 중요한 역할을 한다. 장기 삽화기억과 의미기억은 선택적으로 손상될 수 있으나, 절차기억은 주로 보존된다. 기억상실증의 특징은 새로운 것을 학습할 능력이 없는 것, 저장된 기억의 쇠퇴, 인출에의 문제를 포함한다.
7. 장기기억손상은 자아감과 독립성의 상실을 초래한다. 가족과 친구와의 상호작용이 삽화기억의 손실에 의해 심각하게 영향을 받는다. 여가활동에의 참여는 점수 매기기 같은 의미적 측면을 위해서는 기억을 돕기 위한 장치에 의존한다. 직업이 막대한 양의 지식에 바탕을 두었다면 고용 전망은 좋지 않다. 새로운 학습이 어려우며, 이것은 새로운 방법으로 과제 수행하기를 배워야하는 다른 직업으로의 이직이나 다른 집 환경으로의 이사하는데 방해가 된다.

Chapter 9. 목적 있는 움직임과 실행증(실행 못함증) Purposeful Movement and Apraxia

우리가 만드는 모든 움직임과 근육활동패턴은 뇌의 운동센터로부터의 명령에 반응하여 생성된다. 이러한 운동프로그램은 근육활동의 장력(force), 방향(direction), 시간(timing)을 지정한다. 결과적인 움직임은 뇌의 겉질 하 영역에 의해 조화된다. 목적 있는 움직임의 효과적인 수행은 물체와 그것의 사용에 관련된 행동에 대한 지식의 추가적인 처리과정을 요구한다. 목적 지향적인 움직임에서 행동의 순서는 그 목적을 달성하기 위해 계획되어져야 하고, 다음으로는 바른 순서로 집행되어야 한다. 행동의 각 순서마다 물체와 행동 간의 매치가 바르게 일어나야 한다. 물체와 행동 간의 잘못된 매치가 수행 에러에서 보인다(그림 9.1을 보시오). 작업 기억은 관련 있는 환경적 단서를 선택하고, 장기기억으로부터 저장된 절 기억을 인출한다. 변화하는 상황에 대처하기 위해 행동을 모니터하고 변형하기 위해 주의(attention)가 요구된다.

과제수행에 저하를 보이는 사람들은 감각(sensation), 근육 톤(muscle tone), 운동패턴(motor patterns), 균형반응(balance reactions) 평가에 의해 확인된 운동이나 감각손상을 가질 수 있다. 최소한의 운동이나 감각손실이 있는 다른 사람들은 특히 과제가 하나 이상의 물건을 사용할 때 목적 있는 움직임의 집행에 어려움을 갖는다. 예를 들어 컵으로 물 마시기가 팔을 뻗기(reaching)와 쥐기(grasping)를 활성화시켜야 하는 것처럼 물체와 연관된 개념적 지식이 그것의 사용에 관련된 움직임과 통합할 수 없을 때, 에러가 발생한다. 개념적 지식이 정상이라도, 만약 그 사람이 의도한 것을 행동으로 옮기지 못한다면, 움직임 생성에 에러가 발생한다.

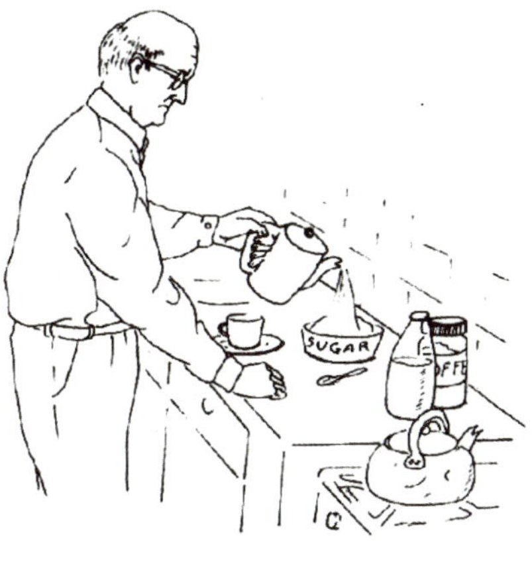

그림 9.1 목적 있는 움직임 – 수행에러

1. 인지와 과제수행 Cognition and task performance

인지는 모든 의미 있는 그리고 목적 지향적인 활동에 있어서 중요한 역할을 한다.

◈ 감각과 지각(Sensation and perception)

물체의 위치와 움직임에 대한 시각적(visual) 그리고 청각적(auditory) 정보는 움직임의 계획 속으로 통합된다. 물체의 조작은 쥐기에 필요한 무게와 힘에 대한 촉각적(tactile) 피드백을 포함한다. 만약 우리가 꽉 찼을 거라고 기대하고 든 주스 통이 들었을 때 거의 비어있을 때나, 고장 난 에스컬레이터를 탔을 때, 계획과 지각 간에 매치가 잘못됐다는 것을 안다. 지각적 처리과정은 움직이는 동안에 환경의 변화하는 특성을 모니터하며, 감각입력으로부터의 피드백에 근거해 에러를 정정한다. 다른 표면 위를 걷는 것과 장애물을 둘러서 걷기는 발바닥으로부터의 촉각적 입력과 관련 있다. 신체의 균형은 근육과 관절로부터 오는 이러한 촉각 감각과 시각적 정보, 고유수용감각정보와의 통합에 의해 유지된다. 시공간적 지각은 우리로 하여금 우리가 공간 내에서 돌아다닐 때 신체를 바른 자세와 방향으로 향하게 한다.

◈ 기억과 학습(memory and learning)

숙련된 활동과 운동 루틴은 연습으로 발달하며, 절차 기억에 저장된다. 자전거 타기나 차 운전하기를 위한 학습된 루틴이 활성화되었을 때, 움직임의 순서가 자동적으로 수행된다. 일과에 따른 과정 동안, 서술적 지식이 과거의 특별한 일로부터 회상된 표식자(landmark)의 인식을 위한 작업 기억 속으로 인출된다. 미래의 어느 시간에 할 행동 기억하기는 전향 기억에 달려있다. 예를 들어 부쳐야 할 편지가 있을 때 우체통을 보는 것 같이 행동이 자극하는 것에 의해 행동이 유발될 수도 있고, 혹은 우리가 행동을 시작하기 위한 우리 자신의 전략에 의존할 수도 있다.

◈ 상위레벨 집행기능(High level executive functions)

집행기능은 우리로 하여금 새로운 상황과 도전을 다룰 수 있게 한다. 시작 전에 목표가 세워져야 하고, 움직임이 계획되어야 한다. 활동 진행과정 중의 변화는 목표에 도달하기 위한 유연한 문제해결 능력을 필요로 한다. 자의식(self-awareness)과 병식(insight)은 목적 있는 활동에서 중요한 역할을 한다.

◈ 정서(Emotion)

정서는 진행 중인 과제에 대한 우리의 집중에 영향을 주고, 움직임의 질에 직접적으로 영향을 미친다. 어떻게 행동할지를 선택함에 있어, 들어오는 감각과 지각 과정은 그 당시 우리의 가치와 정서 상태에 통합된다. 학교로 아동을 데리러 가는 부모나 보모의 예를 생각해보자. 아이의 엄마가 그동안 아팠던 이웃을 만났는데, 그 이웃이 대화를 하고 싶어한다.

정서적 요인이 가던 길을 멈추고 대화를 할 건지, 아니면 아이를 위해 학교에 제 시간에 갈 건지를 부모가 결정하는 것을 가이드 한다. 앞이마엽 영역(pre-frontal area)이 자극의 정서적 질을 평가하고 움직임에 있어서 결정하기에 영향을 준다는 증거가 있다.

OTPF(AOTA, 2002)에서는 과제 수행에서의 인지가 다음의 표제 밑의 저치 기술로서 고려되었다.

에너지(Energy)는 과제 완성을 위한 계획하기와 과정에 대한 속도 유지와 주의 집중을 포함한다.

지식(Knowledge)은 적절한 도구와 필요한 재료의 선택과 함께, 기억으로부터의 처리과정에 대한 회상의 중요성을 인지한다.

시간적 조직화(Temporal organisation)는 과제의 시작(initiation), 순서정하기(sequencing), 종료(termination)를 포함한다.

공간과 물체 조직화(Organising space and objects)는 대상 인식과 환경 내에서 탐색하는 공간능력과 걸어 다니는 공간능력을 필요로 한다.

적응(Adaptation)은 환경 내에서의 변화에 대한 반응으로 행동을 조정하는 능력을 뒷받침하는 집행 기능이다.

2. 행동을 위한 프로그램 Programmes for action

1970년대에, 운동기술의 획득에 관심이 있던 심리학자들이 정보처리과정 접근법을 정상적인 운동행위로 개조했다. 운동프로그램(motor programme) 혹은 엔그램(engram)이라는 용어가 특정 움직임을 위한 저장된 행동기억을 기술하는데 도입됐다. 운동 프로그램에 대한 초기 진술은 이것이 움직임을 집행하는 일련의 운동명령이라고 했다. 운동프로그램은 어느 근육이 활성화될지 뿐만 아니라 근육 활동의 방향, 힘, 시간 맞추기 또한 특정화했다. 운동프로그램의 이러한 본래의 정의가 갖는 문제의 하나가 다른 근육그룹에 의한 특정 움직임의 집행을 설명하지 못한다는 것이다. 예를 들어 당신은 다른 근육그룹들을 사용해서 서명할 수 있다. 간단한 탄도움직임(ballistic movement)을 위한 운동프로그램은 시작 전에 프로그램 되었다. 만약 당신이 컴퓨터 키를 누르거나 휴지통으로 종잇조각을 던진다면, 당신이 시작한 이상 그 움직임을 바꿀 기회는 더 이상 없다. 이것은 열린 루프운동(open loop movement)으로 알려져 있다(그림 9.2를 보시오). 정확성이 열린 루프운동에서 향상될 수 있으므로, 행동 시작 전

활 동 (Activity)	연필을 움직이는데 엄지손가락과 다른 손가락들을 사용하여 작은 종잇조각에 당신의 이름을 서명하시오. 그런 다음 벽에 걸린 칠판에 어깨와 팔꿈치 근육을 사용하여 당신의 이름을 서명하시오. 각각의 경우 다른 근육 그룹들이 사용되었지만, 서명은 같다.

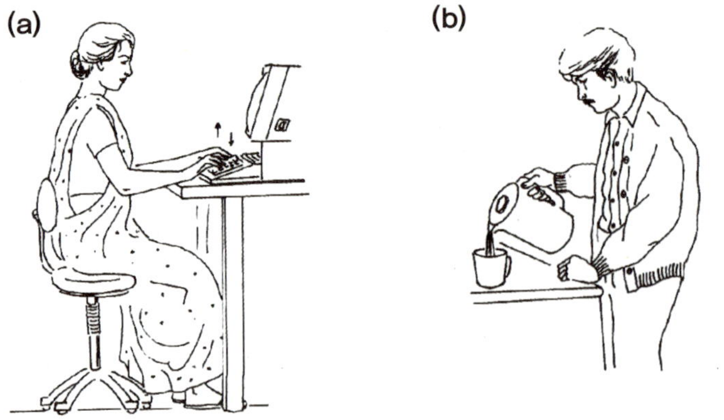

그림 9.2 a) 열린 루프탄도운동; b) 피드백을 동반한 닫힌 루프운동

에 운동 프로그램에서의 변화에 몇몇 옵션이 있을 것이다.

우리 행동의 대부분은 시간이 더 걸리며, 우리는 피드백에 반응하여 운동의 진행과정 동안에 변화를 준다. 주전자에서 컵으로 물을 따를 때, 그것이 진행됨에 따라 주전자의 무게와(고유수용감각 피드백), 컵 속의 물이 찬 정도에(시각적 피드백) 반응하여 움직임이 변형된다. 이것은 닫힌 루프운동(closed loop movement)로 알려져 있다(그림 9.2b를 보시오).

운동프로그램의 본래의 개념은 움직임의 운동 구성요소와 마찬가지로 지각적 구성요소와 통합하는 도식(*schema*)도 확장되었다. 도식이론은 일상 과제에서 구성요소 행동에 대한 지식이 도식패밀리(family of schemas) 속으로 체계화된다고 제안했다. 이것들은 목표에 도달하기 위해 특정한 순서로 활성화됐다. 일상활동을 위한 지식은 관련된 모든 행동도식의 위계(hierarchy) 속으로 체계화되었다. 상위레벨 혹은 '부모(parent)' 도식은 행동의 목적을 명확히 한다. 하위레벨 혹은 '자녀(child)' 도식은 목적달성을 위한 구성요소 행동을 한정한다. 그림 9.3은 차 끓이기를 위한 도식체계를 간단히 보여준다.

도식이론은 특정 운동패턴을 위한 도식이 다른 상황에서의 훈련에서 성장한다고 제안한다. 이것은 학습의 초기단계에서의 다양한 연습의 가치를 뒷받침한다. 팔을 뻗어 잡기와 쥐기를 위한 도식은 이러한 운동패턴과 통합하는 모든 활동의 연습에 의해 강화된다. 도식이론 역시 정상운동접근법(normal movement approach)의 원칙을 뒷받침한다. 정상운동접근법은 신체적 재활에서 광범위하게 사용되어지며, 모든 일상 활동에서 정상운동패턴의 촉진(facilitation)을 통합한다.

상위레벨도식은 활성화를 위한 일련의 유발조건이다. 상위레벨도식이 잘못 유발되었을 때, 의

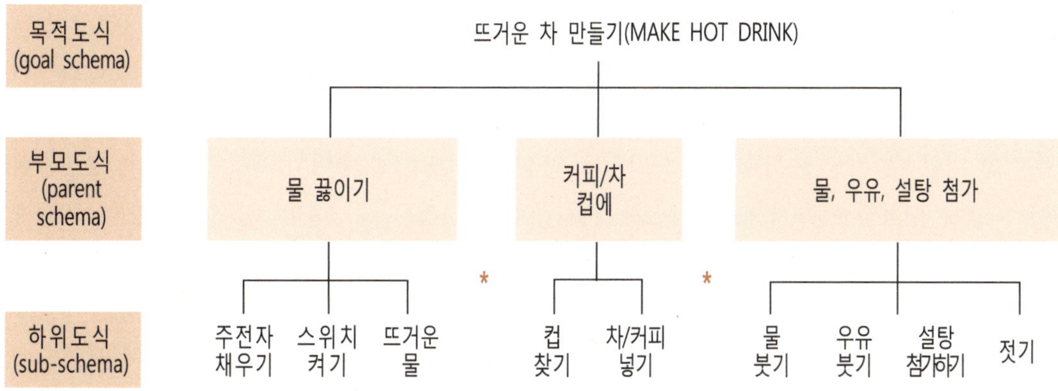

* 전환점(transition point)

그림 9.3 행동도식의 위계

도 에러(intention error)가 만들어진다. 우리의 의도가 우체국에 가는 것 이었는데 슈퍼마켓에 도착했을 때 이러한 목표전환을 경험한다. 복잡한 움직임의 진행 중에는, 하나의 하위도식(sub-schema)에서 다음으로의 전환점(transition point)이 있으며, 환경적 입력에서의 변화에 반응하여 다른 하부도식으로의 전환 옵션이 있다. 한 하위도식에서 다음으로 전환점에서 에러가 종종 발생한다. 주전자 물 끓이기는 컵에 차나 커피 넣기가 따라온다. 이 전환점에서의 누락 에러(omission error)가 차나 커피 없이 빈 컵에 물을 붓는 것으로 이어질 수 있다. 순서상 이 지점에서의 다른 에러는 반복(repetitions), 관계없는 행동의 방해일 수 있으며, 틀린 물체와 관련하여 행동이 만들어질 수 있다

활 동 (Activity)	예를 들어 세수하기, 옷 입기, 식사준비, 출근하기 위해 집 나서기, 운전하기, 가게에 들어서기 같은 다른 상황들에서 당신이 한 행동 에러(action error)의 리스트를 만드시오. 당신의 리스트를 그룹의 다른 사람들과 비교하시오. 개별적인 차이가 있습니까? 언제 행동 에러가 가장 자주 일어납니까?

비슷한 에러가 대뇌손상이 있는 사람들에 의해 만들어지는데, 특히 순서상 다음 행위 하위도식으로 넘어가지 못할 때, 전환점에서 보속반응(perseveration)(행동의 반복)이 생긴다.

1) 상상훈련 Mental practice

심적 심상은 마치 그것이 실제인 것처럼 감각, 물체, 사람, 사건의 순서에 대한 재생으로서 광범위하게 기술될 수 있다. 우리는 모두 휴가와 그 날에 일어난 사건으로부터의 장면에 대한 디테일을 상상할 수 있다. 우리는 또한 움직이지 않고도 숙련된 신체활동을 회상하고 연

습하는데 심상을 사용할 수 있다. 신경심리학자들은 지각과 심상 간의 관계에 대해 논쟁해 왔는데, 이것들이 동일한 처리과정을 공유한다는 얼마간의 합의가 있다. 정신훈련의 이득이 지금은 스포츠, 음악, 댄스에 있어 인지되어진다. 신체적 훈련만 하는 것과 비교하여, 신체적 훈련에 더할 때 기술 습득율이 두드러지게 향상될 수 있다고 광범위하게 믿어진다. 정신훈련이 재활에 성공적으로 사용될 수 있는가를 추측하는 것은 흥미롭다. 많은 사람들이 뇌졸중 후 응급 단계와 만성 단계에서 움직임을 정신적으로 상상하는 능력을 유지한다.

Bell과 Murray는(2004) 뇌졸중 후 상지운동수행의 향상에 정신훈련의 영향에 대한 연구들을 검토했다. 대부분의 이러한 연구들에서, 피검자는 10분짜리 오디오 테이프로 제시되는 상지 움직임의 정신훈련에 참여했다. 통제 그룹은 뇌졸중 정보에 대한 테이프를 듣거나 신체 훈련만 수행했다. 결과는 피검자의 수가 작고 몇몇 결과는 통계적으로 유의미하지 않다 하더라도 정신훈련이 상지 기능을 위한 표준화 된 척도의 점수를 향상시켰다는 것을 보였다. 저자들은 정신훈련이 치료적 중재의 범위를 넓히고, 결과를 향상시킬 가능성을 가지고 있다고 결론 내렸다. 어쨌든, 이 접근법의 빈도, 기간, 형식, 내용에 관하여 가이드라인이 만들어 질 필요가 있다.

3. 프랙시스 모델 Models of praxis

프랙시스는 움직임을 뜻하며 그리스어로 '하다(doing)'로부터 나왔다. 이 경우에 이것은 직업적, 목표 지향적, 목적 있는 움직임을 하는 것을 뜻한다. 실행증(실행 불능증, apraxia)이 주로 인지장애로 보이는 반면, 프랙시스는 운동, 감각, 지각, 인지처리과정 간에 복합적인 상호작용이다. 프랙시스 모델에 대한 탐구로 목적 있는 움직임의 산출에 대한 우리의 이해가 높아졌다. 여기에는 두 가지 주요 타입의 모델이 있다. 프랙시스의 원인인 뇌 부분의 위치 파악에 노력하는 신경해부학적 모델; 관련된 처리과정레벨을 확인하는 처리과정 모델이다.

1) 신경해부학적 모델 Neuroanatomical model

1905년 Liepmann은 뇌 속에서 특정 운동 계획하기와 프랙시스 네트워크를 확인한 첫 번째 사람이었다. 그는 언어와 마찬가지로 목적 있는 움직임에 대한 우세 뇌로서 특히 왼쪽 마루엽(두정엽, parietal lobe)이 있는, 왼쪽 반구의 역할을 처음으로 주장했다. 왼쪽 마루엽은 신체의(우세인) 오른편의 움직임을 위해 왼쪽 이마운동영역으로 투사하며,(비우세인) 왼쪽을 위해서는 뇌들보(뇌량, corpus callosum)를 통해 투사한다(그림 9.4a를 보시오). 프랙시스에 대한 초기 신경해부학적 모델은 다음과 같은 통합을 위한 시스템에 대한 윤곽을 그렸다.

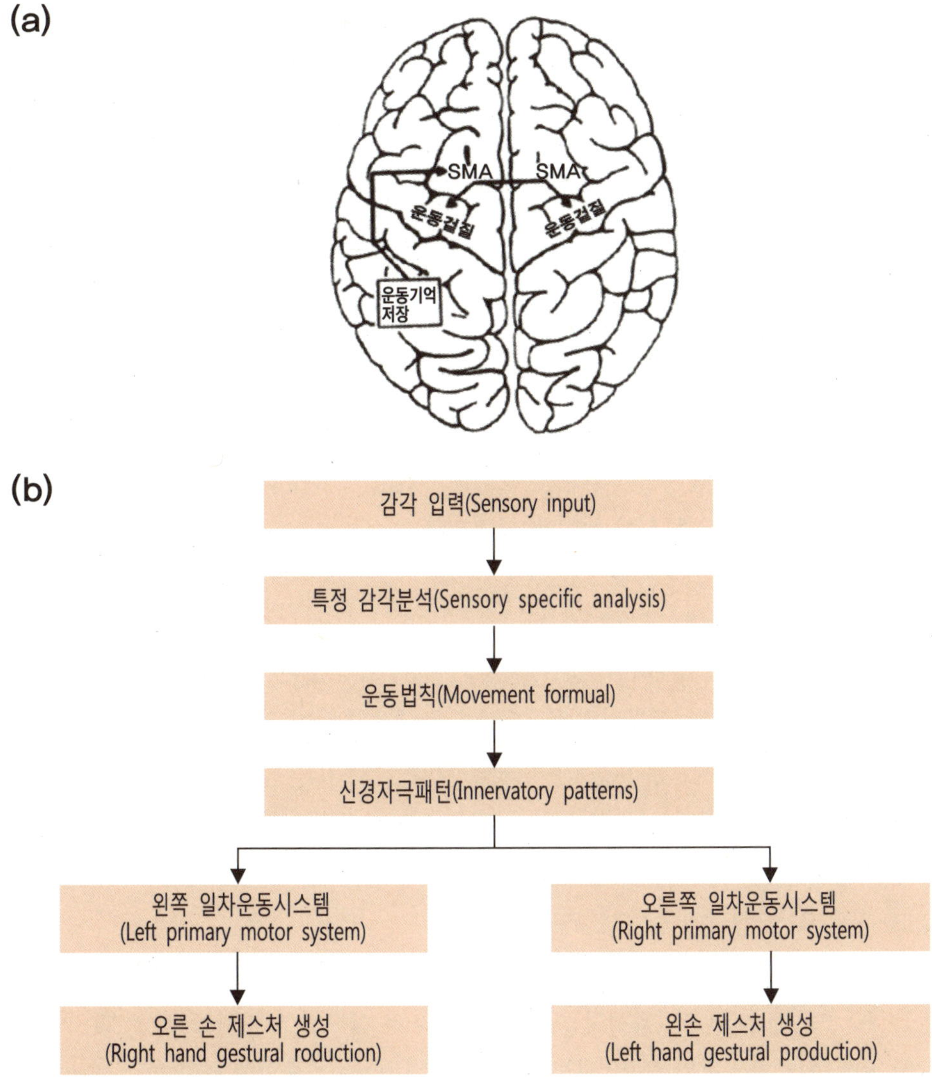

그림 9.4 프랙시스에 대한 Liepman의 모델
a) 해부학적 모델, SMA – 보조운동영역(supplementary motor area)
b) 처리과정에서의 위계단계.

- ◈ 왼쪽 마루엽(두정엽)은 물체와 그 물체의 사용에 연관된 계획에 대한 의미적(개념적) 지식을 저장한다.
- ◈ 이마엽(전두엽, frontal lobes) 내의 운동영역은 제스처와 물체에 근거한 움직임의 공간적, 시간적 특징을 바르게 집행한다.

Liepman은 행동시스템의 구성요소에 대한 위계모델을 제공했다(그림 9.4b를 보시오). 뇌로 들어오는 감각정보의 특정한 지각적 처리과정은 운동법칙(movement formulae)이라고 불리는 움직임에 대한 개념과 관련된 행동기억의 저장에 접근한다. 이러한 운동법칙은 행동의 목적, 계획, 순서정하기와 더불어 운동프로그램을 포함한다. 다음으로 운동법칙은 움직임을 집행하는 근육에 대한 신경자극패턴에 접근한다. 나중에 Liepmann에 의하면 운동법칙은 별개의 두 가지 구성요소로 구성되어 있다. 하나는(아이디어나 개념인) 행동의미에 대한 것이고, 다른 하나는 행동계획을 위한 것이다.

우리의 이해가 발전함에 따라, 다른 감각입력 간의 구별이 필요하고, 저장된 운동프로그램의 역할 또한 설명해야할 필요 때문에, 이 모델은 지나치게 단순화되었다고 비판받았다. 프랙시스에 대한 나중의 모델은 위계적 처리과정 보다는 병렬적 처리과정을 기술해 왔다. 어찌됐든, 도구와 물체의 사용과 관련된 운동장애를 간조한 사람은 Liepmann이었다. 그는 또한 생각(idea)과 목적 있는 움직임의 집행 사이를 구별했다.

가. 제스처의 정의(Definition of gestures)

신경심리학에서의 프랙시스에 대한 최근 연구들은 의미 있는 제스처의 생성에 대해 탐구해왔다. 이러한 연구들의 결과는 다른 제스처 타입의 손상이 선택적으로 일어날 수 있다는 것을 보여준다. 제스처 생성의 두 가지 주된 타입이 있다.

① 모방(Imitation)이 타입에서는 예를 들어 머리 빗기를 위한 움직임의 모방처럼, 피검자는 검사자가 하는 제스처를 따라한다. 피검자에 의한 모방은 동시에 행해질 수도 있고, 혹은 시간 간격을 둘 수도 있다.

② 팬터마임(Pantomime)이 경우에는 예를 들어 '머리를 어떻게 빗는지 보여주시오' 라는 요구에 반응하듯이, 피검자는 특정 제스처를 실지로 해보이도록 요구받는다. 이 요구 다음에는 피검자의 머리 빗는 행동의 마임(mime) 수행이 뒤따른다. 이 타입은 기억으로부터 제스처를 발생시키는 그 사람의 능력을 보여준다. '팬터마임'이라는 용어는 '말이 없는 쇼' 라는 단어의 본래의 정의와 관련된다.

모방에 의하거나 팬터마임에 의해 행해지는 제스처는 물체와 관련이 있을 수도 있고, 없을 수도 있다. 물체가 손에 쥐어졌을 때, 제스처는 타동사적(transitive)이라고 알려져 있다. 예를 들어 팬터마임 동안에 빗이 손에 들려져 있다면, 제스처는 타동사 적이다. 다른 제스처들은 물체가 관련되어있지 않으며, 이런 것들은 자동사적(intransitive)으로 알려져 있다. 예로는 물체사용 없는 팬터마임이나 악수나 잘 가라고 손을 흔드는 것 같은 사회-문화적 손 제스처들이다.

뇌 영상 연구는 프랙시스 내에서 왼쪽 반구의 마루엽과 이마엽의 역할을 지지해왔다. 그러나 우반구와 겉질 아래(sub-cortical)영역 또한 관련되어있다는 증거가 있다. Haaland과 동료들은(2000) 실행증이 있는 사람들에 있어서 목적 있는 움직임의 신경적 표상을 연구하여, 실행증 코호트(역자 주: 동일한 통계 인자를 가진 집단)의 8%가 우반구 뇌졸중을 가진다는 것을 발견했다. Hanna-Pladdy와 동료들은(2001) 좌반구나 우반구 둘 중 한 반구에 뇌졸중이 있는 참여자들이 제스처를 수행하라고 요구받았을 때 통제그룹(control group)보다 더 많은 에러를 만들지만, 두 반구들이 서로 다른 에러 타입을 보인다는 것을 발견했다. 좌반구 뇌졸중이 있는 사람들만이 잘 가라고 손 흔드는 것 같은 자동사적 사회-문화적 제스처 수행에 에러를 보였다. 몇몇 연구 그룹은 물체에 근거를 둔 제스처의 생성과 집행을 위한 뇌 속에서의 겉질 하 구조에 대한 역할을 제시했다. 이러한 연구는 뇌 속에 광범위한 신경학적 프랙시스 네트워크가 존재하며, 의미 있는 움직임의 수행이 왼쪽 두정엽에 국한된 것이 아니라는 의견을 뒷받침한다.

2) 처리과정 모델 Processing model

인지신경심리학에서의 프랙시스에 대한 연구는(요구에 대한) 청각적,(모방에 의한) 시각적 입력으로부터 행으로의 출력까지 연속으로 된 처리과정 모듈과 병렬로 된 처리과정 모듈을 확인해왔다. 오늘날까지 물체로 부터의 촉각적 입력에 대한 처리 과정에 대해서는 거의 연구된바 없다. Roy와 Square(1994)에 의해 발전된 처리과정의 단계모델과 Roy(1996)에 있는 아웃라인이 그림 9.5에 나온다. 세 단계 처리과정이 기술되기는 하지만, 이것들은 위계 속에 있지 않으며 단계들은 지나칠 수 있다. 세 단계들은 다음과 같다.

- 감각/지각 시스템(Sensory/perceptual system), 이것은 다른 타입의 제스처에서의 수행에 의해 표현되는 시각적, 청각적, 물체 정보 사이를 구별한다.
- 개념적 시스템(Conceptual system)은 물체의 기능과 그것의 사용과 관련된 움직임에 대한 지식의 의미적 시스템이다. 첫 번째 레벨로 부터의 출력은 물체와 연관된 행동에 대한 이러한 저장된 지식과 예를 들어 잘 가라고 손 흔드는 것 같은 사회-문화적 제스처와 연관된 이러한 저장된 지식에 접근한다.
- 생산시스템(Production system)은 반응선택을 체계화하고 통제하며, 움직임을 위한 바른 신경자극패턴을 발생시킨다.

그림 9.5에 보이는 모델에서, 'P'는 팬터마임 경로를 말하며, 'I'는 모방을 나타낸다. 모방할 수 있는 사람은 아직도 시각적/제스처 상의 정보를 처리할 수 있다는 것을 보여준다. 제스처

의 모방은 동시 모방(concurrent imitation: CI)과 순차 모방(delayed imitation: DI)으로 나뉜다. 그리고 이것들은 다른 기억구조에 의존한다.

CI 루트는 예를 들어 클라이언트와 검사자가 동시에 머리 빗기를 흉내 내는 것처럼, 클라이언트가 검사자와 동시에 과제를 수행하는 것을 말한다. 이 경우, 시각적/제스처 상의 정보는 반응 체계와 통제 단계로 바로 접근한다. 이것은 작업 기억이 손상된 사람이게 있어 유일하게 가능한 경로이다.

DI 루트는 예를 들어 검사자가 머리 빗기를 흉내 내고 난 다음 클라이언트가 나중에 그 제스처를 모방하는 것 같이, 클라이언트가 다른 사람의 움직임 수행에 의존할 때 사용된다. DI 루트 사용에 있어서, 피검자는 전체 실연(completion of demonstration)에 대한 모방 전에 작업 기억에 움직임을 저장할 필요가 있다. 장기기억으로부터 제스처를 팬터마임 할 수 없는 사람도 작업 기억을 통하여 제스처의 순차 모방을 수행할 수 있다.

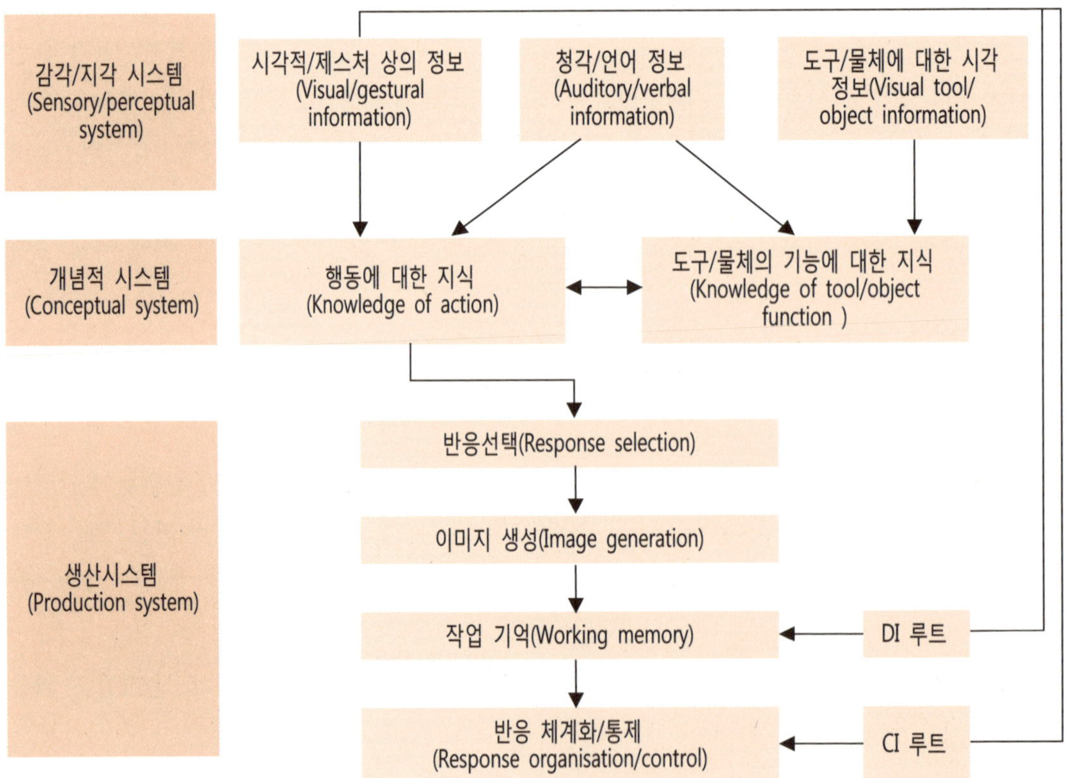

그림 9.5 Roy에 근거한 프랙시스에 대한 Roy와 Square 모델, Elliott & Roy(eds)의 Chapter 11, 1996.

그림 9.5에 보이는 모델로 돌아가, 처리과정의 초기 단계는 병렬적 분석과 관련이 있다. 시각적/제스처 상의 정보; 요구로부터의 청각적 입력; 시각적 도구/물체 입력. 다음 단계는 물체의 기능에 관한 지식과 그것의 사용과 관련된 행동에 대한 의미적 처리과정과의 통합과 관련된다. 나중 단계는 반응선택과 이미지 발생을 포함하며, 이것은 개념적 지식을 행동으로 전환한다. 마지막 단계는 반응의 체계화와 통제이며, 이것은 움직임의 순서정하기와 조화를 포함한다.

4. 실행증(행위상실증)의 이해 Understanding apraxia

1) 정의 Definitions

실행증의 정의 중 가장 많이 인용되는 정의는 Geschwind(1975)으로부터인데, 이 사람은 실행증을 허약함(weakness)이나 운동 실조증(incoordination), 감각손실(sensory loss), 이해력 부족(incomprehension), 요구하는데 대한 부주의가 없음에도 이미 학습된 움직임의 집행에 대한 장애로 기술했다. 어찌됐든, 이 정의가 배제하는 기준에 근거를 두었고, 따라서 실행증에서는 찾을 수 없는 장애들을 나열하기 때문에 이 정의에는 어려움이 있다.

실행증은 팬터마임이나 제스처를 흉내 내는 능력에 영향을 미치는 장애로도 정의되어 왔는데(Roy와 Square, 1994), 이것은 손상의 영향을 한정하는 것을 돕는다. 작업치료에서 협동운동장애(dyspraxia)와 실행증이라는 용어들이 종종 상호 교환적으로 사용되기 때문에 한층 더 혼동이 있다. Ayres(1985)는 실행증은 이미 학습된 움직임의 장애이고 따라서 획득된 신경계 손상이 있는 성인에게 발생한다고 말하면서 실행증과 협동운동장애 간에 구분이 있다고 보고했다. 즉, 프랙시스 능력이 있었지만 지금은 없다(그래서 접두어 'a'가 붙는다). 이것은 앞에서 개념-생산 시스템 모델에서 기술되었듯이 개념 단계나 생산 단계에 영향을 주는 의지적인(volitional) 움직임의 장애가 되는 경향이 있다. 반대로, 협동운동장애는 운동패턴과 순서정하기에 대한 새로운 학습의 장애이고, 따라서 프랙시스 기술 습득에 어려움을 가지는 어린이들을 말한다. 협동운동장애는 종종 목적 있는 움직임의 감각 단계에 영향을 주는 장애로 여겨져 왔고, 아동치료에 있어서의 감각통합치료 테크닉이 여기에서 유래한다.

신경심리학적 문헌은 획득된 뇌손상 성인에 있어서 의지적인 움직임의 손상을 논할 때 항상 실행증이라는 용어를 사용하고, 그리고 이것이 이 책의 초점이므로 실행증이라는 용어가 이 장 전체를 통해 사용될 것이다. 구분은 의미론을 넘어선다. 예를 들어 심적 심상을 사용하는 것처럼, 만약 어떤 사람이 이미 학습된 운동패턴과 프랙시스 능력을 가지고 있다면, 이것은 재활 내에서 이용될 것이다. 다른 쪽에서, 발달에 어려움이 있는 아동을 위한 치료적 중재의 초점은 새로운 학습을 강화하는 감각통합이다.

2) 실행증(실행 못함증)의 다른 타입들 Different types of apraxia

Geschwind(1975)는 다중 실행증(multiple apraxia)에 대하여, 협-안면 실행증(구강-얼굴 실행 불능증, bucco-facial apraxia), 구조적 실행증(constructional apraxia), 옷 입기 실행증(dressing apraxia), 보행 실행증(gait apraxia), 응시 실행증(gaze apraxia), 사지 실행증(손발 실행 불능증, limb apraxia), 말하기 실행증(speech apraxia)을 포함하여 논쟁이 되고 정의가 된 많은 타입들이 있다고 말한다. 실행증이라는 용어는 이러한 장애들에 각각 적용되지만, 많은 경우 그것들의 유래와 관계가 없다. Concha(1987)는 구조적 실행증을 계획하기와 움직임 개시에 대한 문제를 더한 공간적 손상으로 구분한다. 옷 입기 실행증은 독특한 타입으로 그 정당성이 의심받아왔다. 뇌졸중 이후의 옷 입기 능력에 대한 문헌검토에서(Walker와 Walker, 2001) 옷 입기 능력의 상실은 언어손상과, 시지각의 장애, 신체도해나 편측무시에서 기원할 수도 있다고 결론 내려졌다. 옷 입기에 있어서의 어려움은 손상에 대한 기능적 징후이다. 협-안면 실행증과 사지 실행증은 둘 다 얼굴이나 손발이 의미 있는 움직임을 만드는 능력이 없음을 나타낸다. 그럼에도 불구하고, 가장자리계통(변연계, limbic system)가 얼굴근육의 신경자극에 기여한다는 이유로 협안면 실행증을 사지 실행증으로부터 구분시키는 것은 정당하다. 이러한 얼굴 근육의 움직임은 감정의 표현과 크게 관련이 있다.

두 가지 주된 실행증, 즉 관념(ideational) 실행증과 관념운동(ideomotor) 실행증이 설명 될 것이다.

가. 관념 실행증(Ideational apraxia)

관념 실행증은 물체 사용에 대한 지식의 상실인 '사용법 인식 불능증(agnosia of usage)'으로 기술되어왔다. 이러한 정의는 개념적 시스템 레벨에서 사지 실행증에 대한 Roy와 Square의 인지처리 모델로 도식화될 수 있다(그림 9.5를 보시오). 따라서 관념 실행증은 물체에 관련된 개념적(의미론적) 지식의 상실로 인한 의미 있는 움직임의 수행 장애로 이해된다. 물체의 기능과 관련 있는 행동기억에 대한 이러한 상실은 물체의 기능에 관련된 시각적, 청각적 정보가 개념시스템에 접근하지 못한다는 것과 제스처의 팬터마임이 손상되었음을 의미한다. 시각적/제스처 상의 루트가 아직 사용될 수 있으므로 모방은 정상으로 남아 있다(그림 9.5를 보시오).

일상적인 과제 수행 시와 물체와 도구를 사용하라고 요구되어졌을 때 에러가 만들어진다. 관념 실행증이 있는 사람들은 시각적 정보와 촉각적 정보를 사용하여 물체의 기능을 말로 설명할 수 있을지는 모르지만, 운동수행의 개념적 레벨에서의 파손 때문에 그것의 사용과 관련된 행위에 대한 지식을 통합할 수 없다.

나. 관념운동 실행증(Ideomotor apraxia)

관념운동 실행증은 조직되고 통제된 운동 반응을 하는데 어려움을 유발하며, 의미 있는 움직임의 선택과, 타이밍, 공간적 체계화에 있어서의 장애로 정의된다. Roy와 Square에 의해 정의되었듯이 생산시스템의 혼란이다(그림 9.5를 보시오).

관념운동 실행증이 있는 사람은 의도한 것을 실행하지 못하고, 팬터마임과 모방 둘 다가 손상되었다. 이것이 모방은 정상인 관념 실행증과 다르다. 말로 요구되어졌을 때(팬터마임)와 검사자를 따라 하는 것(모방) 둘 다 물체에 근거한 움직임을 수행하라고 요구하면 에러가 만들어진다. 움직임의 공간적, 시간적 특성이 가장 영향을 받는다.

관념 실행증과 관념운동 실행증이 전혀 다른 손상인지 아니면 연속선상에서 심한 정도가 겹쳐지는 장애인지에 대한 논쟁이 문헌에 있다. Liepmann이 처음으로 아이디어와 집행 사이에 구별을 했기 때문에, 지속되는 혼란은 그에 의한 최초의 작업으로 거슬러가 연관되어 왔다(Hanna-Pladdy와 Gonzales Rothi, 2001). 그렇지만, 개념-생산 모델 시스템을 사용하면, 실행증이 여러 다른 레벨에서의 혼란으로 유발되고, 이러한 레벨들은 동일한 프랙시스 네트워크의 부분이라는 것이 명백하다. 관념 실행증은 개념레벨에서의 혼란과 관련이 있고, 관념운동 실행증은 생산단계에 관련이 있다.

임상실례(Jackson, 1999)

B씨는, 36세로, 오른쪽 반구와 오른쪽 소뇌 병변에 일련의 경색이 있었다. 그녀는 오른쪽에 다른 운동출력 손상과 함께, 왼쪽 팔에 지속적으로 힘이 없었다. 그녀는 오른손잡이였다. 평가는 오른쪽 상지의 약한 운동 출력이 운동이나 감각손상에 영향을 주지 않는 것으로 나타났다. 실행증을 위한 스크린 검사가 행해졌다.

B씨는 작업치료사에 의해 행해지는 움직임을 모방할 수는 있었지만, 그녀의 움직임은 둔했고, 유동성이 부족했다. 그녀는 언어적 지시에 따른 제스처를 수행할 때 2차원(planar)의 에러를 보였다. 보속반응, 물건 대신으로 신체부위의 사용, 뒤바꿔서 잡기 등을 포함하는 에러들이 물체 사용을 실제로 해보일 때 발생했다. 직전의 행위가 망치의 사용이었으면, 톱의 사용을 해 보일 때 망치를 치는 움직임을 했다. 예들 들어 글쓰기와 아기의 기저귀를 채울 때 등, 일상생활활동에 있어서, 움직임의 2차원적 방향과 함께 비슷한 어려움들이 발생했다.

그녀가 자신의 아기 다루는 기술에 대해 염려했기 때문에, 아기 돌보기는 처음에는 인형을 사용하는 것으로 모의 훈련했다. 현실적인 세팅을 만들기 위해 가능한 빨리 그녀의 아기와 작업하는 것이 그녀에게 더 적절하다고 여겨졌다. 모든 활동에서 바른 움직임 패턴을 유도하기 위해 정상운동 패턴 촉진법(Facilitation of normal movement patterns)이 사용되었다.

3) 에러 타입들 Error types

기능 속에서 관찰되는 여러 가지 에러 타입들은 작업치료사로 하여금 반 마비(hemiplegia)와 같은 다른 운동손상들로부터 실행증과 관련된 손상을 구별할 수 있게 한다. 발생된 에러 타입들은 수행 중 브레이크다운이 발생한 레벨에 달려있다. 의도한 움직임의 양상이 명백하기 때문에 수행 중 관찰되는 에러 타입들이 개념적이거나 생산 단계에 있는 경향이 있다는 것을 인식해야 한다.

거의 한 세기를 넘어서는 신경심리학에 있어서의 실행증에 대한 연구 검토에 있어서, Tate와 McDonald(1995)는 이 손상을 정의 내리는 설명은 수수께끼 같은 것이라고 결론지었다. 다른 저자들에 의해 기술되는 행위 에러의 특징에 있어서는 일관성이 결핍되었고, 진단을 위한 범주로써 제시되는 에러들의 수에는 범위가 광범위하다. 이러한 차이들은 에러 타입의 자세한 해석

표 9.1 의도적인 움직임 중 관찰되는 에러 타입들.

에러 타입(Error type)	기능적 예(Functional example)
생략(Omissions)	예를 들어 칫솔에 치약을 바르지 않는 것처럼, 과제 속의 한 단계가 누락됨
움직임 종료에 어려움(Difficulty erminating movements)	한참동안 커피를 계속 저음
반복(Repetitions)	신체의 같음 부위를 반복해서 씻음
연속해서 일어나는 움직임의 순서에 혼란 (Disturbances to order of movements in sequence)	병뚜껑을 열지 않고 병의 우유를 부으려고 시도함
시간과 공간상 팔다리를 조화 있게 움직이는데 어려움 (Difficulties coordinating limbs in time and space)	주전자를 잡으려 할 때 빗맞히거나, 두 손을 사용해야 하는 과제에 어려움이 있음
보속반응(Perseveration)	예를 들어 커피를 젓고 나서, 설탕을 숟가락으로 뜨는 대신 설탕을 젓는 것 같이, 두 가지 연속적인 행위에서 동일한 움직임을 수행함
바르지 못한 면으로 수행(Performance in wrong plane)	손을 밑으로 향하게 해서 잘 가라고 흔듦
신체부위를 물건으로 사용(Using body part as object)	머리를 빗는데 손을 사용 (역자 주: 이 예는 한국 문화에서는 에러가 아님)
수행을 완성하지 않고 말로 함 (Verbalise performance without completing)	필요한 단계들을 말로는 다 할 수 있어도, 행동으로 완성할 수는 없다
예를 들어 '버터를 토스트에 어떻게 바르는지 보여주시오' 같이 말로 지시되었을 때 잘 수행하지 못함(Poor performance to verbal command, for example, 'Show me how you would butter the toast')	버터 바르는 나이프로 버터를 토스트에 펴 바르는 대신 나이프로 버터를 토스트에 찍어 누름
물체와 행위를 잘못 매치(Mismatching object to action)	기다란 원통형 사탕 통으로 머리를 빗으려 함

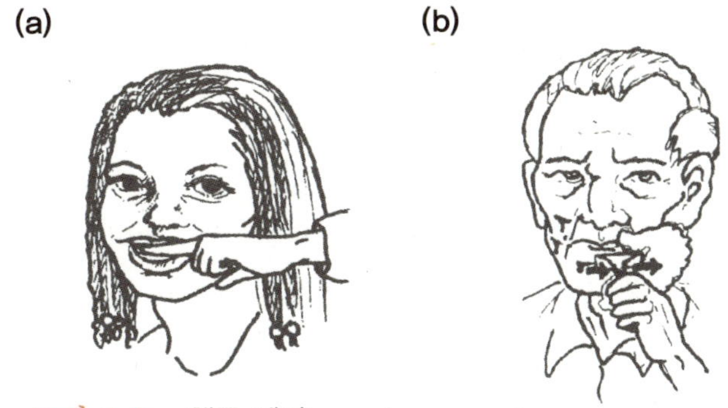

그림 9.6 행동 에러:
a) 양치, 물건으로 사용되는 신체부위
b) 면도, 틀린 면으로 행동

과 기록에 근거하여, 무엇이 에러의 원인이 되는지에 대한 견해의 일치에 의해서만이 해결될 수 있다(York와 Cermak, 1995). 실행증의 다른 에러 타입들을 확인하기 위한 연구는 계속된다. 표 9.1은 각각의 에러 타입과 관련 있는 기능적 예들과 함께 오늘날까지 확인된 바 있는 에러 타입들을 열거한다.

그림 9.6은 아래의 수행 에러들을 보여준다.

신체부위를 물건으로 사용하기

잘못된 선상(wrong plane)에서의 행동

작업치료에 있어서, 신경학적 손상이 있는 사람의 목적에 의해 유도된 움직임을 수행하는 능력은 기능적 활동 내에서 평가된다. Geschwind(1975)에 의해 인용된 제외 요소에 의해 설명되지 않는 에러들이 발생할 때, 실행증이라는 용어가 고려되어야 한다. 주변 환경의 역할과 같은, 다른 요인에 의해 에러가 혼합될 수 있다는 사실에 주의해야 한다. 어떤 사람들은 자신들의 집에서는 가능할 수 있지만, 예를 들어 병원 침대 옆에서 씻고, 입는 것 같은, 익숙하지 않은 환경에서 어떤 활동을 수행하라고 요구받았을 때 에러를 만들 수도 있다. 게다가 어떤 사람들은 물체와 도구를 사용할 수는 있지만, 친척에게 잘 가라고 손을 흔드는 것 같은 사회-문화적 제스처는 힘들어한다.

Goldenberg와 Hagmann(1998)은 임상에서 현실적으로 사용할 수 있는 기능평가도구를 개발했다. 피검사자는 세 가지 활동을 수행하라고 요구 받는다. 마아가린 바르기와, 티셔츠 입기, 이 닦기. 각각의 검사는 구성요소 파트들로 세분화된다. 활동의 각각의 단계에 주의하기 위해,

그리고 물건의 선택이나 움직임, 순서와 관련하여 에러가 만들어지는지를 확인하기 위해 평가자가 필요하다. 에러는 수정 가능한 것이거나 치명적인 것 둘 중 하나로 분석된다. 치료사는 치명적인 에러가 생길 때, 즉 만약 환자가 활동을 계속할 수 없을 때에만 개입한다. 저자들은 치명적인 에러를 평가함에 있어서 현저한 평가자 간 신뢰도를 보고했다. 이 타입의 평가는 어디에서 과제 수행이 브레이크다운 하는지에 대한 정보를 주고, 이것이 유용한 도구임과 치료계획을 보조하는 것으로 증명된다. 이것은 도구와 물건의 사용과 관련되지 않은 실행증의 평가로는 적합하지 않다.

실행증 평가에 대한 다른 접근법은 제스처 분석이다. 이것은 임상치료에서 스크린 도구로 유용할 수 있다. Zwinkels와 동료들(2004)과 Almeida와 동료들(2002)은(도구나 물체를 가지고 하는) 타동사적 제스처와 자동사적 제스처를 구별하기 위한 하위 검사를 사용하는 평가로 발전했다. 이러한 검사는 예를 들어 주걱이나 핀셋 사용 혹은 비록 철자가 범세계적이지는 않지만 'OK'라고 표시하기 같은 일련의 특정 활동과 관련된다. 타동사적 제스처에서, 피검자는 물체의 사용법을 모방해야 하며, 그 다음에는 실제 사용을 행동으로 보여줘야 한다. 제스처에 대한 수행분석은 우리로 하여금 실행증에서 다른 손상레벨 구별을 가능하게 한다. Roy와 Square는 다른 실행증적 수행패턴을 가지는 주요 레벨 8 가지를 분류했다. 이것은 팬터마임 제스처와 동시에 순차적으로 두 가지 다의 모방 제스처에 바탕을 두었다.

Butler(2002)는 장애의 다른 양상을 도출하기 때문에 사람들을 실행증으로 확인할 수 있다고 결론 내렸다. 어쨌든 그녀는 평가과정 속의 검사 점수를 얻으려 노력하기 보다는 일상생활활동에서 기능적 행동적 지수에 관심을 갖는 것이 임상적으로 더 적절하다고 주장한다.

활 동 (Activity)	MFP씨는 72세로, 영화 제작자였다. 그는 광범위한 중간대뇌동맥(middle cerebral artery) 경색(in-farcts)이 왔다. 재활병동에 입원했을 때, 그는 독립적 앉기 균형(independent sitting balance)이 없어 기대지 않고 혼자 독립적으로 앉을 수 없었으며, 오른쪽 팔은 전혀 기능적으로 사용되지 않았다. 그는 말을 할 수도 언어로 주어지는 지시를 이해할 수도 못했다. 표준화된 검사가 적합하지 않아서, 기능적 관찰이 사용되었다. 바나나 조각을 먹으려할 때, 그는 그것을 잡으려 팔을 뻗지만, 손이 그것을 벗어났다. 그는 종종 바나나가 없는 빈손을 입으로 가져가거나, 혹은 바나나가 손에 있으면 이번에는 손목을 굽히고(flexion) 손은 바닥쪽으로 향하게 하여(pronation) 입으로 가져갔다. 이 임상실례로부터의 정보를 사용하여, Roy와 Square의 개념-생산 모델을 사용하여, MFP씨의 경우 수행의 브레이크다운이 일어난 레벨을 어떻게 당신이 확인할 수 있는지 토의하시오.

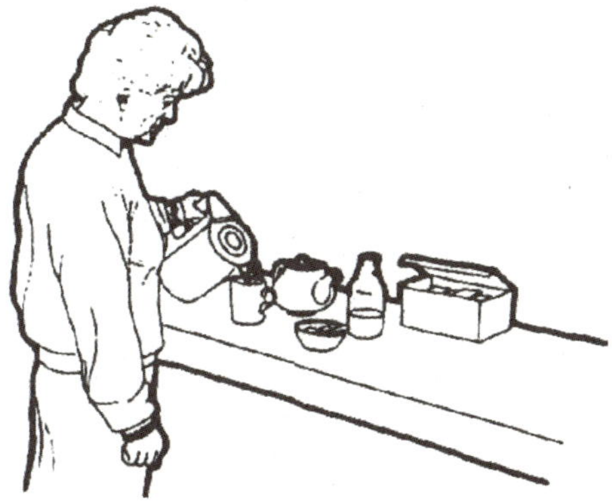

그림 9.7 여러 물건을 사용하는 과제

가. 기능적 결과(FUNCTIONAL CONSEQUENCES)

실행증이 있는 사람들은 물체와 도구를 사용하는 활동을 수행할 때, 에러를 만든다. 예를 들어 집의 욕실에서 양치하기 같이 익숙한 환경에서는 에러가 줄어든다. 전기코드에 전기 꼽기나 수도꼭지 잠그기처럼 하나로 된 행위는 거침없이 행해질 수 있다. 그러나 활동이 순서정하기와 관련되어 있거나, 하나 이상의 물체사용과 연관될 때는 상황이 바뀐다(그림 9.7을 보시오). 예를 들어 커피 잔을 물도 없이 젓는 것 같이 순서 정하기에서 구성요소가 틀린 순서로 행해질 수도 있고, 단계가 생략될 수도 있으며, 혹은 순서 중 두 부분이 같이 섞여 버릴 수도 있다. Miller(1986)는 실행증이 있는 남자에게서 중요한 단계의 누락과 물체와 행동의 잘못된 매치에 대해 기술했다. 그 남자는 오렌지주스를 따르려 했는데, 처음에는 병뚜껑을 열지 않고 따르려했고, 다음에는 마개를 따고는 계속해서 부어서 마침내는 유리잔 대신에 물병에 그것을 다 부어버렸다.

옷 입기에서의 순서는 주로 개인마다 특이하다. 어떤 사람들은 윗옷을 입기 전에 아래옷을 입고, 그 반대로 하기도 한다. 실행증에 있어서, 순서정하기 에러는 속옷을 겉 옷 위에 입는 것으로 이어질 수 있다. 악기 연주는 악보의 순서를 필요로 하고, 컴퓨터 사용은 기능키 누르기의 연속적 순서를 필요로 한다.

행동의 보속반응이 일어날 수 있는데, 특히 순서 상 한 행동에서 다른 행동으로의 전환점에서 일어날 수 있다. 찻잔이 차받침에 놓일 수 있다. 그리고 그런 다음 그 행동이 차 주전자를 차받침에 위로 반복될 수 있다. 먹기에서 접시에 담긴 음식조각을 집기 위해 팔을 뻗힐 때 목표를 지나칠 수 있고, 밥그릇에서 떠먹을 때 숟가락이 거꾸로 쥐어있을 수도 있다.

실행증이 있는 어떤 사람들은 물체에 근거한 활동은 수행할 수 있어도, 사회-문화적 제스처는 힘들어 한다. 악수할 때 손을 내밀어도 실행증이 있는 사람이 그것을 잡고 악수를 하지 않을 수도 있다. 이것은(개념 에러인) 제스처를 인식하는 능력이 없어서 일수도 있고, 혹은 그 사람이(생산 에러인) 반응하여 움직임을 만들어 내지 못해서일 수도 있다.

실행증이 있는 어떤 사람들은 예를 들어 가스 불을 켜놓고 끄지 않고 내버려 두듯이, 자신들이 만드는 에러에 대해 인식하지 못하여, 사고를 일으키는 위험에 있다. 다른 경우에는 그 사람이 만들어진 에러에 대해 알고는 있지만, 그것을 정정하기 위해 아무 것도 할 수 없다. 그들은 정신이 없는 것으로 잘못 분류될 수 있다.

익숙한 집 환경에서는, 자동적으로 완성될 수 있는 일상 과제에는 아무 문제가 없다. 주의요건(attention demands)이 증가할 때, 움직임은 자연스럽지 못하고 둔해 보인다. 이것은 개인과 가족에게 짜증의 원인이 될 수 있다. 다른 문제가 없다면, 실행증이 있는 사람은 집에서 그런대로 잘 기능할 수 있지만, 그러나 안전성은 위험에 있다.

나. 평가와 치료적 중재를 위한 제안(SUGGESTIONS FOR ASSESSMENT AND INTERVENTION)

평가(Assessment)

◈ (도구에 근거를 둔)타동사적 제스처와(사회-문화적)제스처를 필요로 하는 활동을 사용하시오.

◈ 클라이언트가 팬터마임과(동시와 순차 둘 다의) 모방을 할 수 있는지 확실히 하시오. 클라이언트에게 언어적 요구에 따라 물건을 가지고 그리고 물건 없이 활동을 수행하라고 요구하시오. 그런 다음 사진을 단서로 사용하시오(또한 의사소통기술이 손상되었다면 유용하다). 수행에 있어 브레이크다운 된 레벨을 결정하기위해 이 정보를 프랙시스에 대한 개념 - 생산 모델과 연관시키시오.

◈ 가능할 때 마다 자연스런 환경에서 기능을 관찰하시오.

◈ 관찰된 에러 타입을 기록하고 만약 클라이언트가(수정 가능한) 에러들을 극복할 수 있는지, 혹은 에러들이 치명적인 것인지(이런 것은 과제 지속을 돕기 위해 치료사가 개입할 필요가 있다) 주의하시오.

◈ 목적에 의해 유도된 움직임의 여러 단계들을 고려하여, 예를 들어 감각/지각, 개념, 생산단계 등 어느 단계에서 브레이크다운이 일어날 수 있는 지 관찰하시오.

다. 평가도구자료(Assessment resources)

Goldenberg와 Hagmann은(1998) 에러 타입을 검사하기 위한 일상생활 과제를 사용한 평가에 대해 보고했다. Zwinkels와 동료들(2004) 그리고 Almeida와 동료들은(2002)타동사적 제스처와 자동사적 제스처를 구분하기 위한 하위검사를 사용하였으며, 이것은 임상치료에서 스크린 하는 도구로서 유용하다. 표준화된 평가도구들 또한 구성요소 섹션 간의 실행증을 측정하며, 여기에는 LOTCA와 AMPS가 포함된다. AMPS의 세부사항은 AMPS Traning Manual, Wiltshire, UK에서 찾아볼 수 있다.

치료적 중재(Intervention)

◈ 치료적 중재 시간을 될 수 있는 한 자연스러운 환경 내에서 가지시오. 그리고 비언어적 단서로서 환경 내에 있는 아이템을 사용하시오.

◈ 치료적 중재는 과제 특정적이어야 하며, 활동은 클라이언트에게 우선 순위인 것이어야 한다.

◈ 수행의 브레이크다운이 감각이나 개념레벨이라면, 손에 손을 얹고 하는 가이드 사용이나 혹은 정상운동테크닉(normal movement techniques)의 사용을 고려하시오.

◈ 각 개인에게 순차 모방 혹은 동시 모방이 적절한지 고려하시오.

◈ 학습촉진과 기능 향상을 위해 에러가 발생하기 전에 개입하면서, 에러 없는 학습 접근법과 반복을 사용하시오.

◈ 클라이언트와 가족들에게 활동 분석과 연쇄화에 대한 개념을 가르치시오; 그들은 이 테크닉을 우선순위 상의 다른 활동으로 전환하기를 원할 것이고, 그들 자신의 재활의 주도권을 가지려 할지도 모른다.

◈ 실행증과 의사소통장애와 크게 관련이 있으므로 언어적 단서의 양은 최소화하시오.

라. 근거의 출처(Sources of evidence)

Edmans와 동료들(2001) 그리고 Jackson(1999)은 임상경험과 문헌 내의 근거로부터 고안된 가이드라인을 제공한다. 그들은 치료적 중재 내에서의 연쇄화, 배경(context) 내에서의 활동, 에러 인식, 정상운동(normal movement)의 사용을 권장하지만, 그러나 전략의 선택은 임상추론에 의해 가이드 되어야하며, 이것은 손상에 대한 지식을 포함해야 한다. Donkervoort와 동료들(2001)은 단순 맹검 무작위통제실험(single-blind randomised control trial)을 시행했다. 이것은 보상전략을 교육하는 전략훈련의 효과와 일반적인 작업치료를 받는 통제그룹을 조사했다. 그들은 8주 치료 후 전략훈련그룹 참여자들이 통제그룹의 환자들 보다 ADL에 대한 수행관찰에서 더 향상되었다고 결론 내렸다. 하지만, 효과는 적음에서 중간 정도일 뿐이었고, 5개월 후 추적 조사에서는 현저한 차이가 없었다.

Goldenberg와 동료들(2001)은 활동의 임상적 단계에 따른 언어적, 물리적 프롬프트를 포함한 직접 훈련방법의 장기효과를 살펴보았고, 직접훈련이 에러 수나 필요한 보조 양에 있어서 현저한 감소를 유발했다. 덧붙여서, 비록 치료적 이득이 회복된 특정 활동에 제한되어있고, 다른 활동에 도움이 되지 않는다 할지라도 3개월 후 추적조사에서 훈련효과도 크게 보전되어 있었다.

요약 (Summary)

1. 단일 행동들은 근육활동의 방향, 힘, 타이밍을 특정화하는 저장된 운동프로그램의 활성화와 관련된다. 목적 지향적 움직임에서 행동기억(action memories)은 목적을 달성하기 위해 연속적으로 활성화되는 도식의 위계 속으로 체계화된다. 행동 에러는 종종 한 하부도식에서 다음으로 넘어가는 전환점에서 일어난다.
2. 학습된 숙련된 움직임을 회상하고 연습하는데 심적 심상이 사용될 수 있다. 이러한 정신훈련과정은 스포츠 활동에서 수행을 촉진하는데 보여 왔고, 재활에서 결과를 향상시키는 잠재력이 있다.
3. 프랙시스에 대한 Liepman의 신경 해부학적 모델은 숙련된 목적 있는 움직임의 수행을 좌반구와 연결시켰다. 왼쪽 마루엽에 저장된 행동기억은 움직임의 집행을 위해 이마엽운동영역으로 투사한다. 최근의 리서치는 프랙시스가 왼쪽 마루엽에만 국한되지 않고 겉질 아래 영역을 포함하여 뇌의 많은 다른 부위 속에서의 복잡한 네트워크와 관련된다는 것을 보여 왔다.
4. Roy와 Square에 의해 발전된 팔다리 프랙시스의 개념-생산 시스템 모델은 목적 있는 움직임을 생산하기 위한 세 단계를 확인한다. 감각/지각, 개념적(의미적) 생산 시스템. 실행증은 움직임에 대한 아이디어를 발생시키고 목적 있는 움직임을 집행하는 능력에 영향을 주는 인지 장애이다. 관념 실행증과 관념운동 실행증은 프랙시스 네트워크에서 내의 다른 레벨에서의 브레이크다운에 의해 야기되는 다르지만 상호관련 있는 실행증 타입들이다.
5. 제스처 수행에 대한 탐구가 실행증에서의 손상레벨을 평가하는데 사용될 수 있다. 몇몇 실행증을 가진 사람들은 제스처를 모방할 수는 있지만, 기억으로부터 행동을 해낼 수는 없다. 다른 이들은 물체가 있을 때는 타동사적 제스처를 하지만, 자동사적 제스처는 하지 못한다. 기능 속에서 관찰되는 에러 타입은 작업치료사로 하여금 편마비 같은 운동손상으로부터 실행증을 구별할 수 있게 한다.

Chapter 10. 집행기능
Executive functions

우리는 하루 중 대부분을 '자동조종장치'에 따라 기능한다. 커피를 타는 것이나 차운전 같은 잘 확립된 일상은 환경적 단서에 의해 유발되며 집중할 필요가 거의 없다. 학교나 직장에 가기 위해 집을 나서는 습관적 일과는 아마도 문 닫기, 문 열쇠와 가방을 가지고 있는지 확인하기, 특정한 경로를 따라 지하철역에 가기 등을 포함할 것이다. 토요일에 슈퍼마켓에 가는 버스를 타고 가려 할 때도 같은 길을 가고 있는 당신을 발견할 지도 모른다. 루틴이 아닌 행동에서 관련이 없는 과정은 제한되어야 하고, 이제는 새로운 목표를 달성할 때까지 주의가 지속적으로 유지되어야 한다. 새로운 상황은 무엇을 할 건지 그리고 어떻게 할 건지에 대한 선택과 결론을 필요로 한다(그림 10.1을 보시오).

집행기능이라는 용어는 새로운 상황에서의 목표설정과 선택을 위해 합쳐진 일련의 상위레벨 인지과정을 말한다. 이러한 과정들은 모두 활동이 현 상황에 적합한지를 확인하기 위해 활동한다. 집행과정은 찾기, 매치시키기, 결정하기, 모니터하기, 평가하기로 인지자원을 할당함으로써 행동과 행위를 조정한다.

앞이마엽 겉질은 집행기능 작용에 관련되어 왔다. 이는 이마엽에 병변이 있는 사람들의 임상적 특성과 정상적인 피검자들과 환자들 둘 다에 대한 뇌 영상 연구에 근거한다. Luria(1966)는 이마엽 손상으로 초래되는 행동에 있어서의 특징적 변화에 대해 '이마엽 증후군(전두엽,

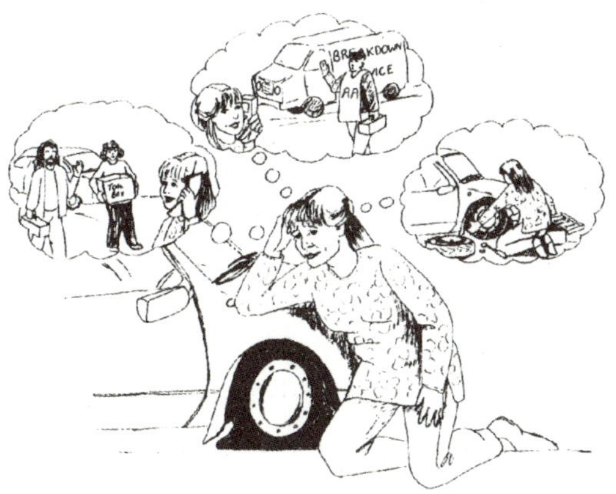

그림 10.1 유연한 문제해결능력.

frontal lobe syndrome)'이란 용어를 처음으로 도입했다. 초기임상적 보고는 인격(personality)에 있어 광범위한 변화를 기술했다. 나중의 임상연구는 인격과 마찬가지로 결정하기(decision making)에 대한 영향을 강조했다. 이마엽 손상은 시작하기와 계획하기, 체계화하기를 필요로하는 과제를 수행하는 것의 문제로 이어질 수 있고, 혹은 일상적이지 않은 활동은 어떤 것이라도 절대적으로 회피하는 결과를 낳을 수조차 있다. Duncan(1986)은 이마엽 병변 내의 통상적 주제가 활동에 대한 무체계(disorganisation)라는 것에 주의했다. 그리고 이것은 목표달성의 실패와 더불어 기억이나 언어, 움직임, 문제해결능력에 걸쳐 표현될 수 있는 것이다. 이제는 이마엽에 손상이 있는 환자들에게서 관찰되는 증후군을 통틀어 집행기능장애증후군으로 알려져 있다.

1. 집행기능이란 무엇인가? What are the Executive functions?

집행기능이란 새로운 목표지향적인 행동과 행위 수행을 위한 더 높은 상위인지기술이다. 이것은 이마엽에 의해 통합되어지고, 이것은 대부분의 겉질영역과 겉질 아래 영역으로부터 정보를 보내고 받는다. 집행과정의 주된 역할은 인지자원을 적절히 할당하기 위하여 인지시스템을 전체로서 통합하고 모니터한다. 신경심리학자들은 집행기능을 독립적인 구성요소들로 분할하려 노력해왔고, 그것들 간의 해리를 조사해왔지만, 아직까지는 어떠한 명백한 리스트가 만들어지지 않았다. 작업 치료에서 정의되는 구성요소 기술과 관련 있는 아래의 표제에 따라 별개의 집행기능이 기술될 것이다.

- ◈ 시작과 종결(Initiation and termination)
- ◈ 목표설정(Goal setting)
- ◈ 계획하기와 체계화하기(Planning and organising)
- ◈ 적응하기와 유연성(Adaptation and flexibility)

1) 시작과 종결 Initiation and termination

활동은 환경적 단서에 의해 시작되거나, 혹은 결정하기에 의해 내부적으로 발생된다. 목표 지향적 활동은 특정 과제에 대한 시작과 종결을 향해 초점이 맞추어져 있으며, 환경에 의해 단서가 된 행위의 회피를 포함한다. 이런 활동을 억제하는 능력이 없는 것은 이마엽 병변이 있는 사람이 모양을 베껴 그리는 실험실 검사에서 보인다. 결과는 완성을 시키지 못하거나 자극 형태가 바뀌었다 할지라도 같은 형태를 반복해서 그리는 것이다.

일상적이지 않은 활동에서 환경에 의해 단서가 주어지는 행동의 억제는 자동처리과정 억제와 지속적 주의의 유지에 달려있다(Chapter 7을 보시오). 자동처리과정은 빠르며 변형이 어렵다. 통제된 처리과정은 느리고 역량이 제한되지만, 그러나 상황이 변할 때 유연하다.

스트룹 효과는 자동처리과정과 통제 처리과정 간의 상호작용에 대한 고전적 증거이다. 이 검사에서 자극은 각각 카드별로 다른 색으로 인쇄된 색깔 이름(빨강, 파랑, 초록, 등등)이다. 예를 들자면, '빨강'이라는 단어가 별개의 카드에 빨강이나 파랑, 초록으로 인쇄되어 제시된다. 각각의 카드가 제시될 때, 피검자는 잉크의 색이 무엇인지 가능한 빨리 말하도록 지시 받고, 이 때 단어를 읽을 필요는 없다. 결과는 피검자가 잉크 색 이름을 ('빨강'이라는 단어가 파란색으로 쓰인 것처럼) 그것이 매치 되지 않을 때 보다 ('빨강'이라는 단어가 빨간색으로 쓰인 것처럼), 그 단어 자체에 매치 될 때 훨씬 더 빨리 말하는 것으로 나타난다. 단어의 존재가 색깔 이름 대기 과제 내에서 충돌한다. 피검자들은 그들에게 그렇게 하라도 요구받지 않아도, 자동적으로 단어를 읽는다. 이런 충돌이 색 이름 대기에 지연으로 이어진다. 단어 읽기는 자동적이지만, 색 구별은 주의(attention)에 좌우된다.

충돌은 우리가 가졌던 이전 모델과 다른 위치에 기능키들이 있는 새 휴대전화나 CD 플레이어를 살 때 일어난다. 우리는 이전 모델에서 잘 학습된 루틴에 상응하는 위치에 키를 누르는 우리 자신을 발견한다. 훈련 후 새로운 루틴이 확립되는 이것이 자동화된다. 시작과 반응 제약에 대한 연구가 Burgess와 Shallice(1996)에 의해 시행되었다. 피검자들은 두 그룹으로 나뉘어졌다. 한 그룹은 이마엽에 병변이 있고, 다른 그룹은 뒤쪽에 병변이 있었다. 피검자들에게 마지막 단어가 빠진 문장이 제시되었다. 예를 들자면, 'He mailed a letter without a ....(그는 ....없이 편지를 부쳤다.)'. 이 문장은 'stamp(우표)' 라는 단어에 대한 강력한 단서를 제공한다. 두 가지 조건가 조사되었다.

① 반응 시작(Response initiation)
 - 문장을 완성하는 단어를 만들라고 피검자가 요구받았을 때.

② 반응 억제(Response inhibition)
 - 문장의 문맥 속에서 전혀 말이 되지 않는 단어를 만들라고 피검자가 요구받았을 때.

이마엽 병변이 있는 사람들은 뒤쪽에 병변이 있는 사람들과 비교해 문장을 완성하는데 더 오랜 시간이 걸리면서, 첫 번째 조건에서 반응을 시작하는데 지연을 보였다. 반응 억제에서는 이마엽 손상이 있는 사람들은 말이 되지 않도록 요구받았을 때 또다시 시간이 더 많이 걸렸고, 종종 뜻이 통하는 단어를 답했다. 그들은 자동반응을 억제할 수 없었다. 결과는 시작과 억제 측정 간에 아무런 관계도 없는 것으로 나타났다. 이것은 시작과 억제가 집행과정의 별개의 구성요소라는 것을 시사한다. 이 연구는 집행기능을 위한 Hayling Sentence Completion Test(역자 주: 문장 완성 검사)로 발전해왔다.

반응시작의 부족은 이마엽 손상이 있는 사람에 대한 평가동안 종종 보인다. 그들 옆에 놓인 물건들을 그렇게 하지 말라고 해도 집거나 사용한다. 이것은 이용행위(utilisation behaviour)로 알려졌다. 기록된 한 상황에서 그 피검자는 다른 걸 한다고 해도 테이블 위에 있던 카드 팩을 집어 들고는 방에 있던 사람 수에 정확하게 나누어 주었다. 자동과정 억제불능 역시 이마엽 손상 후의 주위산만으로 보인다.

2) 목표설정 Goal setting

현실적인 목표설정은 우리 자신의 강점과 약점에 대한 자각과 과제 난이도에 대한 판단에 달려있다. 또한 목표형성은 예를 들어 추론 같은 사고기능과 관련이 있다. 이것은 환경 내에서의 구체적 정보(concrete information)를 넘어서며, 추상적 사고(abstract thinking)에 관여한다. 추상적 개념(abstraction)은 분류과제(sorting tasks)를 통해 평가될 수 있다. 이마엽 병변이 있는 사람들에게 비슷한 카드나 아이템들을 별도의 그룹들로 분류하라고 하면, 그들은 과제를 위한 개념이나 규칙을 추상할 수 없다. 결과는 그들이 선택된 그룹들로 모든 아이템들을 포함하지 않으며, 그들이 선택한 그룹들은 의미가 없는 것이다.

복합적인 과제는 바른 순서대로 활성화되어야만 하는 특정 단계와 관련된 하위목표의 세팅을 필요로 한다. 이것의 예는 다음과 같은 하위목표를 가지는 전체 목표인 커피를 타기이다. 주전자에 물 끓이기; 잔에 커피 넣기; 우유와 설탕 첨가하기. Shallice와 Burgess(1991)는 이마엽 손상이 있는 사람들에 목표설정을 조사했다. 두부 손상이 있는 세 명의 피검자가 정해진 15분 동안 각각 두 가지 구성요소로 된 세 가지 다른 과제를 완성하도록 요구받았다. 이 과제들은 오디오 리코더에 경로를 불러주는 것, 간단한 산수 문제를 푸는 것, 백 가지 물체의 그림의 이름을 써내려가는 것이었다. 지시 사항은 모든 과제들이 완성되어지거나, 혹은 각 과제의 각 구성요소의 조금씩이라도 시행되어야 한다고 되어있었다. 앞쪽 두부 손상이 있는 세 피검자들은 모든 과제를 거의 다 완성한 정상인 통제그룹과 비교할 때 둘에서 다섯 가지 과제에서 부딪혔다. 한 피검자는 구술 과제에서 4분 동안 쓰기만 했지, 그것을 한 번도 구술하지 않았다. 다른 피검자는 초시계를 7번이나 쳐다봤지만, 과제를 바꾸지는 않았다. Shallice와 Burgess 결과의 디테일이 후향 기억 손상(retrospective memory impairment)과 동기 부족이라는 이유로 설명될 수 없다고 주장했다. 뇌손상 피검자들은 과제의 부분 구성요소를 위한 하위목표 달성을 위한 전략들을 발전시킬 수 없었다. 이 검사가 Six Elements Test(6 요소 검사)로 발전되었다.

3) 계획하기와 체계화하기 Planning and organising

효과적인 계획하기와 체계화하기는 바라는 목표를 달성하기 위한 전략의 형성과 관련 있다. 과제진행 중에 상황이 바뀔 수 있고 목표가 달성될 때까지 새로운 전략이 활성화 될 필요가 있다. 차 타이어가 펑크 난 예로 돌아가 보면(그림 10.1을 보시오), 목표는 바퀴와 타이어 기능을 되찾는 것이다. 이것은 다음과 같은 여러 단계들을 포함한다.

◈ 문제와 해결방법확인(Identify the problem and the solution).

◈ 목표달성을 위한 계획형성과 전략 활성화(Formulate a plan and activate strategies to achieve the goal).

◈ 계획은 타이어를 당신이 직접 가는 것, 혹은 친구나 카 서비스로부터 도움을 요청하는 것일 수 있다(The plan may be to change the tyre yourself, to call for help from a friend or from a breakdown service).

◈ 만약 도움이 여의치 않을 때의 계획수정(Modify the plan if no help is available).

전략의 선택은 과제의 난이도와 과제완성에 필요한 시간 둘 다를 짐작할 수 있는 능력을 필요로 한다. 이 예에서는, 전화 걸기나 차를 도로의 안전한 곳으로 옮기기 등의 하부목표가 있다. 가장 효과적인 전략이 차를 두고 버스로 집에 가는 것일 수도 있다. 목표달성을 위한 상위명령 계획하기를 발전시키는 능력은 Shallice와 Burgess(1991)에 의해 고안된 Multiple Errands Task(역자 주: 다중 임무 과제)에서 탐구되었다. 이 검사에서 이마엽 병변이 있는 세 사람과 9명의 통제그룹 피검자들은 예기치 못한 상황이 발생할 수 있는 환경인 상점가에서 8가지 과제를 완성하도록 지시받았다. 여섯 가지 과제는(예를 들어 갈색 빵 사기 같은) 쇼핑과 관련된 것이었고, 7번째 과제는 그 사람에게 쇼핑 시작 15분 후에 특정 장소에 있을 것을 요구했다. 여덟 번째 과제는(예를 들어 토마토 1Kg의 가격 같은) 정보 네 가지, 그 중에서도 두 가지는 쇼핑과 관련이 없는 것으로 해서 임무수행 중 엽서에 적어야하는 것이었다. 관찰자들은 이마엽 손상이 있는 세 피검자들에 의한 과제수행이 질적으로 다르다는 것에 주의했다. 이것은 계획하기와 체계화하기에 약하다는 것을 반영하는 것이었다. 비록 이 피검자들 중 한 명이 모든 과제를 만족스럽게 완성했다할지라도, 그들 세 명 모두에 의한 집행에서의 에러는 지시가 주어진 대로 정확하게 따르는 능력이 없는 것과 효과적인 전략을 고안하는 능력이 없는 것 둘 다와 관련되었다. Multiple Errands Test를 수행하는 피검자들의 행위관찰은 실제상황에서 이마엽 손상이 있는 사람들의 행위에 미치는 집행기능손상의 영향을 명확히 보여준다.

계획하기의 주된 부분은 의도형성 능력이다. 더 나아가, 의도는 의도된 행동을 위한 아무런 단서나 프롬프트가 없을 때인 나중에 활성화될 필요가 있다. Shallice와 Burgess(1991)는 의도 표시기(intention markers)가 기억 속에 임시로 만들어졌다가, 관련 있는 상황이 발생할 때 유발된다고 주장했다. 그들은 미래의 행위가 일상적이지 않으며, 특정한 행동이 필요하다는 메시지로서 표시기를 설명한다. 이런 식으로, 집행과정은 목표와 의도의 현실화를 촉진한다. 한 예가 아침에 집을 나서기 전에 우리가 할지도 모르는 미리 계획하기이다. 만약 우리가 친구로부터 저녁에 만나자는 전화를 받는다면, 그 날 저녁에 대한 계획은 이제 퇴근 후 다른 종착지로 가는 전철을 타는 것을 포함한다. 의도 표시기는 하루 중 특정 시간과 관련 있고, 우리가 퇴근할 때 활성화되어야 한다. 예를 들어 전철 운전수들의 파업이 있는 등, 만약 상황이 바뀌면, 의도 표시기는 취소되어야 하고, 새로운 반응이 형성되어야 한다.

4) 적응성과 유연성 Adaptation and flexibility

적응성은 작업적 도전에 맞닥뜨릴 때 사람이 자신의 반응적 접근법을 고안한 변화로서 정의되어왔다(Christianson & Baum, 1997). 만약 도전이 일상적 과제라면, 환경 내의 단서들은 다른 루틴으로 바꾸기 위한 새로운 도식(schema)를 유발할 것이다. 예를 들어, 당신이 저녁을 준비하고 있는데 전화벨이 울리는 것은 전화기로 가도록 반응하도록 단서를 준다. 새로운 일에 적응하기는 요리하기를 안전하면서도 음식을 태우지 않도록 종료하는 것을 요구한다. 더 나아가서, 전화가 끝나면, 요리하기가 올바른 단계에서 시작되어야 한다. 이러한 간단한 예는 일상의 활동에서 적응성의 역할을 보여준다.

환경 내에서 무슨 일이 진행되고 있는지 모니터하는 능력은 유연성의 중요한 구성요소이다. 자기 모니터링(Self-monitoring)은 어떻게 과제가 진행되는지 그리고 순서상 단계를 놓치지 않고 따라가는 지에 대한 자기 조회(self-enquiry)를 필요로 한다. 이마엽 손상이 있는 사람은 쉽게 주위가 산만해지고, 특히 여러 단계로 이루어진 오래 끄는 과제에서 원래 하던 일로 돌아가는 데 어려움이 있다.

유연성의 초기 검사는 개념을 형성하는 능력과 한 개념에서 다른 개념으로 바꾸는 능력을 측정하도록 디자인되어있다. Wisconsin Card Sorting Test(역자 주: 위스콘신 카드 분류 검사)(Milner, 1963)에서 피검자는 숫자와 형태, 색채에 따라 다양한 네 가지 자극 카드 중 하나에 매치하도록 네 파일로 카드를 분류하도록 요구받는다(그림 10.2를 보시오). 카드에 있는 아이템의 숫자는 하나에서 네 개까지 다양하다. 아이템의 형태는 삼각형이나 별모양, 십자, 동그라미 중 하나이다. 색채는 빨강이나 초록, 노랑, 파랑 중 하나이다. 첫째로 예를 들어 빨강 십자같이, 카드는 한 가지 특정 규칙에 의해 분류된다. 각 카드가 놓이면, 피검자는 카드가 실

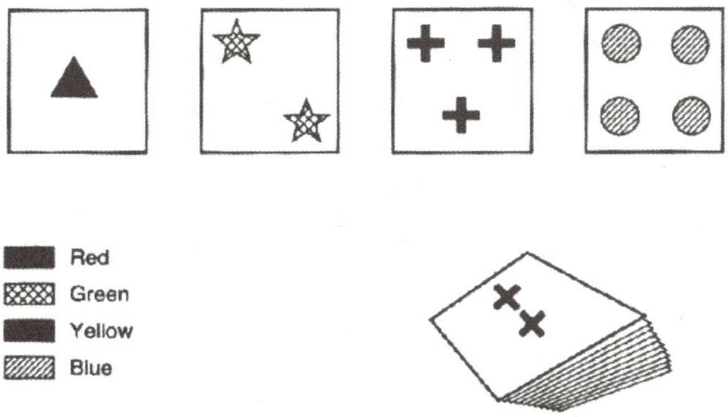

그림 10.2 Wisconsin Card Sorting Test, 피검자에게 제시되는 카드들 Milner(1963) Archit of Neurology 9, 90–100의 허가 하에 재생됨. Copyright 1963 American Medical Association.

험자의 규칙에 매치하는지 아닌지 말해진다. 6장이 성공적으로 적용되면, 실험자는 예를 들어 초록색 별모양처럼 다른 자극에 경고를 주거나 주지 않고 규칙을 바꾼다. 이마엽 손상이 있는 피검자들은 카테고리가 바뀔 때 규칙 이동이 어렵다. 그들은 보속을 보이며 더 이상 필요하지 않고 그것이 틀렸다고 말을 해 주어도 계속해서 이전 규칙으로 카드를 분류한다.

더 최근에는, 유연성이 정신적 유연성(mental fluency) 검사에서 평가되어왔다. 이것들 중의 하나가 Alternative Uses Test(역자 주: 대안 사용 검사)이며, 이것은 피검자에게 일상적인 물건의 보통과는 다른 방법으로의 사용에 대해 생각하도록 한다. 예를 들어, 신문은 읽혀질 수도 있고, 파리를 쳐서 잡는데 사용될 수도 있다. 이마엽 손상이 있는 사람들은 전형적인 사용법으로부터 바꿔치울 수가 없다.

이마엽 손상이 있는 몇몇 개인들은 언어적 시각적 프롬프트가 있을 때 한 가지 과제만이 수행되는 데스크 탑 과제에서는 수행을 잘한다. 외부적 프롬프트가 없으며 동시 발생하는 과제들

활 동 (Activity)

- 다음의 시나리오에 대해 토의하시오.
  - 당신이 학교나 직장에 가기위해 전철역에 도착했다. 그런데 선로 고장으로 전철 운행이 취소된 것을 발견했다. 당신은 휴대전화기를 가지고 있고, 지갑에는 2천원 밖에는 없으며, 신용카드는 집에 두고 왔다.
- 당신의 다음에 취할 행동과 행위에 관련 있는 집행 기능의 리스트를 작성하시오.

이 수행되어져야만 하는 일상생활에서 상황은 바뀐다. 적응할 수 없는 사람은 작업적 도전을 지속적인 경직된 행위(rigid behaviour)와 행동의 보속반응(perseveration of action)으로 맞을 것이다.

가. 기억과 정서(memory and emotion)

이마엽 손상이 있는 많은 사람들이 결과적으로 심각하게 혼란된 사회적 행동을 초래하는 정서 변화를 보인다. 가능한 원인은 특정 행동의 결과와 더불어 적절한 행위에 대한 지식의 통합 불능일 수 있다.

작업 기억은 과거 같은 상황에 대한 장기기억으로부터 인출되는 정보의 조작에 의한 반응 옵션에 대한 평가에 있어 중요한 역할을 한다. 장기기억으로부터의 아이템에 대한 회상 역시 긍정적 결과와 부정적 결과에 대한 지식을 통합한다. 이것이 반응의 집행이전에 대안 행위를 평가하는 수행기술인 적응의 기본이다.

임상실례(Eslinger & Damasio, 1985; Saver & Damasio, 1991)

EVR는 35세로 성공적인 회계사였다. 그는 양쪽 안쪽 이마엽에 종양을 제거했다. 수술 후 IQ 검사와 위스콘신 카드 분류 검사에서 정상적으로 수행했으며, 작업 기억 검사에서 보통 이상의 수준을 보였다. 인지 기능이 정상임에도 불구하고, 그의 사회적 접촉은 근본적으로 바뀌었다. 그는 그의 행동으로 인한 그나 다른 이들에 대한 결과를 고려하지 않고 행동했다. 그는 더 중요한 것에 손해를 끼쳐가면서 하찮은 일에 몰두하는 것으로 기술되었고, 그럼으로써 예를 들어 어떤 색의 옷을 입을 건지 등에 대한, 결정을 내릴 수 없었다. 그는 몇 번의 시도에도 직장을 구할 수 없었고, 이혼도 두 번이나 했다. 행동의 변화는 안쪽 이마엽에서의 습득된 행위 처리과정에 대한 지식과 가장자리계통(변연계, limbic system)에 의해 활성화되는 실제 행위 간의 단절로 설명될 수 있다. 이러한 혼란은 사회적 결과에 대해 전혀 고려하지 않는 것으로 이어진다.

Damasio(1994)는 평가가 기억의 출처로 알려진, 정서적 연상(emotional associations)과 배경과 연계된 삽화 기억 타입에 의해 가이드 된다는 가설을 만들었다. Damasio는 피검자가 정서적 특징이 있는 이미지를 볼 때 일어나는 신체적 반응을 측정했다. 뇌손상이 있는 피검자 그룹과 정상 통제그룹은 추상적 이미지, 전원 풍경, 마음을 산란하게 하는 이미지 등 세 가지 다른 타입의 자극을 보았다. 통제그룹 피검자들의 전기피부반응(galvanic skin responses)은 마음을 산란하게 하는 이미지를 볼 때 현저한 증가를 보였지만, 뇌손상이 있는 그룹은 세 가지 다른 타입의 이미지들이 제시될 때 일관된 피부반응을 보였다. 그들은 마음을 산란하게 하는 그림의 디테일을 언어적으로 기술할 수는 있었지만, 아무런 정서 반응을 보이지 않았다.

Damasio는 신체 표시기(somatic markers, 'soma'는 신체를 의미함)가 기억 속에 발생된다고 제안했다. 이러한 표시기는 나중에 같은 상황이 생기면 작업 기억 속으로 떠올려진다. 그런 다음 정서적 기억은 그 상황에 대한 반응에 대해 결정하도록 가이드 한다. 앞이마엽 겉질에 손상이 있을 때, 기억은 정서적 내용 없이 회상되며, 그런 다음 결정은 순전히 이성적 바탕에 근거하여 만들어진다. 이것이 Somatic Marker Hypothesis(역자 주: 신체 표시기 가설)이다.

2. 일상적 행위와 비일상적 행위 Routine and non-routine behaviour

일상생활에서, 습관적 일상은 예를 들어 커피 타기나 양치하기, 휴대전화 사용처럼, 기억 속에 잘 확립되어 있으며, 환경에 의해 유발되고, 우리의 주의를 거의 필요로 하지 않으면서 종결을 향해 진행한다. 비일상 활동은 실행될 새로운 행동패턴이 필요하며, 확립된 기술은 적응되어야 하고 체계화되어야 한다. 이러한 것들의 예는 다른 커피 메이커로 커피 타기나 익숙하지 않은 기능의 휴대전화 사용을 포함한다. 비일상 활동을 체계화하고 조율하기 위해 결합하는 능력들의 범위는 이장의 첫 번째 섹션에 기술되었었다. 이제 우리는 정보처리과정(Shallice, 1982)에 기술되었듯이 집행기능의 작동을 고려할 것이다. 이 모델의 주 특징은 습관적 행동루틴과 새로운 행동루틴 간의 구별이다.

1) 주의감독시스템 Supervisory attention system(SAS)

습관적 루틴은 목표달성을 위해 특정한 순서로 활성화되는 체계화된 도식에 의해 통제된다(Chapter 9를 보시오). Shallice 모델에서 환경적 단서는 데이터베이스를 유발하며, 이것은 반대로 일상 활동을 위한(도식으로 알려진) 저장된 기억표상의 위계에 접근한다(그림 10.3을 보시오). 도식이 활성화된 이상, 이것은 행동 통제에 있어서 우위를 점하기 위해 다른 도식들과 경쟁한다. 만약 도식 선택에 있어서 마찰이 일어나면 그러면 회선 스케줄(contention scheduling)이라 불리는 작동이 다른 모든 도식들을 억제하면서 한 도식 이상의 선택을 방지한다. 이런 방법으로, 회선 스케줄은 다른 행동에 우의하는 하나의 행동 세트에 대한 우선순위를 결정한다.

샌드위치 만들기의 예를 들자. 이 행동을 위한 환경적 자극은 시간상 배고픔을 느낄 시간일 것이다. 이것은 샌드위치를 만들기 위한 상위레벨도식을 유발한다. 이 목표를 달성하기 위해 과제는 특정 순서로의 일련의 더 작은 하위도식으로 분류될 것이다. 첫 번째 하위 루틴은 빵과 버터, 나이프를 고르기이고, 이것은 두 번째 하위루틴인 버터를 빵에 펴 바르기가 뒤따른다.

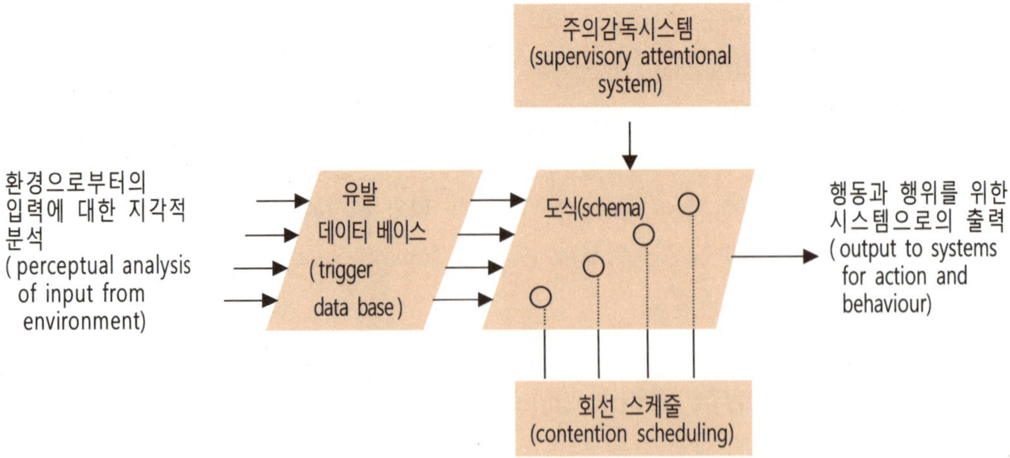

그림 10.3 Shallice 모델, 행동도식 선택(Shallice에 근거함, 1982)

속(filling, 역자 주: 샌드위치 가운데 들어가는 야채나 치즈, 햄 등)이 준비되면, 다음으로는 그것을 두 조각 빵 사이 바른 위치에 놓기가 뒤따른다. 마지막 하위루틴은 샌드위치를 접시에 놓고 반으로 자르는 것이다. 이러한 하위루틴은 예를 들어 빵에 버터를 바르기 전에 속(filling)이 들어가서는 안 되는 것처럼, 바른 순서로 집행되어야만 한다. Shallice는 기억 속에 저장된 사위 레벨 도식이 활성화된 이상, 예들 들어 빈즈 온 토스트(beans on toast, 역자 주: 깡통 콩을 데워 토스트 위에 얹어 먹는 영국 요리) 만들기 같은 경쟁하는 다른 도식들은 억제된다. 두 개의 활성화된 도식이 선택되는 것을 방지하는 이러한 작동을 회선 스케줄이라고 부른다.

회선 스케줄에 의한 행동 선택이 적절하지 않는 상황이 반드시 일어나며, 새로운 행동 혹은 비일상적 행동을 위한 도식이 관련된다. 그러면 주의 활성화시스템(supervisory activation system)의 작동에 의한 도식의 활성화가 일어난다. 이 시스템은 회선 스케줄보다 우위에 서며, 새로운 목표달성을 위한 도식레벨 활성화를 높인다.

Shallice 모델은 세 가지 다른 레벨의 집행기능을 확인한다. 첫째, 습관적 행동과 사고를 위한 도식 선택; 둘째, 도식선택에 있어서의 충돌을 해결하기 위한 회선 스케줄; 셋째, 주의감독시스템에 의해 통제된 처리과정. 주의감독시스템의 활성화는 다음과 같은 상황을 필요로 한다.

◈ 하기와 결정하기(Planning or decision making)
◈ 새롭거나 유연한 반응(Novel or flexible response)
◈ 에러 탐지와 고장수리(Error detection and troubleshooting)
◈ 덜 학습된 반응(Less well learned response)
◈ 잠재적인 위험과 위험요소(Potential danger or risk)

2) 이마엽 앞 겉질(전전두엽 피질) Pre-frontal cortex

주의감독시스템이 앞이마엽 겉질로 알려진 이마엽의 가장 앞쪽 부분에 있다는 증거가 있다. 이 영역은 비일상 행동과 행위를 조율하며, 강한 습관적 반응을 억제한다. 기능 뇌 영상 연구들은 앞이마엽 겉질이 아래에 기술된 영역들로 나뉠 수 있다는 것을 제안한다.

- ◈ 가쪽 앞이마엽 겉질은 이마엽의 바깥 쪽 표면이며, 운동 앞 영역(전-운동구역, pre- motor area)의 앞쪽에 있다. 가쪽 앞이마엽 겉질은 다른 뇌 영역에 저장된 기억으로부터 과제관련 정보를 선택하며, 목표와 관련 있는 적절한 행동의 계획하기를 위한 작업 기억 속에 그것을 계속 유지한다.
- ◈ 안쪽 앞이마엽 겉질은 각 이마엽의 안쪽 면에 있다. 안쪽 앞이마엽 겉질은 변연계와 연합되어있으며, 이것은 행동에 대한 정서적 평가를 가이드 한다.
- ◈ 앞쪽 대상회 겉질(anterior cingulate cortex: ACC)은 뇌들보(뇌량, corpus callosum) 위의 이마엽의 안쪽 면에 있다. 앞쪽 대상회 겉질은 과제 필요조건이 회선 스케줄에 의한 도식작동과 다를 때 주의감독시스템을 활성화한다. 이것은 모니터링 시스템으로 일하며, 과제필요조건에서의 충돌을 해결한다.

Chapter 4의 그림 4.8a와 b로 돌아가시오.

3. 초인지 Metacognition

초인지는 우리 자신의 인지과정과 역량에 대한 우리의 지식과 믿음이다. 이것은 '네가 무엇을 할 수 있는지를 아는 것'으로 불려왔다. 이러한 지식은 우리로 하여금 우리 자신의 생각과 말, 행동을 모니터하도록 한다. 이런 초인지 없이는 우리가 우리의 행동 변화를 모니터할 수 없거나, 혹은 변화를 위한 전략을 평가할 수 없다. 집행기능은 더 고정적인 구성요소로서 자각(awareness)과 더불어 초인지에서 자각과 떨어질 수 없이 연계되어 있다. 자각의 상실은 수행에서의 에러 탐색 불능과 문제 예견 불능, 전략계획 불능으로 이어진다. 집행기능은 역동적이며, 자기 모니터링과 셀프 가이던스를 위한 통제 시스템으로서 작동한다.

위계에 바탕을 둔 초인지를 위한 개념적 프레임워크가 발전되어 왔다(Sohlberg와 동료들, 1993; Katz와 Hartman-Maeir, 1997). 위계 속에서 다음과 같은 세 레벨이 정의되었다.

- ◈ 가장 낮은 레벨은 환경적 요건에 적응하기 위해 환경으로부터의 정보 습득과 사용을 위한 인지 기술이다. 이 레벨은 주의, 지각, 기억과 관련되어 있다.

◈ 두 번째 레벨은 저장된 계획과 루틴에 바탕을 둔 현실적 목표형성과 유연한 문제해결을 위한 전략발전을 위한 집행기능이다.

◈ 가장 높은 레벨은 우리의 행동과 행위조율에서 자기 모니터링과 자동정정(self-correcting)을 위한 초인지 기술이다.

각 레벨에 더 낮은 레벨로의 피드백이 있다(Sohlberg와 동료들에 근거한, 그림 10.4를 보시오, 1993).

4. 집행기능장애증후군 dysexecutive syndrome(DES)

집행기능장애증후군은 Luria(1966)가 행동을 계획하고 조율하는데 책임이 있는 것으로 이마엽을 기술했을 때 이마엽 신드롬으로 공식적으로 알려졌었다. 나중의 설명은 이마엽의 기능을 모든 다른 인지시스템의 지휘와 조율로서 기술했다. 집행기능장애증후군은 이제 명백히 정의된 신드롬이라기보다는 한 무리의 증후들로 여겨진다. 집행기능장애증후군은 일반적으로 외상성 뇌손상 후에 보인다. 집행기능장애증후군이 있는 사람들은 사건의 복잡한 상태에 대한 전체를 잡는데 어려움을 갖는다. 이 사람은 일상적인 선상에서는 일을 할 수 있을지 몰라도 새로운 상황을 마스터할 수는 없다. 과제 수행에 있어서, 집행기능장애증후군의 몇몇 특징은 실행증과 비슷하다. 어쨌든, 일반적으로 관념 운동 실행증이 있는 사람이 익숙한 환경 내에서 자동적으로 기증할 수 있는 반면에 집행기능장애증후군이 있는 사람은 어떠한 활동을 시작하려고 해도 자신을 체계화할 수 없다. 집행기능장애가 있는 많은 사람들이 기억과 주의력에 문제를 갖는다. 집행기능장애증후군이 없는 순수한 기억상실증은 그래도 기억을 위한 장치를 사용하여 자신들을 체계화할 수 있으나; 집행기능장애증후군이 있는 사람들은 그렇게 하지 못한다.

집행기능장애증후군이 있는 사람은 무감각하고 유연성이 없어 보일 수 있고, 지시 없이는 어떤 활동도 시작할 수 없어 보일 수 있다. 다른 면으로, 이 사람들은 충동적이며, 주의 산만하고, 하고 있는 행동의 통제를 상실한 것으로 보일 수 있다. 각 사람은 다양한 행동변화를 나타낸다. 정서 상실, 동기 부족, 적절하지 못한 사회적 행동과 병식(insight) 부족이 행동과 행위에 대한 전체적인 비체계화를 구성할 수도 있는 모든 요소들이다. 효과적인 계획하기는 미래에 활성화될 수 있는 전략 형성을 포함한다. 과제 난이도에 대한 예측과 과제완성에 걸리는 시간에 대한 지식이 계획하기의 한 부분이다. 활동이 시작된 이상, 회선 스케줄이 환경에 의해 강하게 유발될 때와 반응이 집행시스템의 통제 없이 지속될 때 보속 반응이 일어날 수 있다. 그 사람은 아마도'자극에 속박됐을'수 있고, 만약 조건이 바뀌면 다른 반응으로 바꾸지 못할 수도 있다.

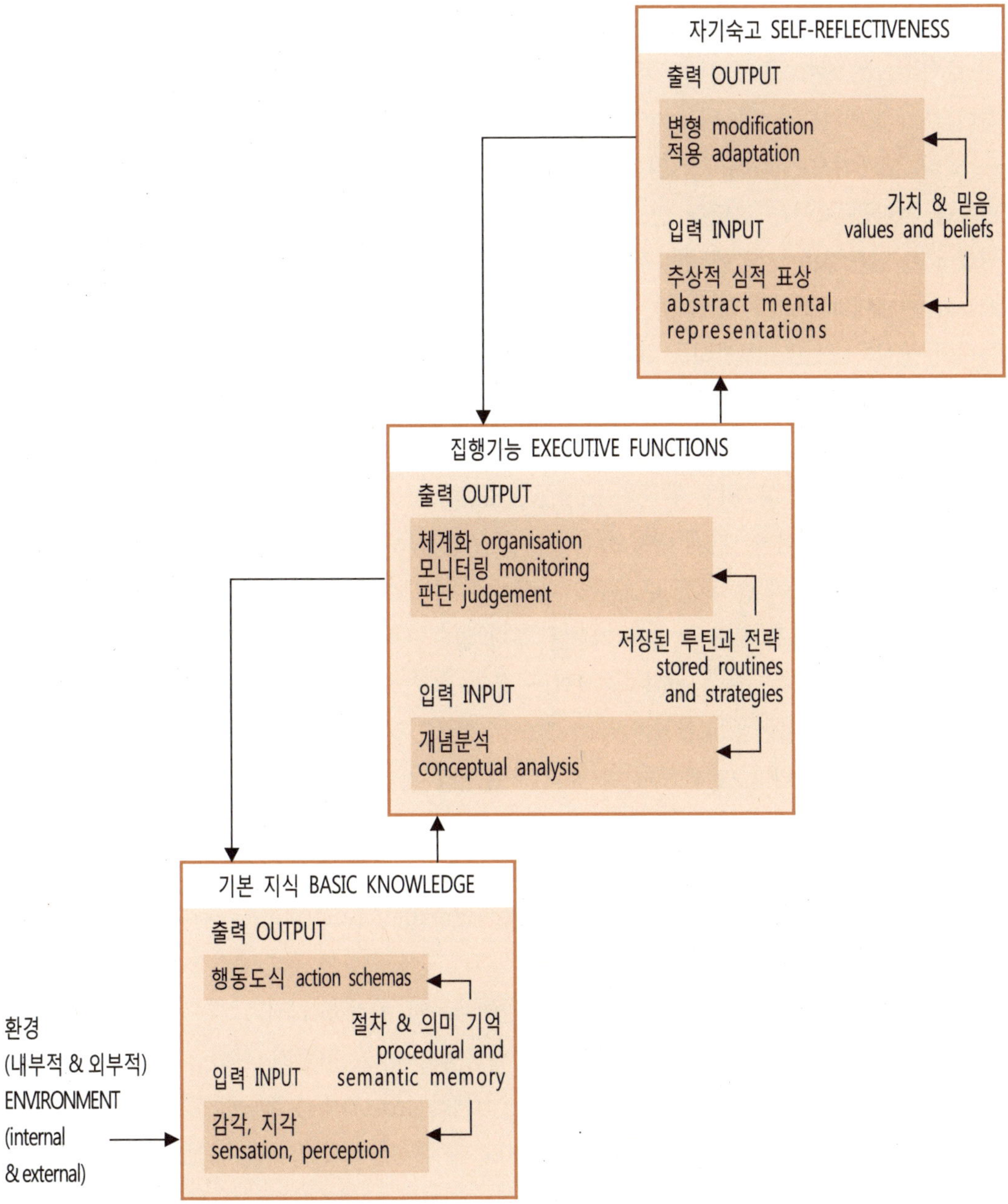

그림 10.4 기본 지식, 집행 기능, 자기숙고의 상호작용에 대한 개념적 프레임워크 (Sohlberg와 동료들에 근거함, 1993).

1) 집행기능장애증후군의 기능적 결과
Funcional Consequences of Dysexecutive Syndrome

집행기능장애증후군이 있는 사람은 궁극적으로 자기 자신들의 삶을 꾸려 나갈 수 없다. 잠재적 주의손상은 하루 중의 시간, 계절, 상황에 대한 현실감 상실로 이어진다. 주의가 집중된다 하더라도, 집행기능장애증후군이 있는 사람은 한 번에 한 가지 이상에 시선을 줄 수 없을 수도 있다. 언어지시는 이해되지 않는데, 특히 반응이 한 가지 행동 보다 더 많을 때 그러하다. 행동을 하라는 요구는 간단한 말로 한 번에 하나씩 주어져야 한다. 주의산만이 과제 수행을 방해하고, 관련 없는 자극에 반응한다.

시간과 날짜에 대해 덜 구조적인 집 환경으로 돌아올 때 기능적 문제가 더 심각해진다. 계획능력의 상실과 스스로 시작하는 능력의 상실은 그 사람이 배가 고플 때에도 음식을 준비하지 않는다는 것을 의미한다. 이것이 접시에 있는 음식을 먹지 않는 운동시작의 상실과 다른 점이다. 시작하기(initiation)를 잘못하는 것은 자기관리(self-care) 소홀과 다른 사람과의 의사소통에 실패로 확장될 수 있다. 끝내기(termination)를 잘 못한다는 것은 수도꼭지가 물이 흐르는 채로, 전기불이 켜진 채로, 냉장고나 냉동실 문이 닫히지 않은 채로 남겨진다는 것을 의미한다. 과제수행에 있어 순서 상 단계들의 반복이나 너무 이른 종결이 있을 수 있다.

사회적 상황에서, 다른 사람이 말할 기회를 주지 않으면서 그리고 화제를 잘 유지하지도 못하면서, 말이 장황할 수 있다. 언어치료사와의 공조가 중요하다. 사회적 행동 조율에 어려움이 있을 때, 가족과 간병인과의 관계가 좋지 못할 수 있다. 이런 때에 지역사회 작업치료사로부터의 지지가 필수적이다. 고정된 루틴과 순서에 근거한 작업을 제외하고는 고용에 관한 전망은 좋지 못하다.

2) 평가와 치료적 중재를 위한 제안 Suggestions for Assessment and Intervention

가. 평가(Assessment)

행동과 행위의 어디에서 브레이크다운이 일어나는지 평가하기 위해, 각 개인을 위한 기능적 평가가 새로 만들어질 필요가 있다. 비일상적이며, 그 사람의 현재 라이프스타일과 관련 있는 다단계 과제(multi-step task)를 선택하시오. 가족과 친구들로부터의 정보가 유용하다. 과제 선택은 또한 난이도에서 적절한 레벨이어야 하며, 클라이언트가 완성할 가능성이 큰 것이어야 한다. 중증레벨 손상에서는, 과제가 세면하기, 옷 입기, 아침식사 준비하기가 될 수 있다. 중간레벨에서는, 과제가 쇼핑하기와 예산잡기를 포함한, 두 코스로 된 식사준비가 될 수 있다. 상위레벨의 난이도에서는, 클라이언트가 한 그룹의 외출 계획 혹은 익숙한 토픽에 대한 프레젠테이션 계획이 될 수 있다.

다음에 나오는 Ylvisacker & Szekeres(1989)에 의해 구성된 체크리스트 접근법이 사용될 수 있는데, 이것은 집행시스템의 각각 구성요소에 대한 수행을 기록한다.

◈ 클라이언트 자신의 강점과 약점 그리고 과제 난이도에 대한 예측에 따른 현실적 목표설정(Realistic goal setting). 이것은 클라이언트에게 1에서 10까지의 스케일에서 자신이 과제를 얼마나 잘 해낼 거라고 생각하는지 묻는 것으로 될 수 있다.
무엇을 하려고 하십니까?(What do you intend to do?)
지금 할 수 있으시겠습니까?(Do you think you can do it now?)
얼마나 오래 걸릴 것 같습니까?(How long will it take?)

◈ 계획하기(Planning)는 목표달성에 관련 있는 단계들을 계획하는 능력이다. 단계들은 목표달성을 위해 바른 순서로 집행되어야 한다. 계획하기의 문제는 시간 감각이 없는 충동적이며, 융통성 없는 행위로 이어진다.
활동하는데 있는 모든 단계들을 저에게 말해주십시오.
(Take me through all the steps in doing the activity.)
대안적인 단계들은 없습니까?(Are there any alternative steps?)

◈ 체계화하기(Organising)는 계획을 실천하는 것과 관련 있다. 체계화하기의 일부는 조건이 변할 때 필요할 수 있는 전략에 관한 지식이다. 계획하기의 일부는 보조가 필요한 상황에 대한 감지일 수 있다.
필요한 도구가 다 있으십니까?(Do you have the equipment you need?)
다른 사람의 도움이 필요하십니까?(Do you need help from another person?)

◈ 스스로 시작하기(Self-initiating)는 과제를 자발적으로 시작하는 능력이다. 달성된 레벨은 클라이언트가 시작하는데 필요했던 구조와 단서주기의 양에 달려있다.
언제 과제를 시작하실 겁니까?(When will you begin the task?)
언제 시작할지 말씀드릴까요?(Shall I tell you when to start?)

◈ 스스로 방향정하기(Self-directing)는 과제가 시작된 이상, 다른 사람으로부터의 안심시키기나 지도 없이, 과제를 계속하기 위해 필요하다. 스스로 방향정하기는 과제 내의 바른 단계에서의 종결 때까지 지속한다.
과제를 하시는 동안 조언을 드릴까요?(Shall I give you prompts during the task?)
과제가 잘 되면 말씀드릴까요?(Shall I tell you when the task is going well?)

◈ 자동 수정/자기 모니터링(Self-correcting/self-monitoring). 자동수정은 잘못된 어떤 것을 바로 하는 능력이다. 에러에 대한 예감은 자기모니터링을 필요로 한다. 그럼으로써 무언가 잘못되는 것을 피하기 위해 행동의 추이가 바뀐다. 집행기능장애 환자는 잘못으로부터 배우기(learning from mistakes)에 어려움을 가질 수 있다.

어떤 어려움이 있을 것 같습니까?(What problem might you encounter?)

어떻게 극복하시겠습니까?(How would you overcome it?)

◈ 융통성 있는 문제해결능력(Flexible problem solving)은 가장 효과적인 해결법에 대한 모든 관련 정보와 결정하기 과정과 관련 있다. 문제해결능력은 문제에 대해 하나 이상의 해결법을 생각하는 능력을 포함한다. 새로운 기술을 학습한 집행기능장애 환자는 이 기술들은 새로운 상황으로 전환시키지 못한다.

이 활동을 한 가지 보다 더 많은 방법으로 할 수 있습니까?

(Can this activity be done in more than one way?)

◈ 자기억제(Self-inhibiting)는 사회적 상호작용에서 교대로 하기(turn taking)의 기본이다. 언어적, 비언어적 의사소통은 듣기를 위해 그리고 적절한 시간과 장소에서 반응하기를 위해 자기억제가 필요하다. 사회적 기술의 이러한 구성요소는 클라이언트가 그룹 상황에 있을 때 평가될 수 있다.

마지막에: 이 활동에서 목표를 달성하셨습니까?

(Have you achieved your goal for the activity?)

3) 평가도구 자료 Assessment resources

BADS와 COTNAB을 포함한 표준화된 평가도구들 또한 집행기능을 측정한다. COTNAB은 문자로 된 지시와 말로 주어지는 지시를 따르는 능력을 평가한다. 또한 Cognitive Assessment of Minnesota(역자 주: 미네소타 인지 평가, CAM)도 인지 스크린을 위해 디자인되었지만, 영국에서는 정말로 유용하지 않을 수도 있다(역자 주: CAM은 미국에서 만들어진 평가도구로 미국 문화를 어느 정도 반영한다).

가. 치료적 중재(Intervention)

◈ 공동목표설정 접근을 사용하시오. 가능하다면 그들 자신의 목표를 정하도록 클라이언트를 자기 자신들의 경과와 작업을 모니터하도록 격려하시오. 목표를 개인에게 관련 있고 의미 있도록 유지하시오.

◈ 에러 인식에 대한 토의를 촉진하고, 활동을 실행 전, 실행 동안, 후에 수행에 대해 리뷰하시오. 예를 들어, 어떻게 됐다고 생각하십니까? 다음번에는 어떻게 다르게 하시겠습니까? 위에 나오는 질문을 사용할 수 있습니다. 예를 들어 계획하기 단계 내에 확인되는 정확한 단계의 수 같이 치료적 중재 동안의 향상에 주목하시오.

◈ 일상일과를 체계적으로 수립하기 위해 함께 노력하시오.

4) 근거의 출처 Sources of evidence

Norris와 Tate(2000)는 Behavioural Assessment of Dysexecutive Syndrome(역자 주: 집행기능장애증후군의 행동 평가, BADS)의 타당성을 연구했고, 다른 리서치 그룹으로부터의 작업으로 확장했다. 그들은 BADS 다른 여섯 가지 집행기능 검사보다 생태학적 타당성이 훨씬 더 많다고 결론지었다. Cicerone와 동료들(2006)은 집 행 기능 손상이 있는 사람들에 사용되는 평가와 치료적 중재를 위한 현재의 증거에 대한 전반적인 분석을 제공한다. 앞으로의 리서치를 위한 제안은 손상에 근거한 재활의 효과 대 활동과 참여의 향상을 위한 연합 접근법의 효과를 조사하는 것을 포함한다.

요약 (Summary)

1. 집행기능은 우리가 새로운 상황에 직면할 때 행동과 행위를 시작하고 체계화한다. 집행시스템의 구성요소 파트는 시작과 종결, 목표설정, 계획하기와 체계화하기, 적응성과 유연성으로서 고려되어왔다.
2. 습관적 행위는 저장되어있는 적절한 도식을 선택하고, 다른 충돌하는 도식을 억제하는 환경적 자극에 의해 활성화된다. 이것은 회선 스케줄로 알려져 있다. Shallice는 회선 스케줄보다 우위에 서며, 새로운 목표달성을 위해 도식의 활성화 레벨을 올리는 주의감독시스템을 제안했다.
3. 앞이마엽 겉질은 집행과정을 통합한다. 최근의 기능 뇌 영상 연구들은 별개의 하위 처리과정을 위한 앞이마엽 겉질의 분할을 제안한다. 가쪽 앞이마엽 겉질은 현실적인 목표설정을 위해 과제 관련 정보를 선택하는 작업 기억 시스템이다. 앞쪽 대상회 겉질은 과제수행에서 주의를 유지시키고 인지자원 간의 경쟁을 모니터한다. 안쪽 이마엽 겉질은 행동과 사회적 결정하기의 정서적 평가에서 변연계와 상호작용한다.
4. 집행기능장애증후군은 행동의 계획과 체계화의 불능을 포함하는, 다양한 증상으로서 나타난다. 집행기능장애증후군은 종종 외상성 뇌손상의 결과로서, 앞이마엽 겉질 손상 후에 보인다. 목표달성불능은 주의감독시스템에 의한 처리과정의 상실로부터 나올 수 있다. 수행기술은 약한 적응성, 자극에 속박된 경직성과 보속 반응에 의해 영향을 받는다. 적절하지 않은 사회적 행위는 가족과 간병인과의 관계에 영향을 주고, 고용에 있어서의 좋지 않은 전망으로 이어진다.

References

Almeida, Q.J., Black, S. & Roy, E.A. (2002) Screening for apraxia: a short assessment for stroke patients. *Brain and Cognition*, **48**, 253–258.

American Occupational Therapy Association (2002) Occupational Therapy Practice Framework: domain and process. *American Journal of Occupational Therapy*, **56** (6), 609–639.

Andrewes, D. (2001) Disorders of perception. Chapter 2. In: *Neuropsychology: From Theory to Practice*. Psychology Press, Hove.

Assessment of Motor and Process Skills (1998) AMPS Training Manual, Wiltshire: AMPS, UK.

Ayres, A.J. (1985) *Developmental Dyspraxia and Adult-onset Apraxia*. A lecture prepared for Sensory Integration International, Torrance, Calif.

Baddeley, A. (2000) The episodic buffer: a new component of working memory? *Trends in Cognitive Sciences*, **4** (11), 417–423.

Baddeley, A.D. & Hitch, G. (1974) Working memory. In: *The Psychology of Learning and Motivation* (ed. G.H. Bower), Vol. 8, pp. 48–79. Academic Press, London.

Baddeley, A.D., Kopelman, M.D. & Wilson, B.A. (eds) (2002) *Handbook of Memory Disorders*. John Wiley, New York.

Bell, A.R. & Murray, B.J. (2004) Improvement in upper limb performance following stroke: the use of mental practice. *British Journal of Occupational Therapy*, **67** (11) 501–506.

Bilbao, A., Kennedy, C., Chatterji, S., Ustun, B., Barquero, J.L. & Barth, J.T. (2003) The ICF: applications of the WHO model of functioning, disability and health to brain injury rehabilitation. *NeuroRehabilitation*, **18** (3), 239–250.

Bisiach, E. & Luzatti, C. (1978) Unilateral neglect of representational space. *Cortex*, **14**, 129–133.

Borst, M.J. & Peterson, C.Q. (1993) Overcoming topographical orientation deficits in an elderly woman with right cerebrovascular accident. *American Journal of Occupational Therapy*, **47** (6), 551–554.

Bruce, V. & Young, A.W. (1986) Understanding face recognition. *Journal of Psychology*, **77**, 305–327.

Burgess, P.W. & Shallice, T. (1996) Response suppression, initiation and strategy use following frontal lobe lesions. *Neuropsychologica*, **34**, 263–273.

Butler, J. (2002) How comparable are tests of apraxia? *Clinical Rehabilitation*, **16** (4), 389–398.

Cate, Y. & Richards, L. (2000) Relationship between performance on tests of basic visual functions and visual-perceptual processing in persons after brain injury. *American Journal of Occupational Therapy*, **54**, 326–334.

Chen, C.C. (1995) A literature review of constructional performance in adults and children. *Occupational Therapy and Health Care*, **9** (2/3), 145–158.

Christianson, C.H. & Baum, C.M. (eds) (1997) *Occupational Therapy: Enabling Function and Well-being*. Slack, Thorofare, New Jersey.

Cicerone, K.D., Dahlberg, C., Kalmar, K. *et al.* (2000) Evidence-based cognitive rehabilitation: recommendations for clinical practice. *Archives of Physical Medicine and Rehabilitation*, **81** (12, Dec.), 1596–1615.

Cicerone, K., Levin, H., Malec, J., Stuss, D. & Whyte, J. (2006) Cognitive rehabilitation interventions for executive function: moving from bench to bedside in patients with traumatic brain injury. *Journal of Cognitive Neuroscience*, **18** (7, July), 1212–1222.

Clive-Lowe, de, S. (1996) Outcome measurement, cost-effectiveness and clinical audit: the importance of standardised assessment to occupational therapists in meeting these new demands. *British Journal of Occupational Therapy*, **59** (8, Aug.), 357–362.

Cohen, G., Kiss, G. & LeVoi, M. (1993) *Memory: Current Issues*. Open University Press, Buckingham.

College of Occupational Therapists (2004) *Guidance for the Use of the International Classification of Functioning, Disability and Health (ICF) and the Ottawa Charter for Health Promotion in Occupational Therapy Services*. College of Occupational Therapists, London.

College of Occupational Therapists (2005) *Code of Ethics and Professional Conduct*. College of Occupational Therapists, London.

Concha, M.E. (1987) A review of apraxia. *British Journal of Occupational Therapy*, **50** (7), 222–226.

Corbett, A. & Shah, S. (1996) Body scheme disorders following stroke. *British Journal of Occupational Therapy*, **59**, 325–329.

Corbetta, M. & Shulman, G.L. (2002) Control of goal-directed and stimulus-driven attention in the brain. *Nature Reviews Neuroscience*, **3**, 201–215.

Craik, F.I.M. & Tulving, E. (1975) Depth of processing and the retention of words in episodic memory. *Journal of Experimental Psychology, General*, **104**, 268–294.

Crepeau, E.B., Cohn, E.S. & Schell, B.B. (eds) (2003) *Willard and Spackman's Occupational Therapy*, tenth edition. Lippincott, Williams & Wilkins, Philadelphia.

Dahl, T. (2001) *ICF as Framework to Improve Patient Discharge Information – a Study of Patients with Severe Head Injuries Discharged from Intensive Rehabilitation Care*. WHO/GPE/CAS/C/01.47. World Health Organisation, Bethesda, Md.

Damasio, A.R. (1994) *Descartes' Error: Emotion, Reason and the Human Brain*. G.P. Putman, New York.

Desimone, R. & Duncan, J. (1995) Neural mechanisms of selective visual attention. *Annual Review of Neuroscience*, **18**, 193–222.

Donkervoort, M., Dekker, J., Stehmann-Saris, F. & Deelman, B. (2001) Efficacy of strategy training in left hemisphere stroke patients with apraxia: a randomised control trial. *Neuropsychological Rehabilitation*, **11** (5), 549–566.

Donnelly, S.M., Hextell, D.L. & Matthey, S. (1998) The Rivermead Perceptual Assessment Battery: its relationship to selected functional activities. *British Journal of Occupational Therapy*, **61**, 27–32.

Duncan, J. (1986) Disorganisation of behaviour after frontal lobe damage. *Cognitive Neuropsychology*, **3** (3), 271–290.

Edmans, J.A. & Lincoln, N.B. (1990) The relation between perceptual deficits after stroke and independence in activities of daily living. *British Journal of Occupational Therapy*, **53**, 139–142.

Edmans, J., Champion, A., Hill, L. *et al.* (2001) *Occupational Therapy and Stroke*. Stroke Clinical Forum, National Association of Neurological Occupational Therapists. Whurr Publishers, London and Philadelphia.

Ellis, A.W. & Young, A.W. (1988) *Human Cognitive Neuropsychology*. Lawrence Erlbaum, London.

Eslinger, P.J. & Damasio, A.R. (1985) Severe disturbance of higher cognition following bilateral frontal lobe ablation. *Neurology*, **35**, 1731–1741.

Evans, J.J., Wilson, B.A., Schuri, U. *et al.* (2000) A comparison of 'errorless' and 'trial-and-error' learning methods for teaching individuals with acquired memory deficits. *Neuropsychological Rehabilitation*, **10** (1, January), 67–101.

Farah, M.J. (1991) Patterns of co-occurrence among associative agnosias: implications for visual object representation. *Cognitive Neuropsychology*, **8**, 1–19.

Fisher, A.G. (1997) *Assessment of Motor Process Skills*, second edition. Three Star, Fort Collins, Colo.

Fleming, J.M., Shum, D., Strong, J. & Lightbody, S. (2005) Prospective memory rehabilitation for adults with traumatic brain injury: a compensatory training programme. *Brain Injury*, **19** (1), 1–10.

Flinn, N.A. & Radomski, M.V. (2002) Learning. Chapter 12. In: *Occupational Therapy for Physical Dysfunction* (eds C.A. Trombly & M.V. Radomski), fifth edition. Lippincott Williams & Wilkins, Philadelphia.

Gainotti, G., Derme, P., Monteleone, D. & Silveri, M.C. (1986) Mechanisms of unilateral spatial neglect in relation to laterality of cerebral lesions. *Brain*, **109**, 599–612.

Gazzaniga, M.S., Ivry, R.B. & Mangun, G.R. (2002) *Cognitive Neuroscience. The Biology of the Mind*. W.W. Norton & Company, New York.

Geschwind, N. (1975) The apraxias: neural mechanisms of disorders of learned movements. *American Scientist*, **63**, 188–195.

Gibson, J.J. (1979) *The Ecological Approach to Visual Perception*. Houghton Miffin, Boston.

Goldenberg, G. & Hagman, S. (1998) Therapy of activities of daily living in patients with apraxia. *Clinical Rehabilitation*, **8** (2), 123–141.

Goldenberg, G., Daumuller, M. & Hagmann, S. (2001) Assessment and therapy of complex activities of daily living in apraxia. *Neuropsychological Rehabilitation*, **11** (2), 147–169.

Goodale, M.A. & Milner, A.D. (1992) Separate visual pathways for perception and action. *Trends in Neurosciences*, **15**, 20–25.

Groome, D. (1999) *An Introduction to Cognitive Psychology. Processes and Disorders*. Psychology Press, Hove.

Haaland, K.Y., Harrington, D.L. & Knight, R.T. (2000) Neural representations of skilled movement. *Brain*, **123**, 2306–2313.

Haglund, L., Henriksson, C., Crisp, M., Friedheim, L. & Kielhofner, G. (2001) Cited in Introduction to evaluation and interviewing. Chapter 22. In: *Willard and Spackman's Occupational Therapy* (eds E.B. Crepeau, E.B. Cohn & B.B. Schell), tenth edition. Lippincott Williams & Wilkins, Philadelphia.

Halligan, P.W. & Marshall, J.C. (1991) Left neglect for near but not far space in man. *Nature*, **350**, 498–500.

Halligan, P.W. & Marshall, J.C. (1994) Toward a principled explanation of unilateral neglect. *Cognitive Neuropsychology*, **11**, 167–206.

Hanna-Pladdy, B. & Gonzales Rothi, L.J. (2001) Ideational apraxia: confusion that began with Liepman. *Neuropsychological Rehabilitation*, **11** (5), 539–547.

Hanna-Pladdy, B., Heilman, K.M. & Foundas, A.L. (2001) Cortical and sub-cortical contributions to ideomotor apraxia. *Brain*, **124**, 2513–2527.

Hartman-Maeir, A. & Katz, N. (1995) Validity of the Behavioural Inattention Test (BIT): relationships with functional tasks. *American Journal of Occupational Therapy*, **49**, 507–516.

Heilman, K.M. & Valenstein, E. (1993) *Clinical Neuropsychology*. Oxford University Press, New York.

Hobart, J.C., Lamping, D.L. & Thompson, A.J. (1996) Evaluating neurological outcome measures: the bare essentials. Editorial. *Journal of Neurology, Neurosurgery & Psychiatry*, **60**, 127–130.

Hocking, C. (2001) Implementing occupation-based assessment. *American Journal of Occupational Therapy*, **55** (4), 463–469.

Humphreys, G.W. & Riddoch, M.J. (1987) *To See but Not to See. A case study of visual agnosia*. London, Erlbaum.

Jackson, T. (1999) Dyspraxia: guidelines for intervention. *British Journal of Occupational Therapy*, **62** (7), 321–326.

Jonides, J., Smith, E.E., Koeppe, R.A., Awh, E., Minoshima, S. & Mintun, M.A. (1993) Spatial working memory in humans as revealed by PET. *Nature*, **363**, 623–624.

Kahneman, D. (1973) *Attention and Effort*. Prentice-Hall, New Jersey.

Karlsson, G. (1993) *Psychological Qualitative Research from a Phenomenological Perspective*. Almquist & Wiksell, Stockholm.

Katz, N. & Hartman-Maeir, A. (1997) Occupational performance and metacognition. *Canadian Journal of Occupational Therapy*, **64** (2), 53–62.

Lampinen, J. & Tham, K. (2003) Interaction with the physical environment in everyday occupation after stroke: a phenomenological study of persons with visuo-spatial agnosia. *Scandinavian Journal of Occupational Therapy*, **10**, 147–156.

Laver, A.J. & Powell, G. (1995) *The Structured Observational Test of Function*. Nfer-Nelson, Windsor.

Law, M., Polatajko, H., Baptiste, W. & Townsend, E. (1997) Core concepts of occupational therapy. In: *Enabling Occupation: an Occupational Therapy Perspective* (ed. E. Townsend), pp. 29–56. Canadian Association of Occupational Therapists, Ottawa, Ontario.

Law, M., Baptiste, S., Carswell, A., McColl, M.A., Polatajko, H. & Pollock, N. (1998) The Canadian Occupational Performance Measure: an outcome measure for occupational therapy. *Canadian Journal of Occupational Therapy*, **57**, 82–87.

Lee, S.S., Powell, N. & Esdaile, S. (2001) A functional model of cognitive rehabilitation in occupational therapy. *Canadian Journal of Occupational Therapy*, **68** (1), 41–50.

Levy, L.L. (2001) Memory processing and the older adult: what practitioners need to know. *Occupational Therapy Practice*, **6** (7), 1–8.

Lin, K. (1996) Right hemispheric activation approaches to neglect rehabilitation post-stroke. *American Journal of Occupational Therapy*, **50**, 504–515.

Lincoln, N.B., Majid, M.J. & Weyman, N. (2000) Cognitive rehabilitation for attention deficits following stroke. *Cochrane Database of Systematic Reviews*, Issue 4. Art. No. CD002842. DOI: 10.1002/14651858.CD002842.

Luria, A.R. (1966) *The Higher Cortical Functions in Man*. Basic Books, New York.

McColl, M.A., Law, M., Stewart, D., Doubt, L., Pollock, N. & Krupa, T. (2003) *Theoretical Basis of Occupational Therapy*, second edition. Slack Inc., Thorafare, New Jersey.

Maddicks, R., Marzillier, S.L. & Parker, G. (2003) Rehabilitation of unilateral neglect in the acute recovery stage: the efficacy of limb activation therapy. *Neuropsychological Rehabilitation*, **13** (3), 391–408.

Maguire, E.A., Frackowiak, R.S.J. & Frith, C.D. (1997) Recalling routes around London: activation of the right hippocampus in taxi drivers. *Journal of Neuroscience*, **17**, 7103–7110.

Maguire, E.A., Burgess, N., Donnett, J.G., Frackowiak, R.S.J., Frith, C.D. & O' Keefe, J. (1998) Knowing where and getting there: a human navigation network. *Science*, **280**, 921–924.

Marr, D. (1982) *Vision: a Computational Investigation into the Human Representation and Processing of Visual Information*. Freeman, San Francisco.

Miller, N. (1986) *Dyspraxia and its Management*. Croom Helm, London.

Milner, B. (1963) Effects of different brain lesions on card sorting. *Archives of Neurology*, **9**, 90–100.

Niemeier, J., Kreutzer, J. & Taylor, L. (2005) Acute cognitive and neurobehavioural intervention for individuals with acquired brain injury: preliminary outcome data. *Neuropsychological Rehabilitation*, **15** (2, May), 129–146.

Norman, D.A. (1980) Twelve issues for cognitive science. *Cognitive Science*, **4**, 1–32.

Norris, G. & Tate, R.L. (2000) The Behavioural Assessment of the Dysexecutive Syndrome (BADS): ecological, concurrent and construct validity. *Neuropsychological Rehabilitation*, **10** (1, January), 33–45.

Paulescu, E., Frith, C.D. & Frackowiak, R.S.J. (1993) The neural correlates of the verbal component of working memory. *Nature*, **362**, 342–345.

Posner, M.I. & Peterson, S.E. (1990) The attention system of the human brain. *Annual Review of Neuroscience*, **13**, 25–42.

Quintana, L.A. (2002) Vision and visual perception. Chapter 7. In: *Occupational Therapy for Physical Dysfunction* (eds C.A. Trombley & M.V. Radomski), fifth edition. Lippincott, Williams and Wilkins, Philadelphia.

Radomski, M.V. (2002) Chapter 8. In: *Occupational Therapy for Physical Dysfunction* (eds C.A. Trombley & M.V. Radomski), fifth edition. Lippincott, Williams and Wilkins, Philadelphia.

Riddoch M.J. & Humphreys G.W. (1987) Visual object processing in a case of semantic access agnosia. *Cognitive Neuropsychology*, **4**, 131–185.

Robertson, I.H. & North, N. (1992) Active and passive activation of left limbs: influence on visual and sensory neglect. *Neuropsychologica*, **31**, 293–300.

Robertson, I.H., Hogg, K. & McMillan, T.M. (1998) Rehabilitation of unilateral neglect: improving function by contralesional limb activation. *Neuropsychological Rehabilitation*, **8**, 19–29.

Robertson, L.C. & Lamb, M.R. (1991) Neuropsychological contributions to theories of part/whole organisation. *Cognitive Psychology*, **23**, 299–330.

Roy, E.A. (1996) Hand preference, manual asymmetries and limb apraxia. Chapter 11. In: *Manual Asymmetries in Motor Performance* (eds D. Elliott & E.A. Roy). CRC Press, Boston.

Roy, E.A. & Square, P.A. (1994) Neuropsychology of movement sequencing disorders and apraxia. In: *Neuropsychology* (ed. D.W. Zaidel), pp. 185–214. Academic Press, San Diego.

Sacks, O. (1985) *The Man who Mistook his Wife for a Hat*. Duckworth, London.

Salter, K., Jutai, J.W., Teasell, R., Foley, N.C. & Bitensky, J. (2005a) Issues for selection of outcome measures in stroke rehabilitation: ICF body functions. *Disability and Rehabilitation*, **27** (4), 191–207.

Salter, K., Jutai, J.W., Teasell, R., Foley, N.C., Bitensky, J. & Bayley, M. (2005b) Issues for selection of outcome measures in stroke rehabilitation: ICF activity. *Disability and Rehabilitation*, **27** (6), 315–340.

Salter, K., Jutai, J.W., Teasell, R., Foley, N.C., Bitensky, J. & Bayley, M. (2005c) Issues for selection of outcome measures in stroke rehabilitation: ICF participation. *Disability and Rehabilitation*, **27** (9), 507–528.

Saver, J.L. & Damasio, A.R. (1991) Preserved access and processing of social knowledge in a patient with acquired sociopathology due to frontal damage. *Neuropsychologica*, **29**, 1241–1249.

Shallice, T. (1982) Specific impairment of planning. *Philosophical Transactions of the Royal Society of London B*, **298**, 199–209.

Shallice, T. & Burgess, P.W. (1991) Deficits in strategy application following frontal lobe damage in man. *Brain*, **114**, 727–741.

Sirigu, A., Grafman, J., Bressler, K. & Sunderland, T. (1991) Multiple representations contribute to body knowledge processing: evidence from a case of autopagnosia. *Brain*, **114**, 629–642.

Sohlberg, M.M., Mateer, C. & Stuss, D.T. (1993) Contemporary approaches to the management of executive control dysfunction. *Journal of Head Trauma Rehabilitation*, **8** (1), 45–58.

Spelke, E.S., Hirst, W.C. & Neisser, U. (1976) Skills of divided attention. *Cognition*, **4**, 215–230.

Stirling, J. (2002) *Introducing Neuropsychology*. Psychology Press, Hove.

Styles, E.A. (1997) *The Psychology of Attention*. Psychology Press, Hove.

Tate, R.L. & McDonald S. (1995) What is apraxia? The clinician's dilemma. *Neuropsychological Rehabilitation*, **5 (4)**, 273–297.

Tham, K., Borell, L. & Gustavsson, A. (2000) The discovery of disability: a phenomenological study of unilateral neglect. *American Journal of Occupational Therapy*, **54**, 398–406.

Titus, M.N.D., Gall, N.G., Yerxa, E.J., Roberson, T.A. & Mack, W. (1991) Correlation of perceptual performance and activities of daily living in stroke patients. *American Journal of Occupational Therapy*, **45**, 410–418.

Toglia, J.P. (1989) Visual perception of objects. An approach to assessment and intervention. *American Journal of Occupational Therapy*, **43**, 587–595.

Toglia, J.P. (1991) Generalisation of Treatment: A Multi Context Approach to Cognitive Perceptual Impairment in Adults with Brain Injury. *American Journal of Occupational Therapy*, **45** (6), 505–516.

Treisman, A. & Gelade, G. (1980) A feature integration theory of attention. *Cognitive Psychology*, **12**, 97–136.

Trombley, C.A. & Radomski, M.V. (eds) (2002) *Occupational Therapy for Physical Dysfunction*, fifth edition. Lippincott Williams & Wilkins, Baltimore, Md.

Tulving, E. (1997) Organisation of memory: *quo vadis*? In: *Conversations in Cognitive Neuroscience* (ed. M.S. Gazzaniga), No. 54. MIT Press, Cambridge, Mass.

Wade, D.T. (2004) Assessment, measurement and data collection tools. Editorial. *Clinical Rehabilitation*, **18**, 233–237.

Walker, C.M. & Walker, M.F. (2001) Dressing ability after stroke: a review of the literature. *British Journal of Occupational Therapy*, **64** (9), 449–454.

Whiting, S., Lincoln, N.B., Bhavnani, G. & Cockburn, J. (1985) *The Rivermead Perceptual Assessment Battery*. NFER-Nelson, Winds .

Wilson, B.A. & Wearing, D. (1995) Amnesia in a musician. In: *Broken Memories: Case Studies in Memory Impairment* (eds R. Campbell & M. Conway). Blackwell, Oxford.

Wilson, F.C. & Manly, T. (2003) Sustained attention training and errorless learning facilitates self-care functioning in chronic ipsilesional neglect following severe traumatic brain injury. *Neuropsychological Rehabilitation*, **13** (5, December), 537–548.

World Health Organisation (1946) Constitution of the World Health Organisation. *American Journal Public Health Nations Health*, **36** (11, November), 1315–1323.

World Health Organisation (2001) *International Classification of Functioning, Disability and Health*. World Health Organisation, Geneva.

Ylvisaker, M. & Szekeres, S.F. (1989) Metacognitive and executive impairments in head-injured children and adults. *Topics in Language Disorders*, **9** (2), 34–49.

York, C.D. & Cermak, S.A. (1995) Visual perception and praxis in adults after stroke. *American Journal of Occupational Therapy*, **49** (6), 543–550.

Young, A.W., Hay, D.C. & Ellis, A.W. (1985) The faces that launched a thousand slips: everyday difficulties and errors in recognising people. *British Journal of Psychology*, **76**, 495– 523.

Zihl, J., Von Cramon, D. & Mai, N. (1983) Selective disturbance of movement vision after bilateral brain damage. *Brain*, **106**, 313–340.

Zoccolatti, P. & Judica, A. (1991) Functional evaluation of hemineglect by means of a semi-structured scale. *Neuropsychological Rehabilitation*, **1**, 33–44.

Zoltan, B. (1996) *Vision, Perception and Cognition: a Manual for the Evaluation and Treatment of the Neurologically Impaired Adult*. Slack Inc., Thorofare, New Jersey.

Zwinkels, A., Geusgens, C., Van de Sande, P. & Van Heugten, C. (2004) Assessment of apraxia: inter-rater reliability of a new apraxia test, association between apraxia and other cognitive deficits and prevalence of apraxia in a rehabilitation setting. *Clinical Rehabilitation*, **18**, 819–827.

용어집

접두어 'a' 및 'dys' 는 손상을 기술하는데 병행하여 사용된다. 이들의 문자적 의미는 각각 '무능력' 과 '손상의' 이다.

a

achromatopsia/완전색맹 …… 망막손상에 없음에도 색채 인식 불능.

activity 활동 …… 업무의 실행 또는 개인에 의한 활동(ICF). 일반적으로 작업치료사는 활동을 목표달성에 관련 있는 한 가지나 그 이상의 관제들의 목적 있는 실행으로 정의한다. 활동은 예를 들어 자기관리, 일, 또는 여가(OTPF)처럼 시간과 배경, 목적과 관련하여 작업 영역들을 형성한다.

activity demands (OTPF) 활동요건 …… 공간적, 시간적, 사회적, 문화적 관점과 신체구조, 신체기능 및 실행기술을 포함하여 활동의 성공적인 실행에 요구되는 구성요소.

activity limitations (ICF) 활동의 제한 …… 손상, 또는 환경적 제한과 제약으로 인해 개인이 활동수행에 있어 가질지 모르는 어려움.

affordance 어포던스 …… 표면 또는 물체에 의해 규정되는 행동을 위한 가능성.

agnosia 실인증, 인식 불능증 …… 각손상이 없음에도 친숙한 물건 인식불능.

apperceptive 통각 …… 시각적 지각손상 결과로 친숙한 물건 인식불능.

associative 연합 (semantic 의미론의) …… 대상인식에 의한 인식결과와 물체가 가지는 의미와 기능에 대한 지식 통합 불능.

agraphia 쓰기 언어 상실증 …… 의미 있는 단어 쓰기 불능.

allocentric 환경 중심적 …… 자세에 관계없이 환경에 대한 공간적 묘사.

amnesia 기억상실증 …… 부분적이거나 완전한 기억 손실.

amnesic syndrome 건망증 증후군 …… 퇴행성이 아닌 뇌 병변으로 인한 기억 기능에 있어서의 광범위한 악화.

anterograde 전향적 …… 뇌손상 후 습득되는 새로운 정보기억에 어려움.

anomia 명칭 언어 상실증, 이름 못대기증 …… 얼굴과 물체 이름 대기 불능.

anosognosia 질병 부인증, 질병 인식 불능증 …… 자기 신체부분 인식 불능.

aphasia 실어증, 언어 상실증 …… 발화된 언어처리 불능.

apraxia 실행증, 행위 상실증 (dyspraxia, 협동 운동 장애) …… 목적 있는 움직임 생성 불능(감각 및 근육긴장 상태는 정상).

arousal 각성 …… 뇌간의 망상조직 내의 활동에 근거하는 주의의 생리학적 레벨.

articulatory loop 조음루프 …… 작업 기억 내의 언어에 근거한 정보에 대한 소리를 거의 내지 않는 암송.

assessment 평가 …… 개인이나 그룹의 건강상태와 기능을 확인하는 과정. 평가는 치료시작 시 강점과 어려움, 환자의 필요를 확인하는 여러 가지 방법과, 도구의 선택과 사용을 포함한다. 이것이 치료계획을 특징짓는다. 재평가는 결과측량의 일부분으로 치료 중이나 완료 시 실행될 수도 있다.

astereognosis 입체인식 불능증 (tactile agnosia, 촉각 인식 불능증) …… 보지 않고 만져서는 물건을 알아내지 못함.

attention 주의 …… 특정 감각자극으로 유도된 지각과 의미 분석을 위한 능동적 인지처리과정.

autobiographical memory 자서전적 기억 …… 그 개인에게만 있는 장기기억.

b

Balint syndrome 발린트 증후군 …… 뇌손상 환자들이 시각 주의 전화에 어려움을 갖는 상태.

ballistic movement 탄도운동 (see open loop, 열린 루프를 보시오) …… 미리 프로그램 되어 있어 일단 시작되면 변경되지 않는 행동.

barriers 장애물 (to performance, 수행에 대한) (ICF) …… 사람들에게 어려움을 야기하거나, 과제 및 활동, 작업 수행을 방해하는 배경 또는 배경적 요인들. 장애에 관련한 부정적인 태도 또는 낙인은 일상적인 상황과 작업에 참여하는 것을 방해할 수 있다. 층계와 높이 달인 엘리베이터 버튼 같은 물리적 제약은 휠체어의 접근과 건물 내에서의 움직임을 방해한다.

biopsychosocial 생체 심리 사회학적 …… 건강과 작업수행에 관련된다고 여겨지는 인간기능의 생물학적, 심리학적, 사회적인 이론이 모두 있는 프레임 오브 레퍼런스(frame of reference)를 기술하기위해 사용되는 형용사. 프레임 오브 레퍼런스 내에서 일한다는 것은 그것과 뜻이 맞는 치료형태모델과 프레임워크를 선택한다는 것이다.

body functions 신체기능 (ICF) …… 신체의 모든 생리적 기능과 구성구조. 이것은 심리적 기능을 포함한다. 신체 기능은 OTPF에 의해 '클라이언트 요인' 으로 분류된다.

body image 신체 이미지 …… 자기 신체외관에 대한 주관적 지각.

body scheme 신체 도해 …… 신체부위의 위치에 관련된 지각.

body structures 신체구조 (ICF) …… 사지, 기관 및 조직과 같은 신체의 해부학적 부위. 신체 구조는 OTPF에 의하여 '클라이언트 요인' 으로 분류된다.

bottom-up assessment 상향식 평가 …… 작업수행에 영향을 주는 인지시스템의 구성요소 손상에 초점을 맞춤.

bottom-up processing 상향식 처리과정 …… 인지과정이 더 진행되기 전에 환경자극에 의해 직접적으로 영향을 받는다.

C

capacity 역량 (ICF) …… 개인이 주어진 과제 또는 활동을 수행할 수 있는 최상의 가능레벨이다. 역량은 영향을 줄 수 있는 요인이 전혀 없는 환경이나, 또는 그런 요인이 통제될 수 있거나 측정될 수 있는 환경에서 가장 잘 결정된다. 인지기능은 뇌의 정보 처리 역량으로부터의 자원 배분에 의존한다. 뇌손상이 있는 사람들에서는 총 역량이 감소된다.

CAT scan 켓 스캔 …… 전산화된 체 축 X선 단층 사진 촬영 진단법. 얇은 부채꼴의 엑스레이 관선이 뇌의 '얇게 썬 조각'을 보여준다. 엑스레이 광선관이 환자의 주위를 회전하고 그럼으로써 뇌가 모든 각도에서 보인다. 컴퓨터는 모든 도면을 조합하고, 병변부위의 연조직에 있는 변화는 하나의 이미지로 나타난다.

central 중심 …… 이마엽(전두엽)과 마루엽(두정엽)을 분리한다.

central executive 중앙 집행기 …… 작업 기억의 시공간적, 음운론적 구성요소 간에 주의를 할당하는 통제시스템.

cerebrovascular accident 뇌혈관 사고 (event 고장) (CVA) …… 뇌혈관에서 시작하여 급속히 진행되는 병변.

closed loop 닫힌 루프 …… 내부와 외부 피드백에 반응하여 진행 도중에 변경이 되는 행동.

cocktail party phenomenon 칵테일파티현상 …… 다른 자극은 무시하고 특정 자극에 주의를 기울이는 현상.

coding 부호화 …… 학습 시 정신적 정보처리과정.

cognitive system 인지시스템 …… 공동의 목표 달성을 위해 실행되는 일련의 정신작용.

colour constancy 색채 항상성 …… 명암과 조망 상태의 다양한 변화에도 같은 색으로 보는 경향.

concept 개념 …… 특정한 특성을 공유하는 물건, 행동, 사건에 대해 저장되어있는 정신적 개념작용.

confabulation 작화증, 말짓기증 …… 자신의 공상을 실제의 것처럼 말하면서 자신은 그것이 허위라는 것을 인식하지 못하는 것.

constructional apraxia **구성 실행증, 구성행위 상실증** …… 이차원 혹은 삼차원 공간에서의 복합적 행동조직에 어려움.

contention scheduling **회선 스케줄** …… 경쟁하는 도식의 억제와 더불어 환경에 의해 유도된 이미 저장된 도식의 활성화를 위한 심리과정.

context **배경, 문맥, 상황** …… 중요한 사건이나 행동이 일어나는 특정 상황.

contextual factors **배경적 요소들 (OTPF, ICF)** …… 사람들이 살고, 그들의 삶을 영위하며, 과제 및 활동, 역할, 직업수행능력에 영향을 미치는 전체 환경을 구성하는 모든 요인. 배경은 물리적, 사회적, 편견적 환경과 성별, 나이, 교육수준과 같은 개인적인 요인을 포함한다.

d

declarative memory **서술기억** …… 의식적 접근에 의해 기억나는 실제의 일과 일어난 일, 중요한 사건이나 행사에 대한 장기 기억.

dissociation **해리** …… 다른 것들이 보존된 상태에서 손상된 작용 모듈 하나의 분리.

divided **분할** …… 두 가지나 그 이상의 활동 사이에서 주의를 분리하는 능력.

double dissociation **이중해리** …… 선택적으로 손상될 수 있는 두 가지 작용모듈.

dressing apraxia **옷 입기 실행증, 옷 입기 행위 상실증** …… 신체도식장애를 동반하거나 동반하지 않는 공간 지각 장애가 주원인으로 옷을 입는데 어려움이 있음.

dysexecutive syndrome **집행기능장애증후군** …… 대뇌 이마엽(전두엽) 병변과 관련된 뇌의 집행기능손상.

e

episodic memory **삽화기억** …… 시간과 장소와 관련된 장기기억.

executive functions **집행기능** …… 행동과 행위의 목표설정 및 계획하기, 모니터링, 완료에 관련된 정신적 작용.

central executive **중앙 집행기** …… 작업 기억의 구성요소.

explicit memory **외현기억** …… 직접회상과 인식 테스트에 의해 평가되는 의식상의 기억.

f

facilitators **촉진자** (of performance **수행의**) (ICF) …… 과제 및 활동, 작업 수행을 지원하고 가능하게 하는 배경상의 요인 또는 배경. 휠체어용 경사로와 같은 물리적 환경 요인은 휠체어 사용자를 위한 접근성을 높인다. 차별반대법은 장애우 고용을 촉진한다.

figure ground 전경 배경 구분 …… 배경으로부터 모양이나 물체의 분리.

form constancy 형태 항상성 …… 낯익은 모양이나 물체를 그것의 위치나 보이는 거리에 관계없이 같은 것으로 인지.

framework 프레임워크 (of practice 임상의) …… 때때로 '모델(model)'과 병행하여 쓰인다. 프레임워크란 특정 이론에서 얻어진 일련의 관련된 생각이나 개념의 정의와 시스템을 일컫는다. 프레임워크는 정보를 체계화하고 해석하며, 공유 어휘목록을 제공하고, 치료를 위한 우선순위를 정하고, 문제해결의 방향을 가리키는데 사용될 수 있다(ICF, OTPF).

g

gestalt 게슈탈트 …… 단순히 부분을 해석해서는 드러나지 않는 통합된 전체.

gesture 제스처 …… 의미 있는 몸짓. 제스처는 프랙시스 평가를 위해 유형별로 나뉜다.

pantomime 팬터마임 …… 요구에 따라 피검자가 제스처 흉내 내기 수행.

h

habits 습관 …… 과제와 활동 수행을 뒷받침하는 자동적인 행동.

hemianopia 반맹 …… 망막으로부터 후두 피질로의 경로에서의 병변이 원인인 한쪽 눈 또는 양쪽 눈 시야의 부분적 '실명'

homonymous hemianopia 동측 반맹, 같은 쪽 반맹 …… 두 눈 전부의 오른쪽 혹은 왼쪽 시야의 '실명'.

hemiplegia 편마비, 반 마비 …… 뇌의 반대쪽 병변으로 인해, 신체의 한쪽 근육에 힘이 없거나 강직이 있는 상태.

hippocampus 해마 …… 기억과 공간 지남력에 관련 있는 뇌의 관자엽(측두엽)에 묻혀있는 회(이랑).

i

ideational 관념 …… 움직임 개념 상실(예, 활동과 관련 있는 의미론적 지식).

ideomotor 관념운동 …… 목적 있는 움직임의 타이밍과 공간적 체계화에 있어서의 장애.

impairments 손상, 장애 …… 비정상이나 편위, 손실(ICF)처럼 신체 구조나 기능의 문제. 인지시스템에서 어떤 레벨에서든지 정보처리과정의 손실에서나, 또는 그 레벨로의 접근 경로에서 비롯되는 인지기능의 손상.

implicit memory 암묵기억 …… 회상과 인식에 대한 테스트에서 직접적으로 떠오르지 않는 기억.

imitation 모방 …… 시험자가 한 몸짓을 피검자가 동시에 혹은 시간을 두고 따라함.

intransitive자동사적 …… 예를 들어 잘 가라고 손을 흔드는 것처럼, 물체를 필요로 하지 않는.

l

lateral 외측, 가쪽 …… 이마엽(전두엽)과 마루엽(두정엽)으로부터 관자엽(측두엽)을 분리한다.

lesion 병변 (brain 뇌) …… 혈관 사고나 외상, 질병, 변성으로 인한 뇌조직의 변화.

lexicon 어휘목록 …… 이미 알고 있는 단어에 대한 기억장치.

long-term memory 장기기억 …… 몇 분에서 몇 년의 기간에 걸쳐 정보를 처리하고 저장하는 기억.

m

memory trace 기억흔적 …… 상대적으로 영구적인 기억을 위한 신경학적 과정.

metacognition 초인지 …… 자기 자신의 인지과정 또는 '자신이 무엇을 알고 있는지 아는 것'에 대한 그 사람의 신념과 믿음.

modality 양상 …… 예를 들어 시각양상, 촉각양상 같은 감각시스템.

model 모델 (of practice 임상의) …… 하나나 그 이상의 이론에 따라 인간의 건강 및 행동을 기술하고 설명하기위한 탐색. 그것은 개념을 통합하고 정의하며, 치료사로 하여금 치료적 중재의 특정 목표 및 접근법, 방법 선택을 지도한다.

module 모듈 …… 특정 뇌 영역에서의 활동과 관련이 있을 수도 또는 없을 수도 있는 정보처리과정에서의 핵심단계.

MIRI 엠알아이 …… 자기공명영상. 강한 자기장이 머리 주위에 분산된 전자석에 의해 발생된다. 방사선파가 뇌 조직 내의 액체 속에 있는 수소원자를 흥분시킨다. 컴퓨터는 수소원자의 운동으로부터의 신호를 이미지로 번역하고, 이것으로부터 병변이 어디에 발생했는지를 확인한다.

myelin 소초, 말이집 …… 중추 신경계와 말초 신경계의 백질 속 신경의 축삭을 감싸는 지방집으로 신경자극의 전도율을 증가시킨다.

n

neglect syndrome 무시 증후군 …… 공간의 한쪽에 방향을 맞추거나, 말하거나, 자극에 반응 실패(뇌 병변의 반대쪽).

neuro-imaging 뇌 영상 …… 뇌 영역에 있어 구조를 국부적 혈류율과 함께 또는 없이 보여주는 스캐닝 기법: CAT, MRI, PET 스캔을 보시오.

o

object-centred description 대상중심묘사 …… 관찰하는 위치에 관계없이 대상이 눈에 보이는 구조를 묘사.

object constancy 대상 항상성 …… 예를 들어 거리, 방향, 위치, 조명 같은 다양한 조건 속에서 관찰되더라도 같은 대상으로 보이는 경향.

object-recognition units 대상인식유닛 …… 이미 알고 있는 모든 대상에 대핸 저장된 시각적 묘사.

occupational form 작업형태 …… 작업을 구성하는 식별 가능한 구성요소와 특징을 가리킨다.: (어떤 의미가 있는가 하는 것이나 어떤 기능을 위해서인가 보다는 오히려) 작업을 수행할 때 사람이 실제로 무엇을 하는가.

open loop movement 열린 루프운동 …… 예를 들어 컴퓨터 자판의 키를 누르기나, 공 던지기처럼, 한번 시작되면 변경될 수 없는 움직임.

optic aphasia 시작 실어증, 시각 언어 상실증 …… 시각적으로 제시될 때는 물건의 이름을 댈 수 없으나, 말로 설명되면 이름을 댈 수 있고, 물건의 용도를 몸짓으로 표현할 수 있다.

optic ataxia 시각 운동 실조, 시각 조화 운동 못함증, 시각 조화 운동 불능 …… 대상인식은 정상이면서도 대상으로부터의 시각 정보를 행동으로 이끌어 내 사용 불능.

outcome 결과 …… 치료적 중재의 결과로 한 사람, 모집단, 상황의 특정 특성에 생긴 변화 정도.

outcome measures 결과측정도구 …… 치료결과로 한 사람이나, 모집단, 상황에 생긴 변화를 측정하기위해 사용되는 도구. 몇몇 결과측정도구들은 시간 경과에 따른 변화를 측정하기위해 치료종결 시 뿐만 아니라 치료과정 전반에 걸쳐서도 평가도구로 사용된다.

p

paradigm 패러다임 …… 상세히 기술된 특정한 실험적 절차.

parallel processing 평행처리과정 …… 두 가지나 그 이상의 인지과정이 동시에 일어날 때.

participation 참여 (ICF) …… 삶의 상황에의 관여. 예를 들어 부모, 노동자, 교회 장로처럼 사회적으로 동의되고, 기능이 인정되는 일련의 행동처럼 '역할'(OTPF)과 같은 것일 수 있다.

participation restrictions 참여제약 (ICF) …… 개인이 일상의 삶의 상황에서나, 역할과 작업수행에 있어 경험할 수 있는 문제나 어려움.

performance 수행 (ICF) …… 일반적으로 혹은 현재 상황에서 과제나 활동을 수행할 때 실제로 하는 것.

performance objectives 수행목표 …… 작업 치료를 통해 달성하고자하는 목표. 목표란 달성이나 미달성이 목적을 향한 진보의 평가를 제공하는 것과 같이, 특정하며, 측정가능하고, 시간상 적절한, 관찰가능한 행동이다.

performance patterns 수행패턴 (OTPF) …… 일상생활활동과 작업에 관련된 행동패턴.

performance skills 수행기술 (OTPF) …… 기능적인 목적과 관련하여 개인이 하는 '무엇'의 구성 성분. 과제와 활동의 수행에 있어 신체기능의 조화된 작용.

perseveration 보속반응, 고집증 …… 자극이 제거됐을 때도 특정 행동이나 낱말, 행동패턴을 계속해서 하는 경향.

phonological store 음성학적 저장 …… 작업 기억 중에서 언어에 바탕을 둔 정보의 일시적 저장.

positron emission tomography, PET scan 양전자방출단층 촬영술, 팻 스캔, 피이티 스캔 …… 시간경과에 따라 뇌의 다른 영역에서의 활동 레벨을 보여준다. 방사성 동위원소를 포함하는 용액이 정맥에 주사되고 국부적으로 혈류량에 비례하는 양이 뇌에 축적된다. 동위원소에 의해 방출된 양전자는 머리둘레에 위치한 감지기에 의해 감지된다.

praxis 프랙시스 …… 글자 그대로는 움직임을 의미. 신경심리학에서는 의미 있는 행동과 제스처를 말한다.

pre-frontal cortex 이마 앞 엽 겉질, 전전두엽 피질 …… 운동영역 앞쪽에 있는 전두엽 영역으로, 집행기능과 관련된다.

procedural memory 절차기억 …… 정신기능과 운동기능을 위해 의식적인 인식 없이 검색되는 장기기억.

prosopagnosia 얼굴 인식 불능증, 안면 실인증 …… 시각적 지각 손상과 대상인식손상이 없음에도 낯익은 얼굴을 알아보지 못함.

prospective memory 전향기억 …… 행동을 유도하는 분명한 외부 자극 없이 미래의 행동을 위한 기억.

r

representation 표상 …… 개념적 카테고리의 인지처리과정에서의 신경활동.

retrograde 역행적 …… 뇌손상 이전의 일정치 않은 기간 동안에 대한 기억의 손실.

roles 역할 …… 사회적으로 동의되고 기능이 인정된 일단의 행위들.

routines 일과 …… 정해진 순서대로 행해지며, 역할과 작업수행을 뒷받침하는 일단의 활동들.

s

stored memory 저장된 기억 …… 과거의 일로서.

structural 구조상의 …… 지금으로서

saccade 단속성 운동 …… 훑어보기와 독서에서 일어나는, 두 고정점 사이에서의 빠른 눈 움직임.

scanning 훑어보기 …… 눈 움직임에 의한 공간탐색.

schema 도식 ······ 장기기억에 저장되어 있는 장소나 사건, 사람에 대한 정보의 체계화 된 묶음.

semantic 의미적 ······ 의미와 관련된.

semantic memory 의미기억 ······ 일반상식 및 사실에 대한 장기기억.

selective 선택적 ······ 다른 것에 우선하여 최우선 순위의 특정 환경자극에 선택적으로 주의를 집중시키는 인지처리과정.

serial processing 연속처리과정 ······ 다음 과정이 시작되기 전에 그 전의 과정의 완료될 때.

sustained 지속적 (vigilance, 각성상태) ······ 장시간동안 반복적인 활동에 계속 유지되는 집중.

somatognosia 신체인식 불능증 ······ 신체의 부분들이 서로 어떻게 관련되는지와, 그것들이 공간 내에서 연관된 위치인식에 실패. (신체 도식 장애).

standardized assessment tool 표준화된 평가도구 ······ 특정 모집단에 사용하기 위한, 그리고 특정 목적을 위해 디자인된 출판된 평가도구. 시행 및 채점, 결과해석의 일관성을 보증하기 위해 사용설명서가 제공된다. 타당도와 신뢰도에 대한 근거는 출판된 연구를 통해 구할 수 있다.

structural description 구조묘사 ······ 대상의 부분들과 그것들이 서로 조화하는 방법 열거; 대상인식을 위한 프레임워크.

sulcus 고랑, 구 ······ 뇌 표면에 있는 움푹 꺼진 곳.

supervisory attention system 주의감독시스템 ······ 일상적 상황에서나, 선택을 해야 할 때 주의를 통제하는 시스템.

syndrome 증후군 ······ 일반적으로 함께 발생하는 증상들을 통틀어 이르는 말.

t

therapeutic approach 치료적 접근 ······ 이론적 기초를 공유하는 치료적 방법과 기법의 사용. 치료적 접근은 또한 평가와 결과 측정법의 선택을 결정 할 수도 있다.

top-down assessment 하향식 평가 ······ 작업치료에 있어서 보상과 적응을 위한 기초로서 작업적 역할과 수행에 초점을 둠.

top-down processing 하향식 처리과정 ······ 과거경험으로부터 저장된 지식에 의해 영향을 받는 감각으로부터 오는 정보의 해석을 위한 처리과정 순서.

topographical disorientation 지형적 지남력 장애 ······ 친밀한 주위 환경의 공간적 배치 기억 불능.

topographical memory 지형기억 ······ 익숙한 주위 환경의 랜드 마크와 배치에 대한 기억.

transcranial magnetic stimulation TMS 경두개 자기자극촬영법 ······ 뇌 피질 영역의 단기 자극의 영향을 알아보기 위해 사용되는 기술. 목표하는 뇌 영역 바로 위의 피부에 부착된 전기코일로 전류가 가해진다.

transitive 타동사적 ······ 물체를 손에 쥐고 사용하는.

u

unilateral visual neglect 시각적 편측 무시, 한쪽 시각 무시 …… 공간의 한 쪽에서 오는 시각적 자극에 주의 집중 불능.

utilisation behaviour 이용행위 …… 진행 중인 과제에 전혀 적절하지 않은 아주 가까운 물체를 집어 들고 사용하는 경향.

v

viewer-centred representation 관찰자중심묘사 …… 관찰자의 관점에서 물체를 묘사.

visual field 시야 …… 눈에 보이는 시각적 세계의 범위.

visuo-spatial sketchpad 시공간잡기장 …… 작업 기억 중 시공간적 정보의 처리과정.

w

working memory 작업 기억 …… (중앙 집행기인) 주의시스템에 의해 통제되는 시공간적 그리고 언어에 바탕을 둔 정보의 일시적 저장.